国家出版基金项目
NATIONAL PUBLICATION FOUNDATION

·

何氏二十八世
医著新编

·

何氏四家医案校评

清·何古心 清·何平子 清·何端叔 何承志 著

何新慧 姚亮 校评

李顺达 何婷 英洪友 参校

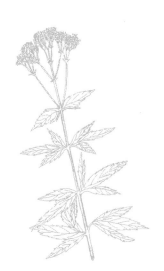

全国百佳图书出版单位
中国中医药出版社
·北京·

图书在版编目（CIP）数据

何氏四家医案校评 /（清）何古心等著；何新慧，
姚亮校评；李顺达，何婷，英洪友参校 .—北京：中
国中医药出版社，2023.6
（何氏二十八世医著新编）
ISBN 978-7-5132-8012-9

Ⅰ.①何… Ⅱ.①何… ②何… ③姚… ④李… ⑤何
… ⑥英… Ⅲ.①中医临床—经验—中国—清代 Ⅳ.
① R249.49

中国版本图书馆 CIP 数据核字 (2022) 第 256831 号

中国中医药出版社出版

北京经济技术开发区科创十三街 31 号院二区 8 号楼
邮政编码　100176
传真　010-64405721
山东临沂新华印刷物流集团有限责任公司印刷
各地新华书店经销

开本 710×1000　1/16　印张 28.5　字数 433 千字
2023 年 6 月第 1 版　2023 年 6 月第 1 次印刷
书号　ISBN 978-7-5132-8012-9

定价　168.00 元
网址　www.cptcm.com

服 务 热 线　010-64405510
购 书 热 线　010-89535836
维 权 打 假　010-64405753

微信服务号　zgzyycbs
微商城网址　https://kdt.im/LIdUGr
官 方 微 博　http://e.weibo.com/cptcm
天猫旗舰店网址　https://zgzyycbs.tmall.com

如有印装质量问题请与本社出版部联系（010-64405510）

总序

何氏中医是吾祖辈世代传承的家业，自南宋至今已有 870 余年，历三十代，曾医生群出，事业辉煌，成就显赫，令人自豪。传到吾八世祖元长公已二十二世，定居青浦重固，一脉相承，名医辈出，记忆中二十三世有书田公、小山公等，二十四世有鸿舫公、端叔公等，二十六世有乃赓公等。小山公是我七世祖，一生济世为民，鞠躬尽瘁，死而后已，他不仅医术精湛，且诗赋甚好，著有《七榆草堂诗稿》，手边这份今已泛黄的诗稿乃三叔维俭手抄。在诗稿末页，三叔讲述了抄写经过：诗词原稿由父亲补榆（承耀）公赠之，收藏箧中。时隔 22 年，在 1963 年春节，维勤（按：我的父亲）哥到访说时希（按：其六世祖是书田公）弟在编辑何氏医药丛书，需要我们弟兄收藏的有关何氏医书药方、文物照片等。对此，我们应大力支持。于是维勤哥献出先祖乃赓（端叔之孙）公照片，维馨（按：我的二叔）哥献出鸿舫公药方 32 张，维俭则献出此诗稿。翌日即送到时希府上，同观，并抄录保存。三叔还感慨道："祖先的伟大成就世传不绝，至今第二十八代，代代有名医，活人无算。但目今来说，何氏的医生太少了，二十七世何承志一人，二十八世何时希一人，只二人。希何氏子弟应竭尽智能，发掘何氏医学宝库，把医学发扬光大，为民服务，能有更多的传人为广大人民康健幸福而努力贡献。"

我作为何氏二十九代，一生从事生物学，研究动物、植物，成为这方面的权威专家，虽与医学有点关联，但终不能为医救人。所幸的是吾四叔维雄之女新慧，1977 年考入上海中医学院（今上海中医药大学）中医系，成为中医师而继承祖业，二十九世有传人了。她自幼聪慧，勤奋好学，努力奋斗，晋得教授、博导；2014 年"竿山何氏中医文化"入选上海市非物质文化遗产名录，她是代表性传承人。更令人兴奋喜悦的是，新慧倾其智能，殚精竭虑，废寝忘食，历时五载，主编了《何氏二十八世医著新编》，洋洋数百万字，分列 11册，有中药、方剂、外感病、内伤病、妇科、医案等专著；以及医家专著，如十九世何炫、二十二世何元长、二十三世何书田、二十四世何鸿舫、二十八世何时希等。收录的医著较全，现存的何氏医著基本无缺，并对这些医著做整理校注以及评析，不仅使诸多抄本、影印本得以清晰明了，更释疑解难，使读者读之易懂易学，尤其是《何氏内妇科临证指要》一册，集何氏医学之大成，是传承发扬何氏医学的典范，能对临证指点迷津。至此，前辈的心愿得以实现，即如新慧所说："此套著作既告慰先辈，又启示后学，何氏医学代代相传，永葆辉煌。"

　　故乐以为序！

何新慧

二〇二二年十月

⊕ 前言

何氏中医自南宋至今，已历 870 余年，绵延不断，世袭传承三十代，涌现了 350 余名医生，悬壶济世，医家足迹遍布吴、越、燕、豫、关、陇等地，服务病人无数，甚有辛劳过度，以身殉职的医生，如二十三世何其章；著述立说，积淀了深厚的中医文化、医学理论，以及丰富的实践经验。治疗病种遍及内科、妇科，抑或有儿科、五官科等，主要病种有外感温热病、咳喘、肺痨、痞积、鼓胀、中风、消渴、虚劳、痿痹，妇人月经不调及胎前、产后诸疾等。

何氏中医祖居河南，《镇江谱》所记始祖为何公务，是宋太医院使。世系传承主要有 5 支：镇江、松江、奉贤、青浦北竿山和重固。《青浦谱》中不少传序均称"何楠始为医"，《松江谱》说光启之四子何彦猷"为镇江始祖"。何楠与何彦猷是兄弟，均为何光启之子，何光启是何公务之四世孙，亦为医。《中国人名大辞典》说何彦猷："绍兴中，为大理丞。时秦桧诬岳飞下狱，彦猷言飞无罪，万俟卨劾其挠法。罢黜。"据考定当为 1141 年，由此而推为镇江支起始。而何公务至光启的四世部分，是为何氏一世以上的医家，可见何氏在南渡以前，在开封已有为医者。松江支源于四世何侃，他是何沧的曾孙，约在 1230 年。何沧与何彦猷是堂兄弟，《松江府志·卷六十二·寓贤传》："从弟沧扈跸南渡居黄浦南之余何潭……爱青龙镇风土遂卜居。"当时青龙镇的商业和海上贸易已相当发达，更有良好的文化生态，人文荟萃，何侃亦迁居于青龙镇，悬壶济世，成为上海中医的始祖。奉贤支源于十六世何应宰，约在 17 世纪初叶。《何氏世乘》(《奉贤谱》)说何应宰："从政长子。字台甫，号益江。徙居庄行镇，医道盛行。品行卓绝，乐善不倦。"何应宰之父何从政，为太医院医士。青浦北竿山支源于二十世何王模，字铁山，号萍香，约在 18 世纪 30 年代。《青浦谱》谓其："为竿山始祖。世居奉贤庄行镇……习岐黄术，名噪江浙间。性好吟咏，信口成篇，不加点窜。"重固支源于二十二世何世仁，字元长，何王模之孙，他于嘉庆八年（1803）迁到青浦重固，是重固一支的始祖。何元长旧居临靠重固镇河通波塘，当年登门求医的病人排成长队，求医者的船只停满河港。自何元长而下，一脉相传30余位医生，其中二十三世何其伟（号书田）、何其章（号小山），二十四世何鸿舫，均为一代名医。

何氏医学代代相传，在这漫长的岁月中能累世不绝，除了医术、医技外，还有文化因素，即医学与文化相互渗透，相互支撑，共同前行。何氏家族在元代已有"世儒医"的称呼，如七世何天锡，字均善，有钱塘钱全徵所撰《赠世儒医均善何先生序》中说："处博济之心，行独善之事者，其惟何君乎。"世医与儒医合流，宋元以降是较常见的，如刘完素、张元素、李时珍、喻昌等。因此，何氏医家始终将理论功底置于首位，在行医的生涯中，不断提高医学素养，且心存仁义，医德高尚，故能达到较高境界。何氏众多医家的医名、事迹被载入史册，如《中国医学人名志》《中国医学大辞典》《中国人名大辞典》以及地方谱志中，或被历代医家、学者所重视并记载，如陆以湉《冷庐医话》、魏之琇《续名医类案》、姚椿《晚学轩文集》、石韫玉《独学庐诗文集》等。一些著作被收录于《全国中医图书联合目录》。范行准、陈邦贤等学者均对何氏世医做出高度评价，认为是国际医学史上少见的奇迹。

何氏世医共有49位医生任太医院医官，更有众多医家拯救生灵，名盛于世，并留下了精深专著，据考有120余种，近千卷，现存50余种，包括医论、本草、方剂、医案等。如明六世何渊著有《伤寒海底眼》，是何氏现存最早的医著，且开启了何氏伤寒温病专著的先河，如十七世何汝阆著《伤寒纂要》、二十二世何元长著《伤寒辨类》、二十四世何平子著《温热暑疫节要》等均受其影响，既有继承，又有发展。又十三世何应时、十四世何镇父子二人专注于本草与方剂，著有《何氏类纂集效方》《何氏附方济生论必读》《本草纲目类纂必读》等书，其中收有不少何氏效方以及用药体会和经验，实难能可贵。还有十三世何应璧著《医方捷径》，书中所述妇人病和胎前产后病的诊治思路和方法，为后辈医家在妇科病辨治方面奠定了基础。十九世何炫著《何氏虚劳心传》《何嗣宗医案》，其对疾病的认识以及提出的理论思想、治疗法则、养生却病等精粹，是何氏世医诊治内科病的典范，有承前启后的作用。此外还有诸多医案专著，如《何元长医案》《何书田医案》《春煦室医案》《何鸿舫医案》《壶春丹房医案》《何端叔医案》《何承志医案》《医效选录》等，从中可见世医学术思想的传承和发展，亦反映了医家善于辨证论治、用药精细、轻清灵动、讲究炮制等医术、医技。

这些医著蕴含了丰富的医学理论、学术思想、临床经验，这不仅是何氏中医的灵魂，亦是传承发扬何氏医学的根基和保障，更是中医学史上难能可贵的资料。由于年代久远，文献散佚甚多，在20世纪80年代，二十八世何时希曾对一些文献进行收集整理、抄录影印，计有42种，分为35册出版（上海学林出版社），多为单行本，其中23册为抄本，这对保存何氏医学文献起了很大作用。转眼到了2013年，"竿山何氏中医文化"被列入上海市非物质文化遗产名录，并认定二十九世何新慧为代表性传承人，保护发扬光大何氏医学的工作迫在眉睫，责无旁贷。自2014年起，余着手整理现存何氏二十八世文献，分四个步骤：首先对现存何氏文献做进一步的收集整理，在原来42种基础上去芜存菁，主要剔除重复内容，纠正张冠李戴者，留取37种，新增5种，计42种；接着按书种分档归类，计有伤寒温病、本草、方剂、妇科、医案、以医家命名专著等6类，前5类每类合刊为1册书，以医家命名专著有5册，即何嗣宗医著二种、何元长医著二种、何书田医著八种、何鸿舫医案及墨迹、何时希医著三种，这些医家的著作有的已归入前5类专著中，剩余的合刊为个人专著；然后逐一对收入的每种书籍进行校注和评析；最后通过对上述42种医书做分析研究，将何氏医学理论思想、临床诊治的璀璨精华加以挖掘展示，书名《何氏内妇科临证指要》。历经五载，洋洋数百万字而成本套丛书《何氏二十八世医著新编》，共11册，以飨读者，便于现代临床研究学习与借鉴，并能更好地继承、发扬、光大。

本套丛书在编撰过程中，对各书中有关医家传略等内容有所增删梳理，以较完整地反映作者的生平事迹，个别史料较少的医家，如十三世何应时、何应豫未出传略。原各书的"本书提要"均做了删增，或重写，以突出主要内容和特色。对于错字、异体字、古今字、通假字、繁体字等一并纠正，不出校注。

药名据《中医大辞典》予以统一。原书中双排小字及书的上栏眉注均用括弧标出。新增书种版本出处，以及有些目录与内容不合之处等改动，在各书中另行说明之。鉴于水平有限，未尽之精粹，或有舛误之处，望高明者以及后学之士指正与挖掘。

何新慧

二〇二二年十月

春煦室医案与医论

清·何古心 著

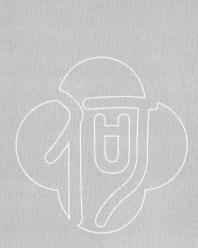

⚘ 本书提要

本书作者何其超（1803—1871），号古心、藏斋、春煦室。江苏省青浦县（今上海市青浦区）人，工诗善医，是何氏自南宋以来第二十三世名医，亦是何氏世医青浦竿山一支的传人。他医学理论深厚，医术精湛，临证擅于调理肝脾，和理气血，认为肝病犯脾，生气已伤，不可一味攻伐，是以主张扶脾；治阳取少阳三焦之发越，治阴取厥阴包络之灌输，以免于刚燥或滋腻之弊，退阴阳而崇气血。启人思路，颇有特色。

本书分为两部分：一是"春煦室医论"，论述了肝脾二脏在人体生理、病理的重要作用，以及平调气血犹槁木而煦之以春气等学术思想；并介绍了3张何氏自创方药。二是"春煦室医案"，载有医案188例，涉及病证有咳嗽、痰喘、肺痈、肺痿、失血、劳怯、肿胀、外感、女科等10余种。脉案论述有理有节，治法用药清晰明了，切中病机。药物炮制亦据证变化，以增疗效。对临床医师和医学生颇有学习参考价值。

校评说明

　　《春煦室医案》为家藏手抄本，经何时希编校，于1989年8月由学林出版社出版。因抄本舛误较多，编排亦有不妥之处，本次编校作了修正，主要有以下方面。

　　1.关于病证分门，原书医案咳嗽门中包括痰喘、咳血、肺痿、肺痈等病证，因各病证案例较多，辨治各有特点，为便于学习探讨，现将各病证分门罗列。

　　2.标题缺漏，原书医论部分无总标题，今补充标题"春煦室医论"。

　　3.目录与正文标题不合，原书目录为加味六合定中丸，正文为"竿山何氏加味六合定中丸"，从正文改。原书目录为茱萸温中丸，正文为"自制茱萸温中丸"，从正文改。原书目录外感门附证标题名为"风温、冬温、春温、夏暑、湿温"，正文外感门附证标题名中有"伤风"，无"风温"，据医案内容，今外感门附证标题，目录加入"伤风"；正文加入"风温"。

　　4.原书中双排小字，现用括号标出。

　　5.原书中"症""证"混用，今据文义予以纠正。如时症→时证，风消症→风消证，三消症→三消证等。

　　6.错别字、通假字改正不出校注。

目录

何古心生平传略

　　何古心,名其超,江苏省青浦县(今上海市青浦区)人,是何氏自南宋以来第二十三世名医。《青浦谱》记载说:"世英之子。字超群,号古心,晚号藏斋。青庠廪膳生,咸丰壬子科恩贡生,就职复设教谕。工诗善医,著有《藏斋医案》十卷、《春煦室医案》二卷、《春煦室医论》一卷、《藏斋文稿》《藏斋随笔》《归山集》《枣花老屋词稿》各一卷,又选《四友堂合稿》;其《藏斋诗钞》六卷、《青浦续诗传》二十卷,已刊。嘉庆八年癸亥生,同治十年辛未卒(1803—1871)。"其父何世英亦善医、工诗词、精书法,并随祖父何王模定居青浦竿山,何王模是何氏青浦竿山一支的始祖,故世英、古心均为竿山一支的传人。而何王模长孙何元长(世仁)则迁于重固,为青浦重固支的始祖,其子孙何书田、何平子、何长治均为重固一支的传人。

　　《青浦县志·文苑》说何其超:"字古心。弱冠为诸生,与陈渊泰、沈莲结二卯文社。旋学医于从兄其伟。继交娄姚椿[1],友而兼师,诗文深得指授。尝赴张祥河[2]河南臬署之招;扶沟知县唐鉴[3]延主明道书院;一至京师、游嵩山而归。移家浦南、沪上、淀西者数年。同治戊辰(1868)复构枣花书屋,始还竿山焉。卒年六十九。恩贡生,就职教谕。"因父亲何世英早逝,其时何古心年仅10岁,在清·嘉庆二十年(1815),12岁时学医于从兄何书田(其伟),在文学方面则得到姚椿等学者的指授。在他早年从学时期,生活是清贫的,曾得到从兄书田、其章等的照应,然他发奋于学,以致后来医名不下书田,诗词文稿均有建树,如《晚学斋文集》所说:"春园[4]临卒,呼其伟言曰:子其超幼,汝能教督而成全之,吾死无憾。其伟泣应曰诺。时其超年十有一,日从邻塾授书,不能具再饭,寒无兼衣,体羸,宗党之人私忧之。其后十余年,以文学食饩[5]于庠。后以医游吴越间,其名几与其伟埒[6],人称之曰君子。"

　　何其超28岁时开始行医,即如其《藏斋文稿》说:"道光十年,补廪膳生。十一年(1831)二十八岁,弃举子业。始为医,往来浦、泖间,藉供菽水[7]。"何其超行医后以古心驰名,斋号颇多,有藏斋、遂高园、春煦室、枣花书屋等。他医理甚精，尤对于阴阳、五行、五脏理论在临床运用颇有心得和发明，在其所著《春煦室医论》《春煦室医案》中可见一斑。他医术高超，行医四十余年，足迹遍于吴、越、燕、豫、关、陇等地，疗效甚佳，如《金山县志》说："世业医，尝往来朱泾法忍庵，垂三十年，活人无算。"

何古心学问深邃，道光壬寅（1842），年39岁，应张祥和之聘，往河南臬署作幕宾，又被扶沟知县唐鉴延请，而主讲明道书院。但不多年即返回行医。他的学生颇多，据其《藏斋诗钞》所说："有寄程生翰香诗；吴江门人李龄寿、唐淇园赓盛、顾一经、李辛垞、钮墨卿，皆金泽镇人。"即有6人，学医或学诗未能确定。肯定为医徒者，《青浦县续志·人物》有载："蒋元烺，字朗山。尝从何其超，以医名。""沈景凤，字翼之。自南村迁章堰。精医，出何其超门。""顾迣，字雨田。诸生。以带下医著称，寓吴中，享盛名，亦何其超门下士也。"

何古心诗赋超群，《青浦县志·艺文》载："著《藏斋诗钞》六卷，有《枣花老屋、梁园、玉窦、知生、淀南》等五集。编集《续青浦诗传》。"《青浦县志·杂记》称："何其超古心与陈醇甫渊泰、沈冀野骏煦、王少逸绍基为泖峰[8]四友。"《怀旧杂记》说他："世医，兼以诗名，风骨凝炼似大历十子[9]。"

何古心读万卷书，行万里路，诊万人病，学富五车，深得人们的爱戴、敬仰与怀念，如姚椿《通艺阁诗》中有记："壬寅，闻古心赴汴，有寄：何氏才名大小山，爱君文采剧斑斑。泖峰黯淡愁中色，嵩洛清淳梦里颜。卖药韩康无那出，舞衣莱子几时还。老儒感旧兼多病，急待新诗起客屏。"又《青浦谱》载何古心孙何诚复，改名廷璋，亦精医，于光绪十四年戊子作《先大父古心府君述略》（节）："窃观王考[10]言论丰采，实有雄伟非常之概。遨游燕豫，往来名公钜卿间，争相引重，然终老山林，曾无奇遇重事得一展其经济。其型于家，式于乡邑者，又率依乎中道，无惊世骇俗之为。为人端严厚重，读书得其大旨，早岁稽古综核，博文强识，尤长于论述。晚探性理之奥，力辟佛氏，故凡有所作，于佛书中典故及一切字面，概屏不用，论者因拟之昌黎[11]后身。诗宗韩杜，晚苍凉悲慨，更于少陵为近，著有《藏斋诗钞》六卷行世。待刊者有《藏斋随笔》若干卷，大都发明经史疑义，独具只眼，道人所不能道，其中论诗只十之一，论医尤鲜。盖王考工于诗而不欲以诗名，精于医而不屑以医见者也。"

何古心的医著今存《春煦室医案》《春煦室医论》。

——何新慧编辑

● 【校注】

[1] 娄姚椿：指娄县姚椿。姚椿（1777—1853），字子寿、春木。娄县（今上海金山区）人。桐城姚鼐弟子，以古文名，与弟枢称华亭二姚，有《通艺阁诗存》《晚学斋文集》等。是清代散文家、诗人、画家。

[2] 张祥河：字诗舲。娄县人。嘉庆进士。道光间累迁陕西巡抚、工部尚书。谥温和。工诗词，有《小重山房集》。

[3] 唐鉴：字镜海。善化人。为太常卿时，劾权贵，有直声。著《畿辅水利书》等。

[4] 春园：即何世英。

[5] 食饩（xì）：指明清时经考试取得廪生资格的生员享受廪膳补贴。廪生即秀才经过岁考和科考两试成绩优秀者。

[6] 埒（liè）：等同。

[7] 菽水：豆和水，指最平凡的食品，常用作孝养父母之称。

[8] 泖峰：当指九峰三泖。九峰是上海市松江境内十几座小山丘的总称，是指佘山、天马山、横山、小昆山、凤凰山、厍公山、辰山、薛山、机山。三泖是指松江、青浦、金山至浙江平湖间相连的大湖荡。

[9] 大历十子：即大历十才子。指唐大历时期的十个诗人。

[10] 王考：对已故祖父的敬称。

[11] 昌黎：指韩愈。

春煦室医论

春煦室记

● 【原文】

春煦者何？何子所居之室也，室何以曰春煦也？春者东方之气，万物之所从生也。至秋而零，至冬而槁矣，雷风鼓动，勾出萌达，其机不可以遏，气有以煦之也。其取以名室何也？曰：医者长人之术也，人不幸而致病，托命于医，治而不中病，不如不治也，而非番思乎其间夫安能中病也，时至今日，雕敝极矣。富与贵固各有所难，贫贱之子又役役于衣食之谋，思虑忧愁，心形并悴，彼庸庸之以食色伐其生者无论矣，一有所病，先内伤而后外感，此正如木之在冬秋形质敝矣，复加以霜霰^[1]之零，去死几何？窃尝慨焉而思有以济之，以为诸气之郁，木先受病，木病必沴^[2]土，生气伤矣，尚可一于攻伐乎？于是取古人之法，酌今人之宜，一以治木立论，不言体而言用（五行离水火金土而主木，人生于寅夏时之义也），凡阳之属不专主命火，而取少阳三焦之发越；凡阴之属不专主肾水，而取厥阴包络之灌输（阴阳不主命火肾水，而取少阳三焦、厥阴包络，舍体言用，退乾坤而取离坎之义也）。至于命药处方，不轻用夏令之辛热，尤慎用秋冬之寒凉，唯以甘温柔润之剂平调气血，犹槁木而煦之以春气也。甘温从阳，柔润从阴，虽不必执一律以概百病，而大旨不离乎此。方书具在识学谫陋^[3]，无以究极精微，姑就私见所及述之，以谂^[4]来者。

● 【校注】

[1] 霰（xiàn）：白色不透明球形，或圆锥形的固体降水物。直径 2～5mm。

[2] 沴（lì）：因气不和而生的灾害。引申为相害、相克。

[3] 谫陋：浅薄。

[4] 谂（shěn）：规谏。

● 【评析】

何古心以"春煦"作为斋号，其义在本节中作了阐述。作为医者，对于病人的一线生机，千万不可随意攻伐，而应作出正确的治疗，就如春气样给予煦之、呵之，助正气萌达，以战胜病邪。在医理上何古心颇重视肝脾二脏，主张平调气血，用药宜甘温从阳，柔润从阴。这一思想亦贯穿于他的医案中。

医学杂论

● 【原文】

医之为术，造极精微，技也可进于道，若只为救饥寒起见，似可尚从浅简，如读书然，必十三经、廿一史全读，而后搦[1]管作文，头已白矣。而今之青年而采芹[2]攀桂[3]，翱翔杏苑者，其胸中果皆如是乎？如市物然，其置肆中而出售者，随俗所好，价不必尽实，货不必尽真也。窃以为习此者须有次第，先辨药性，《本草从新》[4]一书最好，谙气味分正治、旁治，犹识字也，正其音、明其义，然后用之皆准。次论药方，《医方集解》[5]一书最详，且明成方切用亦可，犹连字为句也。然后合之于病，《医宗必读》[6]《医学心悟》[7]二书似浅而实深，似简而实详，其论最为精卓，脉诀须熟读，药性亦须读。《景岳全书》[8]博大精深，天下所通行也，唯其论偏于温补，知其偏而矫之乃无弊。时症阅《温热》《暑疫》诸书。犹据题作文也，变化在心如此，粗可应俗矣，稍能立脚，然后究东垣、丹溪诸名家书以上参兰灵之秘。书不必多，多则杂，唯其精也，不取博也。学者皆看伤寒书，不知南五省无此症，南边所患唯冬温、春温、夏暑、秋燥耳，以伤寒法施之未必合也，唯其传经、表里诸方法半出于此，卒不可易，故不能不究也，喻嘉言《伤寒分经》[9]一书最好。

医有时地之分，古今治乱不同，五方水土亦异，故有一书必考作书者何地人？生于何时？规矩准绳同也，而其用之之术则异矣。如此间所治不过苏、松、嘉、湖四郡而已，常、镇地稍高，饮江水，故柴胡可用二三钱，他药亦重，杭州山秀而水清，故施治亦异，远方更无论矣。即吾郡之上海南汇、太仓之宝山、崇明近海多湿风亦刚烈，亦不能与他县同也。

方书充栋，然诸名家外，佳者绝少，何则？医为艺术，博通之士每不屑为明医者，亦未必工文，而其理较儒理尤难达，故有字句艰涩，看若深奥难读，实则中无所有，学浅而笔不达也，其偏僻者或致贻误后人。《内经》诸书言黄农者妄也，其时未有文字，三坟[10]五典[11]已不可信，而医书独繁琐如此乎？观其用笔古奥，简而能达，富家之常馔，迥异寒士之上珍，此必汉人所撰，托言岐臾[12]耳。使上古果有此书，和缓[13]何以不引，仲景《伤寒论》无一语及之？《金匮》兼有之，后人篡入也。《神农本草》以黄金为首，五石次之，显系丹家为撰，李濒湖作《纲目》[14]以此为本，何其陋也。

秦人焚书，医卜之书不焚，医不知何出。萧相[15]入关，仅收图籍，楚人一炬内府之藏书矣。五经且不能得，何况医书，民间尚有流传者乎？经书口授，至于医不过相传成法与所知之药品，转相授受后遂笔之于书意。四百年中岂无奇才异能之士，参天人之奥窍，采品物之菁华，勒成一编，传之后世者乎？太史公精于此事，故其传扁鹊、仓公无门外语，凡见古文家作艺术传，其论方药皆不确切，知不精者不能言也。

《素》《灵》诸书与仲景《伤寒论》乃晋·王叔和出诸故府所藏，历年已久，蠹烂已多，又各自为卷，并无先后次第，因随卷编之，后又杂以他人伪撰，浸失其真，近人乃欲强为按合，不亦颠乎？

医不外阴阳五音，体一定也，而其用之法，则在因时变化耳。丹溪滋阴，天一生水；景岳补命门，地二生火；东垣论脾胃，天五生土，五为中数，不可易也，于近日尤为相宜。

喻嘉言《尚篇》持论过高，总欠切实，不适于用，犹诗之随园也。其《医门法律》谨守成规，如曹参之奉法。叶氏《指南》，医家之乡愿也，浅学无识者奉之，然以时俗之好，偶一参看，亦不必废。凡作一书，必有独见，医书传自古者，率残缺无首尾，元人以下或艰涩，或肤浅，纰缪滋多，然其中有善者，知其不善而从其善，无书不可阅也。

【校注】

[1] 搦（nuò）：握笔。

[2] 采芹：科举时代称考中秀才，入学做生员者。也称"入泮"。

[3] 攀桂：桂树秋天开花，科举时代考试中的会试也于秋日举行，称秋闱，故用来比喻秋闱夺魁。

[4]《本草从新》：药物学著作，18卷。清·吴仪洛撰，刊于1757。本书在汪昂《本草备要》的基础上修订，内容半数保留，半数增改，并补充了一些《本草纲目》未收载的药物。全书分类法参照《本草纲目》，共收药物720种。

[5]《医方集解》：3卷。清·汪昂撰，刊于1682年。本书选录古今医籍中常用方剂六、七百首，按作用分为补养、发表、涌吐、攻里、和解、理气、理血、清暑、利湿、泻火、消导等21类方剂，列述方名、主治及处方，并引录各家学说阐明方义。

[6]《医宗必读》：10卷。明·李中梓撰于1637年。本书以介绍医学源流，指导学医门径为主。有脉学、诊法、药物等阐析，还有内科杂病的病机、治疗等论述。

[7]《医学心悟》：5卷。清·程国彭撰于1732年。本书阐述了四诊八纲及八法的理论与运用，《伤寒论》的理论和证治，以及内、外、妇产、五官等科主要病证的辨治，并有个人自拟经验效方。

[8]《景岳全书》：64卷。明·张介宾撰于1624年。全书分传忠录、脉神章、伤寒典、杂证谟、妇人规、小儿则、麻疹论、痘疹诠、外科钤、本草正、新方、古方、外科方等篇章。择取诸家精要，对辨治作分析，阐发了他的"阳非有余，真阴不足"的观点。立论和治法有独到之处。

[9]《伤寒分经》：10卷。清·吴仪洛编。书成于1766年。本书将喻嘉言《尚论篇》予以重订和补注。吴氏认为喻嘉言"将三百九十七法分隶于大纲之下，极得分经之妙"，因此，以"分经"为书名。

[10] 三坟：相传是古书名。一说三坟是三皇之书，也有认为是指天、地、人三礼，或天、地、人三气。今存《三坟书》分山坟、气坟、形坟。

［11］五典：传说中我国最古的书籍。

［12］岐臾：指岐伯和鬼臾区。均为上古时代医家，相传为皇帝之臣。

［13］和缓：医家名称。春秋时期秦国有医和、医缓二名医，医术高超，后人以和缓并称，作为称誉良医的代名词。

［14］《纲目》：指《本草纲目》。

［15］萧相：指萧何。汉初大臣。秦末助刘邦起义，起义军入咸阳，他收取秦政府的律令图书，掌握了全国的山川险要，郡县户口等。楚汉战争中，以丞相身份留守关中。

● 【评析】

本节医学杂论议题较多。首先，何古心提出了学医门径与步骤，如先辨药性，次论药方，然后合之于各种病证的学习，待临证后，再学诸家学说以作提高探究。并提出读书的几个注意点，一是不求多，以精为要；二是要了解著书者的生活年代和地域环境，以能学而致用；三是著书者当精医，否则言而不确切；四是书中总有不妥之处，读书当"知其不善而从其善"，即取其精华而学之。其次，谈了一些对古书流传、真伪的看法，仅作参考。

八卦配脏腑阴阳图

● 【原文】

震属木：阳木，手少阳三焦、足少阴胆。

巽属木：阴木，手厥阴包络、足厥阴肝。

离属火：阳火，手太阳小肠；阴火，手少阴心。

坤属土：阴土，足太阴脾。

兑属金：阴，手太阴肺。

乾属金：阳，手阳明大肠。

坎属水：阳水，足太阳膀胱；阴水，足少阴肾。阴中阳水，即水中之火属命门。

艮属土：阳土，足阳明胃。

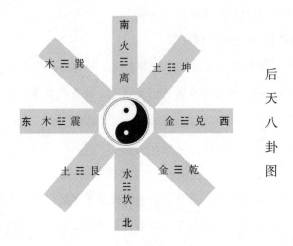

后天八卦图

病情调摄杂论

● 【原文】

夏月须食厚味，胃腑填实乃能中胜湿邪，外御暑邪，有气能化，不为患也。若食入不化是脾胃气虚，其人本将病矣，虽薄味未必不为患也。今人入夏，动曰：食物当清淡，甚至屏绝荤腥，日食菜蔬，胃气中空，诸邪易感，且至泄泻，甚非所宜，唯食不宜多，多则百物皆能为患。

夏日伏阴在内，一切生冷之物宜节食，恐伤中脏也。近日霍乱纷纷，逾时即绝，其人率皆藜藿[1]，试问其腹中果皆日饫[2]肥甘者乎？亦有因醉饱后患此而绝者，不知其人色欲伤肾，思虑伤脾，根本先伤，病发即绝，即不醉饱，亦将绝矣，并不因乎此也。

膈消，此即气痹之症也，亦名胸痹，心火衰也。炉火息而金不化，非寒之象乎？消者膈中之阳气消也，膻中无阳也，易消长之义。于阴多之卦必曰阴长，所以示警也，阴长阳消矣，喻氏直认为外感之寒，岂有心而受外感者乎？

火衰即寒矣，又有风消^[3]一症同。

三消之症亦非热也，津液枯而火旺，所谓五志之火无形者也。上消用玉女煎之类，或加黄芪、五味；下消用六味地黄丸之类，或加肉桂，或加知母；中消用六君子之类，加温润之品，亦有用姜、桂者，所谓甘温能除大热者正此。

六一散为暑方之祖，取"天一生水，地六成之"之义，朱砂一分，滑石六分，暑邪入心，用朱砂以镇之，滑石利窍行水，引之从小便出，后人加入甘草名益元散已属非法，今直用滑石、甘草，不知何本。

● 【校注】

[1] 藜藿：指粗劣的饭菜。

[2] 饫（yù）：指饱食。

[3] 风消：指心脾受病，精血虚少，形体消削的病证。《素问·阴阳别论》："二阳之病发心脾，有不得隐曲，女子不月，其传为风消，其传为息贲者，死不治。"

● 【评析】

何古心认为夏日当养脾胃之气，以抵御暑湿之邪。饮食可以厚味，但不宜多食，一切生冷之物宜节食。不必囿于夏日食物当清淡，而屏绝荤腥，反使胃气中空，诸邪易感。此外，对于胸痹、三消的病机、治疗提出了建议；对六一散方的组成、方义提出看法，可供参考。

竿山何氏加味六合定中丸

● 【原文】

治夏秋痧、暑、寒、湿、食气之见于胸腹中者，如胀闷痞胀、腹痛泄泻、呕吐下痢等症，皆可施治。唯素有血症之人及孕妇忌服。

陈香薷三两　粉甘草五钱　飞滑石四两　公丁香一两　山楂肉四两　川厚

朴一两五钱　赤茯苓三两　宣木瓜二两　川羌活一两五钱　紫苏叶二两　茅山术二两　广藿香四两　软柴胡一两　泽泻二两　广木香一两　法半夏二两　白檀香一两　陈枳壳二两　粉葛根二两

诸味为末，以糯米汤泛细丸，朱砂为衣。开水送下，或姜汁亦可。（小儿服二三钱，壮年服五六钱）

自制绀珠丸

治烦劳过度，肝肾阴亏，心阳亢甚，怔忡健忘，心跳头眩，夜不安寐等症。

何首乌（蒸晒）八两　熟地黄（酒洗，砂仁末蒸）四两　苍耳子一两　黄精四两　枸杞子四两　甘菊花四两　女贞子二两　菖蒲（细叶）三钱　蓍草[1]四两　菟丝子（炒）四两　胡麻仁二两

蜜丸，朱砂为衣。

首乌、熟地、黄精皆可得仙，杞、菊鲁望所赋，女贞即冬青子。蓍草，前知草之至灵者。胡麻，仙人所饭。菟丝，古诗附女萝缠绵之意。苍耳即诗之卷耳，少陵有驱竖子摘苍耳诗。菖蒲即菖阳，昌黎[2]文昌阳引年。

赞曰：草木无情而有灵气，我取其气，兼得其味，所以淡珍，气以清贵，譬彼贞士，历塞不敝，君子饵之，寿逾百岁。

自制茱荜温中丸

治胃脘痛。

吴茱萸一钱五分　荜茇二钱　淡干姜三钱　川芎三钱　制香附五钱　新会皮三钱　炒当归四钱　砂仁末一钱

上药共和为细末，大枣肉捣和为丸。

● 【校注】

[1] 蓍草：出《本草纲目拾遗》。又名一枝蒿、锯草、蜈蚣草。辛、苦，凉。有清热解毒，活血止痛功效。

[2] 昌黎：指文学家韩愈。韩愈著籍河南，每以昌黎自称。

● 【评析】

六合定中丸原出自清·龚自璋、黄统合编的《医方易简新编》（刊于 1851 年）。方由香薷、甘草、厚朴、茯苓、木瓜、羌活、紫苏、藿香、柴胡、木香、檀香、枳壳等药物组成。何古心所创竿山何氏加味六合定中丸，加入滑石、丁香、山楂、茅术、泽泻、半夏、葛根等药，增强了发散、祛湿、消导的作用，具有较好的祛邪和中功效。

自制绀珠丸，绀珠二字源于旧说唐开元间宰相张说有绀珠，见之能记事不忘，何古心用于方名，即表此方以治健忘，心神不宁等症见长，辨证当属肝肾亏，心阳亢。

自制茱萸温中丸，从组方看，具有温中、理气、通络功效，故可治疗胃脘痛。

春煦室医案

咳嗽

● 【原文】

（男）咳呛淹久，肺阴内亏，咳痰带秽，上焦郁热，恐其成痈，脉濡涩不数。现当燥令，清金为主。

制西洋参一钱　橘红八分　甜杏仁三钱　白及二钱　马兜铃一钱　生西芪钱半　茯苓二钱　麦门冬二钱　干百合二钱　糯米一撮

（男）肺肾两亏，兼感外寒。咳呛身热，痰多气升，体软纳减，脉形细数。恐见脱象。

生绵芪二钱　怀熟地 (砂仁末炒) 四钱　甜杏霜三钱　五味子 (炙) 三分　干百合二钱　麦门冬二钱　广橘红八分　怀山药二钱　怀牛膝 (炒) 钱半　沉香片三分

（男）咳呛淹久，曾经带红，甚则喘急，脉濡细而数。肺阴内亏，肃令不降。拟用清养。

炒熟地四钱　川贝母二钱　甜杏霜三钱　瓜蒌皮 (炒) 三钱　广橘红八分　炒牛膝钱半　麦门冬二钱　肥玉竹二钱　桑白皮 (蜜炙) 钱半　胡桃肉三钱

（男）咳呛淹久，外感风邪，兼夹木火，肺金被烁，现当燥令，脉浮数左弦。暂宜清金，后当养营。

制洋参一钱　草郁金六分　天花粉二钱　桑白皮 (蜜炙) 钱半　薄荷七分　橘红八分　川贝母二钱　甜杏霜三钱　金沸草 (包) 钱半　羚羊片钱半　枇杷叶 (去毛) 二片

（男）音哑略清，咳呛不减，右脉浮而左涩。肺肾两虚，金不生水，当用滋养。

怀熟地 (青盐炒) 六钱　麦门冬二钱　白及二钱　橘红八分　生蛤粉四钱　肥玉竹二钱　干百合二钱　茯神三钱　甜杏霜三钱　北沙参二钱　潞党参三钱白糯米一撮

（女）身热不凉，咳呛有痰，气升呕逆，两胁掣痛，脉来浮数。肺虚不降，防其喘急，更不可散，酌进调补，参以疏降。

高丽参一钱　麦门冬二钱　广橘红一钱　茯苓三钱　五味子 (炙) 四分　川贝母二钱　旋覆花钱半　怀牛膝钱半　瓜蒌皮三钱　加甘蔗汁磨沉香四分

（女）营液内亏，肝失所养，木火上升，咽间作痛，膈次不舒，近兼咳呛，脉数而弦。冬寒气燥，姑拟甘润。

羚羊片钱半　贝母二钱　橘红八分　京玄参钱半　茯苓三钱　柴胡六分小生地四钱　黑山栀钱半　冬桑叶钱半　炒丹皮二钱　冲甘蔗汁一小杯

（男）风邪外感，咳痰胁痛，脉形浮数。暂宜疏降。

旋覆花 (包) 钱半　防风钱半　桑皮 (蜜炙) 二钱　橘红一钱　川贝二钱　甜杏霜三钱　炒蒌皮三钱　草郁金一钱　归尾 (酒炒) 钱半　肥玉竹二钱　冲萝卜汁一小杯

（男）外感已解，气虚未复，体软无力，纳减少味；兼之咳呛，大便仍溏，脉形濡弱。酌进调补。

生绵芪二钱　炒冬术钱半　蜜炙桑皮二钱　橘红一钱　炒枳壳钱半　款冬花二钱　茯苓三钱　炮姜一钱　炒苡仁三钱　法半夏钱半　羌活一钱　焦谷芽三钱

（女）疟后肝脾内亏，气不调畅，近因外感，咳呛有痰，脉形濡涩。暂拟平调，参以利营。

炒冬术钱半　焦白芍钱半　酒炒归身二钱　橘红一钱　川贝母二钱　蜜炙桑皮二钱　茯苓三钱　防风钱半　黑山栀钱半　炒枳壳钱半　甘蔗一节

（男）咳呛略减，肺阴内亏，肃令不降，脉数右浮。天气寒燥，清金为主。
麦门冬二钱　炒苏子三钱　象贝三钱　甜杏霜三钱　橘红一钱　款冬花二钱　肥玉竹二钱　桑皮 (蜜炙) 二钱　蒌皮 (炒) 三钱　茯苓三钱　枳壳 (炒) 钱半薄荷叶七分

（男）肺主降气，肾主纳气，气之根在丹田，下焦不摄，上升喘急，近兼咳呛，脉见虚弦。阴阳相为维系，虚则防脱，拟用补纳。
大熟地六钱　生绵芪三钱　潞党参三钱　五味子 (炙) 五分　怀牛膝 (炒) 钱半　制附子六分　煅牡蛎五钱　建泽泻钱半　橘红一钱　磨冲沉香四分

（男）右脉弦数而紧，左部虚弦，咳呛不减，肺阴内亏，兼夹郁火。酌进滋养，更须节劳。
熟地六钱　麦冬二钱　制洋参钱半　干百合二钱　川贝二钱　甜杏霜三钱橘红一钱　桑皮 (蜜炙) 二钱　海浮石三钱　生蛤壳四钱　冬瓜子三钱　枇杷叶二片

（男）咳呛音嘶，咯痰难出，纳仓不旺。肺气大亏，金不生水，且有郁火，拟用甘凉。
熟地六钱　制洋参一钱　天花粉二钱　麦冬二钱　煨石膏四钱　干百合二钱　北沙参二钱　白及二钱　茯神三钱　橘红一钱　川贝二钱　甜杏霜三钱甘蔗汁一小杯

（男）肝郁气滞，木邪乘金，兼感外风，肺虚咳呛，入夜多汗，时觉腹痛，脉弦而数。肝肺兼理。

生绵芪二钱　炒生地五钱　炒枣仁三钱　川贝二钱　桑皮 (蜜炙) 二钱　橘红一钱　甜杏霜三钱　地骨皮二钱　郁金八分　炒蒌皮三钱　加沉香片三分

（男）真阴下亏，火旺烁金，咳呛淹久，脉弦细带数。拟用滋养。

原生地五钱　川贝二钱　丹皮二钱　阿胶 (蛤粉炒) 二钱　橘红一钱　甜杏霜三钱　川石斛三钱　牛膝 (炒) 钱半　茯神二钱　枣仁 (炒) 二钱　麦冬二钱　枇杷叶二片

（男）肝脾不和，腹胀时痛，近兼感风，咳呛有痰，肺气不宣，脉右略浮。暂宜疏降。

防风钱半　蜜炙桑皮二钱　川贝二钱　橘红一钱　甜杏霜三钱　郁金一钱　茯苓三钱　法半夏钱半　薄荷叶六分　炒枳壳钱半　萝卜汁 (冲) 一杯

肺感外风，久而化热，津液被烁，咳呛失音；幸不咽痛，脉大不甚数。拟方酌进滋养。

西洋参钱半　生地 (蛤粉炒) 五钱　川贝二钱　天冬二钱　麦冬二钱　干百合三钱　甜杏霜三钱　橘红一钱　白及二钱　霜桑叶一钱　白糯米一撮

（男）肝胃不和，近兼外感，咳呛痰黏，时或呕逆，脉浮而弦。拟用疏降。

潞党参二钱　旋覆花钱半　法半夏钱半　淡干姜四分　炒蒌皮三钱　川贝母二钱　橘红一钱　防风钱半　炒枳壳钱半　茯苓三钱　佛手五分

（男）肺肾两虚，微感外风，咳呛多痰，肃令不降，脉来弦滑。不可过散，宜兼滋摄。

怀熟地 (海浮石粉炒) 五钱　川贝二钱　麦冬二钱　甜杏霜三钱　橘红八分　茯苓三钱　生蛤壳四钱　桑白皮 (蜜炙) 钱半　炒蒌皮三钱　薄荷叶六分　甘蔗汁 (冲) 一杯

（男）咳呛多痰，时或气升，舌干少液，多出盗汗，肺肾两虚，脉不弦大。拟用补摄，参以疏降。

大熟地八钱　高丽参钱半　麦门冬二钱　生绵芪三钱　炙五味四分　煅牡蛎五钱　川贝二钱　炒牛膝钱半　甜杏霜三钱　橘红八分　磨沉香(冲)四分

（男）咳呛淹久，微觉音闪，体软纳减，土不生金，津液内耗，脉来浮濡。拟用滋养，参以益气。

生绵芪二钱　麦冬二钱　原生地五钱　川贝二钱　白及二钱　金石斛三钱　北沙参二钱　桑皮(蜜炙)钱半　天花粉二钱　橘红八分　茯神二钱　白糯米一撮

（男）寒热已久，势不甚壮，近兼咳痰，胁痛气逆，宿痞时升，肌削多汗，脉数，左略弦。病久必虚，恐其喘急，骤见脱象。

生绵芪钱半　炒冬术一钱　麦冬二钱　潞党参钱半　旋覆花钱半　炒牛膝钱半　甜杏霜三钱　炒当归钱半　煅牡蛎四钱　茯苓二钱　橘红八分　沉香片四分

（男）身热多汗，咳呛多痰，大便仍溏，肌削神倦，脉形濡弱。久病必虚，当用培补。

生绵芪三钱　党参三钱　炒冬术钱半　归身(酒炒)二钱　炮姜六分　橘红八分　炙五味四分　泽泻钱半　鹿角霜四钱　炒杜仲三钱　胡桃肉三钱

（男）咳呛气升，咯痰艰出，舌光少液，纳减色黄[1]，脉来濡弱。肺肾两亏，当用滋补。

大熟地六钱　生芪三钱　麦冬二钱　炙五味三分　菟丝子(炒)三钱　橘红八分　鹿角霜四钱　炒牛膝钱半　甜杏霜三钱　干百合二钱　沉香三分

（男）感风咳呛，淹久不止，肺阴已亏，上焦郁热，脉数而浮。暂宜清养。

麦冬二钱　象贝三钱　薄荷叶六分　橘红八分　甜杏霜三钱　金沸草一钱　桑皮(蜜炙)二钱　川石斛三钱　地骨皮二钱　茯苓三钱　天花粉二钱　枇杷叶二片

肺肾两亏，金不生水，咳呛有痰，右脉滑数，左弦。酌进培补。

怀熟地(海浮石粉炒)五钱　生绵芪二钱　麦冬二钱　川贝二钱　橘红一钱　生蛤壳(杵)四钱　甜杏霜三钱　金石斛三钱　茯苓二钱　枇杷叶二片

（男）肝肺郁热，咳呛淹久，时患目赤，脉形浮数。素体劳乏，养营为主。

原生地五钱　川贝二钱　丹皮二钱　橘红八分　羚角片钱半　黑山栀钱半　天花粉一钱　茯神三钱　甘菊花钱半　枳壳(炒)一钱　桑叶钱半　冬瓜子三钱

（女）脾虚便泄，现在已减，唯咳呛加剧，胃气未衰，而肌肉日削；金从土生，脾虚则肺气亦弱，冬春多寒，不无外感，脾肺不能兼顾，然肺与大肠相为表里，既有外感，骤不能补；左脉弦促，右细数，舌中脱液，虽纯属于虚，骤不能补，故拟泄肺。

人参须一钱　金沸草钱半　川贝母二钱　老苏梗钱半　甜杏霜三钱　橘红八分　桔梗八分　薄荷叶五分　款冬花二钱　甘蔗汁(冲)一杯

复诊：肝为先天，肝阴亏则内失滋养，木火射肺，咳呛淹久，潮热肌削，脉形促数。现当春令，令火渐旺，恐其成怯，拟用静摄。

人参须一钱　制洋参钱半　金石斛三钱　川郁金七分　霜桑叶钱半　麦冬二钱　川贝二钱　橘红八分　炒丹皮二钱　白芍(盐水炒)钱半　枇杷叶二片

（男）脾阳本虚，土不生金，肺气亦弱，清肃之令不降，表弱则风寒易感，湿痰内函，咳呛时发，气升或呕，脉右见涩。益气为主，参用疏降。

生绵芪二钱　炒冬术钱半　法半夏钱半　蜜炙桑皮二钱　炒蒌皮三钱　川贝二钱　橘红一钱　炒枳壳钱半　茯苓三钱　以甘蔗汁冲磨沉香三分

脾胃气虚，土不生金，表弱则风寒皆从俞穴而入，咳呛淹久，痰多时呕，又兼肝邪时胀，脉来濡细。益气为主，参用疏降。脊为督脉所经，亦属太阳，第三节即肺俞也，故时觉酸楚。

生绵芪三钱　炒於术钱半　炒苏子三钱　羌活钱半　橘红八分　蜜炙桑皮二钱　蜜炙干姜六分　桂枝四分　炒枳壳钱半　防风钱半　甜杏霜三钱　酒炒归身钱半　磨沉香冲三分

肺气本亏，咳呛多痰，渐致音嘶，脉形濡细，左略数。拟用清养。

制洋参钱半　麦冬二钱　川贝二钱　橘红八分　甜杏霜三钱　款冬花二钱　炒蒌皮二钱　炒枳壳钱半　桑皮(蜜炙)三钱　海浮石三钱　肥玉竹二钱　沉香片三分

肺肾两虚，金不生水，火升作呛，津液渐耗，咯痰稠黏，时或咽哽，脉浮濡，不甚数。拟用滋养。

西洋参钱半　大熟地五钱　麦冬二钱　橘红八分　干百合二钱　甜杏霜三钱　石斛三钱　茯苓三钱　京玄参二钱　肥知母钱半　枇杷叶两片

（男）风寒入肺，兼夹燥火，津液被烁，咳呛有痰，时或作呕，右脉浮数。拟用清养。

薄荷七分　川贝母二钱　羚羊片钱半　甜杏霜三钱　橘红一钱　天花粉二钱　川石斛三钱　煨石膏五钱　冬桑叶钱半　甘蔗汁(冲)一杯

● 【校注】

[1]色黄：指面色黄。

● 【评析】

咳嗽总由肺失于宣肃，肺气上逆所致，故何古心治疗咳嗽重在疏降，常用橘红、杏仁、贝母等药，有疏通肺气、化痰降逆的作用。如证属外感，可加防风、桑白皮、瓜蒌皮等药，风寒者再加桂枝、干姜、半夏等药；风热者则加薄荷、马兜铃等药。证属内伤，则疏降合以补养治，补养分滋养、清养、益气、温纳等法。大凡肺阴亏，或肺肾阴亏，治用滋养，常用地黄、麦冬、洋参、百合、玉竹等药；兼夹郁热，或木火烁金，加入羚羊解片、石膏、山栀等药，则变为清养；如肺气虚，或脾肺气虚，可加黄芪、党参、白术、茯苓等药；如肺肾两虚，肾不纳气，则可加五味子、附子、鹿角霜、核桃肉、牡蛎、沉香等药以温纳补摄。

对于肺肾两虚而感受外风者，何古心认为不能过用发散，宜兼滋摄；如脾肺虚而兼外感，骤不能补，宜用泄肺。由此可见，二者虽均属表里同病，但里证有轻重，轻者治宜先表后里，重者当表里兼顾，甚至先里后表。

何古心善于据证采用药物炮制以增疗效，如地黄的炮制有多种。若痰多，用海浮石粉炒，或蛤粉炒；若脾虚纳少，用砂仁炒；若肾虚，用青盐炒；若心虚心悸，用牡蛎粉炒。此外，还善用食品调治。如外感咳痰，加萝卜汁；阴虚，或阴虚有火，加甘蔗汁；肺虚胃弱，加白糯米。

痰喘

● 【原文】

（男）痰喘有根，感风发作，气升不降，脉数略浮。现当燥令，暂宜降肺，未能进补。

炒苏子三钱　象贝三钱　橘红八分　瓜蒌仁 (炒) 三钱　生绵芪三钱　麦冬二钱　甜杏霜三钱　青防风钱半　桑白皮 (蜜炙) 二钱　炒枳壳一钱　沉香片三分

（男）咳痰喘急，有感即发，脉数而弦。暂宜疏降。

炒苏子三钱　蜜炙桑皮二钱　甜杏仁三钱　法半夏钱半　橘红一钱　炒枳壳钱半　象贝母三钱　炒蒌皮三钱　海浮石三钱　萝卜汁一小杯

（男）金水两亏，痰喘之症时发，脉数而浮。阴分有火，拟用滋养。

原生地五钱　川贝母二钱　粉丹皮二钱　肥知母二钱　海浮石三钱　甜杏霜三钱　天花粉二钱　煅石决明四钱　橘红八分　干百合二钱　川石斛三钱生梨二片

（男）脉弦而促，弦为木旺，旺则克土，促为气不舒；土不生金，肃令不降，咳痰喘急，甚则呕逆；肺主表，虚则易感，畏寒微热。拟用滋补。

高丽参钱半　生黄芪三钱　冬术 (炒) 钱半　川贝二钱　橘红一钱　法半夏一钱　阿胶 (石决明粉炒) 二钱　焦白芍钱半　茯神二钱　炒丹皮钱半　胡桃肉三钱红枣四枚

（男）表阳先弱，卫外不固，风寒入肺，痰喘之症时发，脉来濡弱。当用温补。

生芪二钱　熟地五钱　麦冬二钱　防风一钱　制附子七分　甜杏霜三钱阿胶 (蛤粉炒) 二钱　川贝二钱　橘红一钱　牛膝 (炒) 钱半　胡桃肉三钱　白果肉七枚

（男）脾胃气虚，湿痰作呛，甚则喘急，有感即发，脉大而濡，并不弦。拟用益气。

高丽参一钱　生绵芪二钱　肥玉竹二钱　制於术钱半　法半夏钱半　川贝母二钱　炒牛膝钱半　炒苏子三钱　甜杏霜三钱　茯苓三钱　橘红一钱　胡桃肉三钱　白果肉七枚

（女）痰喘略平，肺气本虚，肃令不降，脉形濡弱。酌进调补。

生绵芪二钱　麦冬二钱　象贝三钱　杏霜三钱　橘红一钱　肥玉竹二钱法半夏钱半　苏子 (炒) 三钱　桑皮 (蜜炙) 二钱　冬术 (炒) 钱半　枳壳 (炒) 钱半白果肉七枚

（男）咳呛喘急，感寒即发，肺气不降。当用疏理，参以清养。

生黄芪　炒苏子　防风　桑白皮　甜杏仁　橘红　象贝　蒌皮 (炒)　枳壳 (炒)　肥玉竹　萝卜汁一小杯

（女）肺虚感寒，咳痰喘急，有感即发，脉濡而数。当用疏降。

炒苏子三钱　光杏仁三钱　防风钱半　橘红一钱　象贝三钱　前胡钱半　炒蒌仁三钱　海浮石三钱　炒枳壳钱半　蜜炙桑皮二钱　萝卜汁 (冲) 一杯

（男）咳呛有痰，气升喘急，肺肾两亏，金不生水，津液内耗，舌干生糜；脉不弦大，可无汗脱之虞。拟从下焦滋摄。

大熟地六钱　高丽参钱半　怀山药二钱　五味子六分　煅牡蛎五钱　麦冬三钱　牛膝 (盐水炒) 钱半　坎炁一条　川贝三钱　橘红七分　甘蔗汁磨沉香三分

（男）肾命下虚，气不摄阴，咳呛喘急，色黄，左脉弦。仍拟纳气。

怀熟地六钱　生绵芪二钱　麦冬二钱　制附子七分　炙五味五分　建泽泻钱半　煅牡蛎五钱　橘红八分　鹿角霜四钱　川贝二钱　枸杞子二钱　胡桃肉三钱

又，拟换方：气喘略平，肺肾两虚。拟用滋补。

高丽参钱半　大熟地八钱　生绵芪三钱　煅牡蛎五钱　煅赭石三钱　坎炁一条　橘红一钱　牛膝 (盐水炒) 二钱　五味子六分　川贝母二钱　磨沉香 (冲) 三分

（男）肺虚易感，咳痰喘急，肃令不降，脉右涩。此症难许脱根，暂宜疏理。

炒苏子三钱　麦冬二钱　川贝二钱　橘红八分　蜜炙桑皮二钱　茯苓三钱　炒蒌皮三钱　甜杏霜三钱　海浮石三钱　款冬花二钱　甘蔗汁 (冲) 一杯

（男）痰喘略平，肺气大虚，脉浮濡无力。素体劳乏，当用培补。

生芪二钱　炒冬术钱半　法半夏钱半　橘红一钱　茯苓三钱　防风钱半
甜杏霜三钱　炒枳壳钱半　蜜炙桑皮二钱　肥玉竹二钱　胡桃肉三钱

（女）咳痰喘急，气升不降，现属初起，恐成哮喘。

炒苏子三钱　防风钱半　象贝三钱　桑皮 (蜜炙) 二钱　橘红一钱　炒枳壳
钱半　甜杏霜三钱　葶苈子钱半　炒枣仁三钱　海浮石三钱　甘蔗汁一杯

（男）肺虚痰喘，津液内亏，咳呛时发，脉浮左弦。当用滋养。

生芪钱半　原生地二钱　甜杏霜三钱　橘红八分　桑皮 (蜜炙) 二钱　天花
粉二钱　麦冬二钱　茯苓三钱　象贝三钱　肥玉竹二钱　冬瓜子三钱　陈佛手
三分

咳呛喘急，上不降则下不纳，时或气升，右脉浮大而濡，左略见虚弦。拟
清金滋水。

怀熟地 (海浮石粉炒) 六钱　西洋参钱半　五味子五分　茯神三钱　百合二钱
生芪三钱　麦冬二钱　炒牛膝钱半　橘红一钱　煅牡蛎四钱　磨沉香 (冲) 三分

咳痰喘急，现当发作，宜用疏降。

炒苏子三钱　橘红一钱　光杏仁三钱　桑皮二钱　防风钱半　款冬花二钱
茯苓三钱　象贝母三钱　炒枳壳钱半　炒蒌皮三钱　甘蔗一节

脾肺气虚，咳痰喘急，此属湿痰，宜燥而不宜润；脉濡，酌进培补。

炒於术钱半　法半夏钱半　橘红一钱　蜜炙桑皮二钱　炒蒌皮三钱　防风
钱半　茯苓三钱　生芪二钱　炒苏子三钱　炒枳壳钱半　干姜 (蜜炙) 四分　甜
杏霜三钱　磨冲沉香三分

（男）肺肾两虚，气不下摄，咳痰喘急，左脉弦数，右濡。拟用滋补。

怀熟地六钱　麦门冬二钱　川贝母二钱　甜杏霜三钱　炒牛膝钱半　橘红
八分　干百合二钱　茯神三钱　煅牡蛎四钱　胡桃肉三钱

（男）肝肾素亏，微有外感，咳呛有痰，气逆时喘，左胁掣痛，腹胀足肿，左脉弦细，右浮濡。恐其气升多汗，急宜温通。

人参一钱　上肉桂三分　酒炒归尾钱半　川贝母二钱　炒牛膝钱半　建泽泻钱半　橘红一钱　郁金一钱　煅牡蛎四钱　炒瓜蒌皮三钱　旋覆花钱半　磨冲沉香三分

● 【评析】

咳痰喘急者，临证多见反复发作，病缠日久，故称"痰喘有根"，此证与肺、脾、肾三脏关系密切。肺脾先虚，脾虚生痰，痰浊壅肺，肺失宣肃，痰喘由作，久则肾虚不纳，痰喘日益加重。肺虚则易受外感，感寒即发，此乃新感引动宿疾，是为发作期，大凡正虚不重，治宜疏降肺气、化痰平喘为主；如正虚较重，则疏降合以培补兼顾。如痰喘略平，是为缓解期，治宜培补正气为主，兼以疏降。可见疏降一法不可或缺，亦以橘红、杏仁、贝母为常用，但发作期多用象贝母，并合以苏子、半夏、海浮石、冬瓜子、白果肉、前胡等药；缓解期多用川贝母，并合以熟地、五味子、煅牡蛎、黄芪、牛膝、坎炁等药。如痰喘而气升多汗，恐阳气虚脱，急宜温纳，药如人参、附子、五味子等。

咳血

● 【原文】

（男）土不生金，积湿蒸热。身热已止，咳痰带红，体软色黄，脉形浮濡。恐成肺痿。

制西洋参一钱　麦冬二钱　白及二钱　紫菀二钱　橘红八分　甜杏霜三钱　生绵芪钱半　天花粉二钱　肥玉竹二钱　马兜铃钱半　茅根五钱

（男）木火作呛，络伤失血，现当气燥，肃令不降，脉弦而数。从肝肺清养。

制西洋参钱半　原生地四钱　川贝二钱　橘红八分　丹皮二钱　紫菀二钱
羚羊片二钱　甜杏仁三钱　川石斛三钱　天花粉二钱　冬桑叶钱半　枇杷叶二片

（男）本患痰喘，肺气自虚，操烦过度，心液内耗，时致失血；天寒气燥，肺金受克，脉右浮数。拟用清养，参以宣络。

原生地五钱　麦冬二钱　紫菀二钱　川贝二钱　橘红一钱　天花粉二钱
旋覆花钱半　牛膝钱半　枣仁 (炒) 三钱　丹皮二钱　川石斛二钱　甘蔗汁一杯

（男）肺热蒸痰，咳呛时发，痰中带红，两胁掣痛，脉弦右数。宜用清降。

制洋参一钱　桑白皮 (蜜炙) 二钱　紫菀二钱　金沸草 (包) 钱半　川贝二钱
甜杏霜三钱　煨石膏四钱　天花粉二钱　橘红八分　丹皮 (炒) 二钱　牛膝 (炒)
钱半　甘蔗汁 (冲) 一杯

（男）络伤失血，连次发作，咳呛胁痛，左脉见弦。从肝胃滋养，参用理肺。

党参三钱　旋覆花钱半　川贝二钱　阿胶 (石决明粉炒) 二钱　橘红一钱　酒炒
当归二钱　郁金一钱　甜杏霜三钱　牡丹皮二钱　冬桑叶钱半　枇杷叶二片

（男）阳明络伤，血从外溢，微有咳呛，脉弦而数。宜用疏理。

小生地四钱　旋覆花钱半　归尾 (酒炒) 二钱　生牛膝钱半　紫菀二钱　丹
皮二钱　甜杏霜三钱　象贝三钱　茜草八分　草郁金一钱　橘红一钱　新绛
屑[1]六分

（男）咳血失音，咽痛多痰，恐成喉痹[2]；脉浮大，不甚数，肺阴大亏。拟用甘平，金清乃能生水。

制洋参钱半　麦冬二钱　怀熟地四钱　川贝二钱　橘红八分　茯苓三钱
肥玉竹二钱　干百合二钱　甜杏霜三钱　怀山药二钱　白糯米一撮

　　　　　　　　　　　　　　　　　　何氏四家医案校评

（男）咳久肺虚，金不生水，津液内耗，痰稠而黏，时或带血，脉涩左弦。恐成喘症，宜用滋补。

怀熟地（海浮石粉炒）六钱　生芪三钱　洋参钱半　麦冬二钱　橘红八分　甜杏霜三钱　五味子四分　煅牡蛎四钱　牛膝（炒）钱半　炒苏子二钱　蒌皮（炒）三钱　沉香三分

（女）肝阴内亏，虚邪结瘕，木火烁金，咳呛有痰，曾经失血，脉弦细，右略数。产后失调，淹久恐其成怯。

生地（砂仁末炒）六钱　西洋参钱半　白芍（盐水炒）钱半　炒牡丹皮二钱　阿胶（石决明粉炒）二钱　橘红八分　郁金八分　北沙参二钱　甜杏霜三钱　茯神二钱　桑叶钱半　枇杷叶二片

肺主上气，脾主中气，劳倦内伤，气不摄阴，火升作呛，甚则喘急，络伤失血；现在血症不发，而咳呛未除，脉来弦大，左部较紧。拟补气以助清肃之令，参用养阴，水旺则浮火自息。

生绵芪三钱　麦冬二钱　高丽参一钱　橘红一钱　川贝三钱　茯神三钱　甜杏霜三钱　五味子五分　煅牡蛎四钱　炒牛膝二钱　磨沉香（冲）三分

阴虚火旺，阳明络伤，血症时发，微有咳呛，右胁时觉掣痛，脉浮大而数。肝肺胃三经并治。

原生地　湖丹皮　旋覆花　阿胶（石决明粉炒）肥玉竹　肥知母　京玄参　橘红　川贝母　广郁金　紫菀二钱　枇杷叶　石斛　茅根（去心）五钱

（男）咳痰失血，阳明络伤，脉见虚弦。知肝脾不和，不专主肺也。

制洋参一钱　川贝二钱　炒丹皮二钱　川石斛三钱　甜杏霜三钱　炒熟地四钱　生蛤壳四钱　橘红八分　茯苓二钱　怀牛膝钱半　加沉香片三分

产后失调，营阴内亏，木火烁金，咳呛失血，右脉略数。肺金已伤，当用清养。

洋参钱半　百合二钱　橘红一钱　白及二钱　款冬花钱半　石决明五钱麦冬二钱　川贝二钱　丹皮钱半　沙参钱半　金沸草钱半　糯米一撮

复诊：木火烁金，兼感外风，咳呛成阵，咯痰不畅，甚则呕逆，咽痛音闪。此方清养肝肺，参以泄风。

西洋参钱半　金沸草钱半　陈皮一钱　丹皮二钱　天花粉二钱　薄荷七分羚羊角钱半　象贝母三钱　光杏仁二钱　生甘草三分　枇杷叶二片

● 【校注】

[1] 新绛屑：指茜草初染的丝织物。入煎剂有活血作用。

[2] 喉痹：病名。指以咽喉肿痛、声音嘶哑、吞咽困难等为主症的病证。发病急骤，并发全身症状。因其发病后喉间颜色之不同，有白色喉痹、淡红喉痹等区分；因其发病之急骤，有急喉痹、走马喉痹等之称。其病因有外感病邪、内伤阴阳等。

● 【评析】

咳血一证，主病在肺，多见肺失清肃，气虚液亏，热伤血络，故气逆而血外溢。然与肝、胃亦关系密切，从案例看，肝阴亏而木火烁金，或阳明热而络脉伤，均可引起咳血，故何古心说"不专主肺"。治疗以清肺降气、养阴宣络为主，即何古心所说"金清乃能生水""水旺则浮火自息"，可见重在滋养阴液，以降火宁络。清肺降气常用桑白皮、杏仁、贝母、橘红、紫菀、枇杷叶、旋覆花等药；养阴宣络常用生地、麦冬、花粉、洋参、石斛、丹皮、阿胶、牛膝、茜草等药。对于火旺血溢较重者，则肝肺同治，或肝、肺、胃三经并治，加大平肝清胃之品，如羚羊片、石决明、知母、石膏、马兜铃等。如血证平息，则以补气养阴为主，药如黄芪、人参、五味子、熟地等亦可随证加入服用。

肺痈

● 【原文】

（男）肺胃两虚，土不生金，咳呛淹久，咯痰带秽，肺虚生痈，脉濡神倦。素体劳乏，恐其不支。

生绵芪三钱　熟地六钱　麦冬三钱　生石膏五钱　白及三钱　橘红一钱干百合三钱　甜杏霜三钱　生甘草三分　蒌仁（炒）三钱　加皂荚仁三十粒（常吃白果最妙）

● 【评析】

肺痈，指肺部生脓疡，是以胸痛、发热、咳嗽吐脓血为主症的病证。痈，总属邪热凝聚，气血瘀滞，热胜肉腐而成，治宜清热解毒、化瘀排脓。病久则损伤正气，多成虚实夹杂，较难治疗，本节案例即是，故治以益气养阴、清热散结、破痈排脓。冀扶正祛邪，以能取效。

肺痿

● 【原文】

（男）咳呛淹久，渐致音哑，咳甚呕逆，胃不开纳，脉来浮濡。证属肺痿，恐其加剧，拟以扶土为主。

党参三钱　熟地八钱　川贝母二钱　麦门冬二钱　炙五味八分　橘红一钱白及二钱　干百合二钱　光杏仁三钱　加甘蔗一节

● 【评析】

肺痿是指肺叶枯萎所致的病证，以咳吐浊唾涎沫为主症。《金匮要略心典·肺痿肺痈咳嗽上气病》尤在泾注："痿者萎也，如草木之枯萎而不荣，为津烁而肺焦也。"《外科正宗·肺痈论》："久嗽劳伤，咳吐痰血，寒热往来，形体消削，咯吐痰脓，声哑咽痛，其候转为肺痿。"病久脾气亦虚，故胃纳不开，治以益气补脾，乃取培土生金之意。

劳怯

● 【原文】

（男）阳明络伤失血，咳呛胸胁不舒，气行有阻；肝藏血，木亢则侮土，脾阳受困，渐致色黄肌削，诸形疲乏；气弱则流行不畅，土郁而木亦不达，血少则络空失于滋养，久必动火，火旺必致烁阴，按脉六部皆弦，右关无冲和之象，左尺不潜，关乃独旺，水不滋木，木必乘土，土不生金，清肃之令不行，而木益亢矣。现当木令，令火将行，一于清泄，恐伤生气；骤用填补，则胃弱而格不能入。拟以养胃和肝为主，肝平则土不受克，而络气和，胃气渐复，酌进培补。后拟一方，可接服。

原生地五钱　高丽参一钱　制洋参钱半　川贝母二钱　橘红一钱　金石斛三钱　旋覆花一钱　郁金八分　茯神二钱　枇杷叶二片

接服方：此方酌进滋补，益气生阴。

沉香炒熟地五钱　高丽参一钱　生绵芪二钱　麦冬二钱　川贝二钱　橘红八分　牡丹皮钱半　炒牛膝钱半　金石斛三钱　胡桃肉三钱　安南桂（研细末饭丸）可酌加二三分，如见火象，即去。脾阳已伤，生气不足，此时内火未动，故可酌用。

（男）劳乏伤气，气阻于络，胸胁掣痛；曾经见红，阳明为生血之源，而胁又属肝络，脉左弦细，右和略濡。此方宣理。

党参三钱　制香附三钱　酒炒归身二钱　法半夏钱半　旋覆花钱半　炒枳壳钱半　会皮一钱　茯神三钱　煨益智仁一钱　炒薏仁二钱　陈佛手四分

（男）肝肾阴虚，水不济火，浮阳上越，脉数而动。当以体阴用阳之品。

怀熟地六钱　党参三钱　枸杞子二钱　杜仲(炒)三钱　炒黑枣仁三钱　炙元武板五钱　茯神三钱　炒黑归身二钱　制女贞子二钱　肥玉竹二钱　麦冬二钱　陈皮一钱　胡桃肉三钱

（女）脾阴内亏，火升作呛，兼之络热，寒热多汗，渐致肌削，脉来细濡，怯象也。暂宜清养。

炒生地四钱　象贝三钱　丹皮二钱　橘红八分　炙鳖甲四钱　酒炒白芍钱半　银柴胡八分　川石斛三钱　甜杏霜三钱　冬桑叶钱半　枇杷叶二片

（男）劳乏伤气，肝脾不调，营液亦耗，体软无力，脉弦大不摄。当用调补。

生绵芪二钱　原生地五钱　炒冬术钱半　炒黑归身二钱　炒杜仲三钱　秦艽二钱　炙鳖甲五钱　焦白芍钱半　会皮一钱　川断二钱　胡桃肉三钱

（男）先天不足，真阴素亏，血不营筋，虚风内动，脉络不舒，耳聋色黄，渐致肌削，脉来濡细。恐其成怯，专主滋补。

生绵芪二钱　原生地四钱　炒当归二钱　焦白芍钱半　宣木瓜钱半　秦艽钱半　枸杞子二钱　炙鳖甲四钱　炒牛膝钱半　川断钱半　胡桃肉三钱

（男）金不生水，阴火上升，津液被烁，咳呛加剧，时或带血，脉形促数，左略弦。现当木令，令火渐旺，症属虚怯，静养为要。

怀熟地五钱　制洋参钱半　麦冬二钱　川贝二钱　肥知母钱半　橘红八分　川石斛二钱　干百合二钱　丹皮钱半　甜杏霜三钱　枇杷叶二片

（男）血症时发，微有咳呛，脉弦细而数。脾肾两亏，阴火潜动。拟静剂滋养。

怀熟地五钱　山萸肉二钱　丹皮二钱　肥知母二钱　龟板四钱　泽泻钱半　橘红八分　金石斛三钱　制女贞子二钱　茅根四钱

（女）肝脾营亏，奇脉失调，腰脊酸楚，两足微肿，脉来濡涩。仍拟温补。

怀熟地（砂仁末炒）五钱　细桂枝（迟入）四分　炒冬术钱半　当归（酒炒）二钱　炒杜仲三钱　陈皮一钱　茯苓三钱　鹿角霜四钱　炒牛膝钱半　制香附三钱　秦艽二钱　胡桃肉三钱

（男）脾肾两亏，阴火内升，自觉络热，津液被烁，脉涩，左略弦并不见数。无形之火，不可以水折也，当用滋养。

怀熟地五钱　生芪二钱　制女贞子二钱　枸杞子二钱　肥知母二钱　新会皮八分　牡丹皮二钱　炙元武板四钱　泽泻钱半　茅根二钱

操烦过多，心血本亏，阴疟之后，肝脾亦弱，夜不要卧，时觉嘈杂，体软肌削，诸形疲乏，脉来濡弱。心为火子，象为离，古人治法，心血虚则补血，心火旺则泻火，并未言及火衰，不知心火固有衰时，心虚则火衰，人知心生血，而不知血得离火之化而生也。现症神疲气弱，入夜不寐，是阳弱不能入阴，当补心火以助生原。拟方常服。古方唯人参养营汤得其意，而不能明言。

潞党参　上肉桂　炒枣仁　丹参　远志肉　茯神　煨益智　制香附　橘红　炒黑归身　龙眼肉七枚

（男）相火分寄于肝肾，肾阴下亏，水不能制，阴火上升，气不摄精，遂致下泄，小便带浊；入春以后，兼夹令火，火从上越，咳呛时喘，咽痛音哑，龈腭浮腐，便仍不清，右脉涩不数，左沉部见紧；脐中丹田之部也，左胁属肝络，专用静剂育阴潜阳。

大熟地六钱　炙元武板五钱　枸杞子三钱　肥知母二钱　制女贞子二钱　泽泻钱半　炒枣仁三钱　川黄柏一钱　琥珀屑六分　淡竹叶钱半　莲须一钱

二复：肾阴下亏，水不涵木，肝阳时亢，气从上升，气即火也，从右偏至上；厥阴之脉循喉，故喉哽，小腹不舒，亦属厥阴之部；气滞则湿不化，故便浊；脉较前略和。仍拟静剂滋摄。

大熟地六钱　制首乌三钱　枸杞子三钱　炙元武板五钱　肥知母二钱　茯神二钱　泽泻钱半　橘红八分　牡丹皮二钱　川贝母二钱　冬瓜子三钱　莲须一钱

三复：命门太极也，气生精，精化气，真阴下亏，水不制火，火从上越，射肺作呛；蒸热入络，痰中带血，时觉音闪，少腹觉热，小便带浊。下焦为厥阴之部，亦属太阳厥阴相火所寄，太阳为坎之阳水，总由水亏火不归根。右尺不甚数，左关尺沉部见数。仍拟静剂滋养。

大熟地六钱　炒枣仁三钱　麦门冬二钱　沙蒺藜二钱　炙元武板五钱　枸杞子三钱　肥知母二钱　制女贞子二钱　丹皮二钱　泽泻钱半　橘红八分　盐水炒杜仲三钱　淡秋石五分

四复：阴火略静，水不滋木，肝郁不达；现当夏令，湿邪亦动，精不化气，真气先亏，气虚则何以生精？下焦不摄，脉左略弦见涩，右不甚数。虚者宜补，参以疏品。

大熟地四钱　高丽参一钱　制茅术一钱　川黄柏八分　制香附二钱　炒杜仲 (盐水) 二钱　枸杞子二钱　泽泻钱半　橘红八分　肥知母二钱　玫瑰花二朵　冬瓜子三钱

五复：精不化气，真阳亦弱，阴翳不消；土从火化，中阳禀于命阳，气虚则弱，纳减无味；肝托根于土，土沃而得水之滋则荣，脉虚弦而促。拟方培阴中之阳。

大熟地五钱　高丽参一钱　制茅术一钱　制附子五分　泽泻钱半　新会皮七分　炙元武板四钱　枸杞子二钱　川黄柏八分　炒枣仁二钱　茯神三钱　胡桃肉三钱

六复：湿邪本轻，胃气未复，脉时见虚弦，真阴亏则百脉失养。精不足者，填之以味。

大熟地六钱　潞党参三钱　枸杞子三钱　炙元武板五钱　杜仲三钱　泽泻钱半　炒枣仁二钱　新会皮七分　山萸肉钱半　肥知母二钱　鹿角霜 (牡蛎粉炒) 一钱　炒菟丝子二钱　胡桃肉二钱

七复：坎为水，太阳阳水，左肾阴水，右肾水中之火。火即阳即气，水即精即血，气生精，精化气，循环无穷。震为木，少阳阳木，厥阴阴木，相火分寄于肝肾，肾乃右肾，肝即少阳三焦及厥阴也。水不制火，火动则真阴内耗，木不得水则邪亢，火亦随动。厥气上升，阴精下泄，少腹时觉攻冲，小便带浊，每觉足酸则诸恙益甚，足属厥阴，矫脉为主，三阴俱见者也；体软肌削，上部咳血等症，亦属厥少二阴之火，现已渐愈；右脉见濡，左涩不弦。时交长夏，火令渐旺，总以培补真元为主。拟方作丸子常服。

大熟地十二两　潞党参五两　枸杞子三两　炒杜仲三两　怀山药三两　麦门冬三两　沙蒺藜二两　制女贞子三两　新会皮八钱　炒枣仁三两　炒归身三两　炙元武板六两　丹皮二两　上药诸味为丸，炼蜜糊丸桐子大，开水送服。

八复：滋养肝肾，参用加减诸味。

大熟地六钱　潞党参三钱　炒枣仁三钱　麦门冬二钱　茯神三钱　炒杜仲三钱　肥知母二钱　炙元武板六钱　制女贞子二钱　胡桃肉三钱

有湿小便浊，加泽泻钱半，或黄柏一钱；有火加丹皮二钱；小腹气升加香附钱半；咳呛加川贝二钱；咽痛加玄参二钱；风动或眩加甘菊二钱。连服八方，病减大半，唯元气未复，因夏而回。

咳呛淹久，阴分已伤，咽干舌脱液，左脉已见促数，怯象也。夏令恐其加剧，拟用滋补。

大熟地（牡蛎粉炒）六钱　川贝三钱　五味子五分　陈皮一钱　炒牛膝钱半　丹皮二钱　干百合二钱　甜杏霜三钱　麦门冬二钱　阿胶（蛤粉炒）二钱　枇杷叶二片

脾不统血，肝无所藏，去瘀过多，营络大空，阳明为生血之源，胃不知饥，纳食无味，大便闭结，体软色黄；脾土已衰，土衰由于火弱，阳不能维阴矣，右脉乣大，无冲和之象，左弦大而促。积劳致疾，恐不能复，拟方专主培补。

党参四钱　绵芪三钱　炒枣仁三钱　枸杞子三钱　炒於术二钱　归身三钱　制附片八分　茯神三钱　熟地八钱　炒杜仲三钱　陈皮一钱　苁蓉二钱　胡桃

肉三钱

木火烁金，咳呛失血；现在血止而阵嗽不除，脘次痞结，脉促数不和，营虚络空，恐其成怯。夏令须加意调摄。

怀熟地（牡蛎粉炒）六钱　阿胶（石决明粉炒）三钱　炙元武板五钱　郁金一钱　旋覆花钱半　肥知母二钱　橘红一钱　茯神三钱　丹皮一钱　甜杏霜三钱　炒杜仲三钱

（男）素体劳乏，营气两亏。拟培土生金。

生绵芪二钱　麦门冬二钱　茯神三钱　干百合二钱　炒牛膝钱半　潞党参三钱　橘红一钱　甜杏霜三钱　川石斛三钱　胡桃肉三钱

（男）肝肾两亏，水不济火，阴火上升，射肺作呛，左脉弦大不静，右数亦弦。拟用滋补。

怀熟地六钱　麦门冬二钱　川贝二钱　炙元武板四钱　橘红八分　丹皮一钱　甜杏霜三钱　肥知母二钱　北沙参二钱　川石斛三钱　枇杷叶二片

（女）肝脾营虚，木亢乘土，内失滋养，心跳时眩，络血上行，脉来濡弱。拟用培补。

怀熟地（砂仁末炒）五钱　潞党参二钱　酒炒归身二钱　新会皮一钱　炒枣仁三钱　阿胶（蛤粉炒）二钱　炒牛膝钱半　制香附二钱　炒远志八分　茯神二钱　龙眼肉五枚

（男）省事以养心，调饮食以养脾，中有元气，久必自复，药仅足为助而已。拟方补气以生阴，滋阴以化气，二者不能偏也。

熟地八钱　人参一钱　生绵芪三钱　麦门冬二钱　炙五味子五分　茯神三钱　炙龟板四钱　橘红八分　炒枣仁三钱　胡桃肉三钱　龙眼肉五枚

（草木入春则生，入夏则茂，至秋冬而零落矣，人有生气，故以东方春令为主。无形之火，不可以水折，故须甘酸饮之。命门相火，分寄于肝肾，即元气也，不可清，清则耗。）

（男）阴火上越，不能归根，脉形濡而不数。当消息[1]阴中之阳。

怀熟地八钱　人参一钱　麦门冬二钱　上肉桂三分　炙元武板四钱　炒枣仁三钱　炒远志八分　茯神三钱　炒杜仲三钱　橘红一钱　泽泻二钱　胡桃肉三钱

（男）木火烁金，咳呛有痰，络伤失血；时或便溏，脾受木克，肺与大肠相为表里，畏风时热，渐致肌削，脉形濡细。酌进调补。

熟地（砂仁末炒）六钱　高丽参一钱　生绵芪二钱　炒枣仁三钱　茯神三钱　橘红一钱　炒牛膝钱半　酒炒归身二钱　阿胶（石决明粉炒）二钱　川贝母二钱　胡桃肉三钱　红枣四个

咳呛胁痛，脘次不舒，肝阴内亏，气不得达；木火乘金，脉数而弦。久恐成怯。

原生地五钱　麦冬二钱　川贝二钱　炒丹皮二钱　炙鳖甲五钱　橘红一钱　旋覆花钱半　天花粉二钱　川石斛二钱　草郁金一钱　甘蔗汁一小杯

（女）失血后络空潮热，腰脊酸楚，心跳不寐，肌削色黄，火升咳呛，脉来濡细。肝脾肾三脏并补。

生绵芪三钱　阿胶（石决明粉炒）三钱　炒白芍二钱　麦冬二钱　怀熟地（牡蛎粉炒）六钱　杜仲三钱　茯神三钱　丹皮二钱　酒炒归身二钱　炒枣仁三钱　橘红一钱　胡桃肉三钱

（女）营液内亏，血不养肝，木亢乘土。脘胀作肿，潮热咳呛，渐致肌削，脉来濡数。健脾疏肝，祛柔腻之品。

炒於术钱半　生绵芪三钱　白芍钱半　香附三钱　鳖血炒柴胡七分　归身二钱　茯苓三钱　橘红一钱　郁金一钱　川芎一钱　上肉桂三分　泽泻钱半

玫瑰花三朵　干荷叶一角

（男）肝肾阴亏，气不生精，精亦不能化气，内失滋养。脉浮，左略弦。宜用静剂从下焦填补。

大熟地（砂仁末炒）六钱　生绵芪三钱　山萸肉二钱　枸杞子二钱　炙龟板五钱　泽泻钱半　炒杜仲三钱　新会皮一钱　酒炒归身二钱　肥知母二钱　茯神三钱　胡桃肉三钱

（女）肝阴内亏，木火烁金。咳呛有痰，络伤失血，两胁掣痛，肢节酸楚，兼之潮热，脉涩不调，沉部亦涩。恐其成怯。

原生地五钱　旋覆花钱半　川贝二钱　甜杏霜三钱　橘红一钱　阿胶（石决明粉炒）二钱　丹皮二钱　沉香三分　炒牛膝钱半　郁金一钱　紫石英（煅）三钱　玫瑰花三朵　枇杷叶二片

（男）肾阴下虚，精不化气，表阳不充，无以卫外，举动畏寒，咳呛不止；五脏皆有咳，此则专属肺肾，盖肺主上气，而丹田则气之根也，脉左弦紧，右涩寸浮。拟方主温纳。

生绵芪四钱　熟地八钱　麦冬二钱　制附子七分　鹿角霜五钱　山萸肉二钱　橘红一钱　泽泻钱半　柏子霜二钱　沙蒺藜钱半　甜杏霜三钱　胡桃肉三钱

（男）咳呛失血，渐致失音咽痛，肺肾阴亏，火旺烁金；兼腹痛便溏，此属木亢乘土。二者不能兼治，权衡轻重，拟以肝脾为先，木达则土旺，可以生金。脉弦带数。宜用培补。

制於术钱半　麦冬二钱　五味子五分　山药二钱　橘红八分　百合二钱　郁金八分　金石斛三钱　炒延胡索钱半　青盐橄榄二枚　玫瑰花三朵

肝脾两虚，木郁邪亢，脾受其克。脘次作胀，腹痛便溏，舌红脱液，脉左濡涩不弦，右亦弱。养营则滑，扶阳则燥，姑拟甘酸济阴。

熟地（砂仁末炒）　制於术　炒归身　五味子　炮姜　茯苓　制香附　怀山药
菟丝子　新会皮　陈佛手

● 【校注】

[1] 消息：消，消减；息，增长。意生灭、盛衰。

● 【评析】

劳怯，即虚劳。虚劳指虚损、劳伤，是由气血、脏腑等正气损伤、久虚不复所致的虚弱证，以及某些具传染性、表现为虚弱证的疾病。后世多将前者称为虚损，后者称为劳瘵或传尸劳，包括现代医学的结核病。本节案例当包括这两种病况。虚劳之根总由肾阴亏虚，真阴一亏则相火妄动，水不涵木则肝阳亢，肝旺则乘脾土、刑肺金，诸病乃生。从本节案例看，劳怯的病机还有脾阴虚而火升络热；肝脾营亏，奇脉失调；心火亏，阳弱不能入阴等。

十九世何嗣宗《虚劳心传》提出治虚劳三大要：一曰补肾水，二曰培脾土，三曰慎调摄。何古心是有继承，如常用静剂滋养，以滋水涵木，育阴潜阳；用益气健脾，以培土生金，补血养心；注意夏令调摄，以杜疾病加剧等。然何古心亦有不少独到的认识和治疗经验，如对于脏腑阳衰者，当用温补，药用熟地配桂枝、鹿角霜，枣仁配肉桂，枸杞配附子等阴阳并调，以使阴阳互根互助。证属肝旺乘脾，虽有木火烁阴，但不可清泄，以免伤气；虽有气血亏虚，亦不可骤补，恐滞胃气，唯宜养胃和肝。如见脘胀作肿，治当健脾疏肝，但需祛柔腻之品，以免碍脾恋邪，可选用黄芪、白术、茯苓、鳖血炒柴胡、芍药、肉桂、玫瑰花、泽泻等，既扶脾养肝，又疏通祛邪。如见腹痛便溏，舌红脱液，此肝脾两虚，木郁克土之证，治疗颇为棘手，养营则滑大肠，扶阳则燥阴液，唯宜甘酸济阴法，既扶脾敛肠止泻，又益肝化阴养燥，药如五味子、熟地、当归配山药、炮姜、白术、茯苓等。可见何古心对于肝脾两虚、肝脾不和的调理之得心应手，治疗目的是要木达土旺，这亦是他对培脾土一法的拓展和发明。

失血

● 【原文】

（男）劳乏伤营，失血之后，骤不能复。体软纳减，微有咳呛，脉涩不数。酌进调补。

原生地五钱　炒归身二钱　炒牛膝钱半　象贝三钱　橘红八分　丹皮二钱
炒党参二钱　炒冬术一钱　川石斛三钱　郁金七分　胡桃肉三钱

（男）肺虚咳呛，血症复发，火升发热，脉数而弦，真阴本亏。拟用宣络。

原生地五钱　紫菀二钱　象贝三钱　怀膝钱半　旋覆花钱半　丹皮八分
肥知母二钱　甜杏霜三钱　煅石决明五钱　川石斛三钱　新绛屑五分

（男）微咳有痰，胁痛失血，脉浮略滑。肺胃郁热。凉泄为主，参用宣络。

原生地五钱　川贝二钱　旋覆花钱半　橘红八分　牡丹皮二钱　甜杏霜
三钱　紫菀二钱　京玄参一钱　酒炒归尾钱半　石决明（煅）四钱　金石斛三钱
藕节二枚

（男）络伤失血，劳乏所致，当从肺胃宣理；脉芤，势未定也。

旋覆花钱半　小生地五钱　象贝三钱　酒炒归尾二钱　煅石决明四钱　橘
红一钱　郁金一钱　茜草一钱　牡丹皮二钱　怀牛膝钱半　藕节二枚

（男）阳明络伤，血从上溢，微觉咽胀，咳呛有痰。从肺胃清养。

小生地四钱　紫菀二钱　丹皮二钱　象贝三钱　天花粉二钱　光杏仁三钱
橘红一钱　郁金一钱　茜草一钱　旋覆花钱半　酒炒归尾二钱　新绛屑五分

（男）阳明络伤，血从外溢，色鲜而浓，微有咳呛，右脉涩，左略弦。血从气行，先宜通络。

潞党参三钱　旋覆花钱半　酒炒归尾二钱　紫菀二钱　茜草一钱　橘红一

钱　郁金一钱　川贝母二钱　牡丹皮二钱　金石斛三钱　新绛屑六分

（男）素体劳乏，阳明络伤，血从外溢，体软色黄，脉见虚弦。当用培补。

生绵芪三钱　炒熟地五钱　炒冬术钱半　炒黑归身二钱　炒牛膝钱半　橘红一钱　炮姜四分　郁金一钱　制香附二钱　茯苓二钱　胡桃肉三钱

（男）血症初起，咳亦不甚，体软色悴[1]，脉形浮濡。当用培补。

熟地六钱　潞党参三钱　炒枣仁三钱　麦冬二钱　橘红一钱　茯神三钱炒牛膝钱半　生绵芪二钱　炙龟板五钱　牡丹皮二钱　新绛屑五分

（男）向患遗泄，后兼失血，连次发作，脉来弦紧。肝不能藏，从阳明之络溢出。拟方滋养。

怀熟地六钱　山萸肉二钱　归身炭钱半　炒杜仲三钱　丹皮二钱　橘红八分　炙龟板五钱　肥知母二钱　阿胶（牡蛎粉炒）二钱　泽泻钱半　胡桃肉三钱芡实三钱

（女）肝藏血，血虚则冲脉失调；加之躁烦，未免多郁，郁则木不达而营液亦耗，火动络热，迫血妄行，偶然略出，并不咳呛，肢节觉酸，心跳少寐，脉左寸紧关弦。拟养心滋肝，兼调奇脉。

原生地四钱　炒枣仁二钱　炒黑归身二钱　炒牛膝钱半　茯神三钱　黄连炒丹参二钱　紫石英（煅）二钱　炒远志七分　煅龙齿二钱　丹皮二钱　制香附钱半　灯心草一团

（男）失血后，肝脾营络内伤。体软色黄，脉来濡细。骤不能复，当用培补。

炒冬术钱半　砂仁末炒熟地五钱　生绵芪二钱　山萸肉二钱　炒黑归身二钱　泽泻钱半　炒怀牛膝钱半　新会皮一钱　制香附三钱　炮姜四分　川断二钱　胡桃肉三钱

冲脉失司，营血妄行；脾统血，肝藏血，木邪乘土，气升呕逆，下不摄而上冲；左脉濡不弦，右芤。血脱者补之，弱而不能自复者扶阳，拟用温补。

党参五钱　归身四钱　附子一钱　炒枣仁四钱　炙芪六钱　小茴香炒白芍二钱　干姜七分　白术三钱　杜仲三钱　陈皮一钱　加沉香片六分

胃阳中虚，气不摄营，阳明为生血之腑，营络内空，火升则上行；血症频发，并不咳呛，脉浮濡不数，虽因络热，究属中气不能镇定。血脱者补气，拟方肺胃兼理。

人参一钱　紫石英三钱　怀牛膝钱半　茯神三钱　生地五钱　阿胶三钱炒枣仁钱半　丹皮钱半　陈皮一钱　玄参钱半　加新绛屑五分

（男）痞胀腹痛，肝脾内伤，微有外感，下痢畏寒；服疏化之剂，随起失血，痢少减，此积从络外溢；脉虚弦而细，素体劳乏。二者不能兼顾，酌进培补。

制冬术钱半　熟地炭六钱　潞党参三钱　白芍炭钱半　归身炭二钱　茯神二钱　怀牛膝炭钱半　煨木香五分　新会皮一钱　旋覆花钱半　加桂圆肉五枚
复诊：下痢不止，咳呛失血，肝肺络伤；神倦脉濡，素日劳乏，气不摄营。仍拟培补。

熟地炭五钱　党参二钱　归身炭二钱　怀牛膝钱半　蛤粉炒阿胶二钱　紫菀二钱　橘红一钱　甜杏霜三钱　草郁金一钱　旋覆花钱半　炒冬术钱半　甘蔗一节

（男）包络[2]主藏血，而冲脉为之行。阴虚火动，内不能摄，时或上溢，微有咳呛，左脉弦细，右数不和。宜用静剂滋补。

党参三钱　炒黑枣仁三钱　原生地五钱　煅紫石英四钱　牡蛎粉炒阿胶三钱　炙龟板五钱　丹皮二钱　橘红一钱　炒杜仲三钱　肥知母二钱　茯神三钱加新绛屑五分

［1］色悴：指面色憔悴。

［2］包络：指手厥阴心包经。足厥阴肝经，主藏血。手、足厥阴经络，通过冲脉的上下贯串而得以联系。

● 【评析】

本节失血病证包括消化道出血之呕血或便血，以及呼吸系统之出血，从案例看大多兼有咳嗽逆呛，或方中有紫菀、杏仁、贝母等治咳药，故以呼吸系统出血为多。失血之因总不离血络受伤，或为劳乏伤络，或为内火阻络，是为虚实两端，临证多见虚实夹杂，故何古心治疗多取培补、滋养与宣络、宣理兼顾。他认为血从气行，治血先宜宣络，常用旋覆花、当归、茜草、郁金、牛膝等药行气宣络。尤为神妙的是用黄连炒丹参、小茴香炒白芍这样的炮制法，以达到清热宣络、养阴宣理两不误的效应。对于去血多而致血脱者，他认为当补气，如弱而不能复者，当扶阳温补，用人参、黄芪配附子、干姜、紫石英等。

血证虽为血络之病，但与脏腑虚损密切相关，尤其是肝脾两脏，因肝藏血、脾统血，肝脾虚损则血不内守而外溢。治肝宜养阴清泄，药如生地、白芍、枣仁、丹皮、石决明等；治脾宜益气助运，药如党参、黄芪、茯苓、白术、橘红等。益肾理肺亦为常用之法，可随证选用，以达五脏安和，气平血宁。

潮热

● 【原文】

（男）肝郁侮土，中阳不达，营络不和，太阳主表，厥阴之脉与阳维[1]相联络，畏风潮热[2]，卫外之阳不固；营液亦不能充周，虚邪时亢，左脉见弦。益气和营，兼理奇脉。

炒冬术钱半　酒炒归身二钱　蛤粉炒阿胶二钱　焦白芍钱半　羌活钱半

细桂枝三分　生芪三钱　炒枣仁三钱　砂仁末炒生地四钱　炒柴胡六分　茯神三钱　新会皮一钱　桂圆肉五枚

（女）疟止潮热，时觉畏风，肢节酸楚，营虚失养，舌干少液，脉濡数。从肝脾调补。

生芪二钱　酒炒当归二钱　焦白芍钱半　川断二钱　酒炒丹皮钱半　川芎八分　炒杜仲二钱　炒松生地三钱　黑山栀钱半　茯神二钱　柴胡六分　生姜一片　红枣三枚

（男）畏寒潮热，咳呛多痰，时或带红，体软脉濡。酌进培补。

生芪三钱　原生地五钱　麦冬二钱　炙鳖甲五钱　橘红一钱　丹皮二钱　炒怀膝钱半　甜杏霜三钱　川石斛三钱　加胡桃肉三钱

（女）操烦过度，营液内亏，肝脾不滋，虚邪时亢，纳减便溏；营虚不能与卫和，故热胜无汗；营卫出于脾，厥阴之脉与阳维相连络，脉虚弦略数，营虚生热。不宜过于温燥。

高丽参一钱　制於术钱半　炒黑枣仁三钱　生芪二钱　酒炒归身二钱　炒杜仲二钱　麦冬二钱　制香附二钱　炒柴胡六分　新会皮八分　茯神二钱　煨姜二片　干荷蒂二枚

（女）阴疟淹久，肝阴内亏，木亢侮土，脘次结痞；现疟止而寒热间作，营卫两虚，少阳之脉与阳维厥阴相联络，营虚不和，中气亦弱；咳呛失血，肝肺络伤，脉濡，左略弦。拟用调养。

制於术钱半　酒炒当归二钱　焦白芍钱半　炒柴胡七分　炒枣仁三钱　新会皮一钱　茯神三钱　川芎一钱　川贝二钱　黑山栀钱半　生姜二片　红枣三枚

（女）长夏暑湿起患便溏，时有寒热，淹久不止；入冬天寒，脾阳先亏，土不培木，肝阴亦弱，侮土时胀，泄仍未止，月内寒热加剧，纳食减少，舌不甘味，脉濡涩不数。培中为主，兼和营卫，胃气能旺，更得春阳之令，可冀渐复。

高丽参钱半　炒於术钱半　生绵芪三钱　麦冬二钱　炮姜六分　细桂枝四分　焦白芍钱半　新会皮一钱　茯苓三钱　怀山药三钱　加红枣三枚

（男）潮热淹久，畏寒微汗，咳痰带红，脉来濡弱。从肝肺清理。

生芪二钱　酒炒当归二钱　原生地四钱　炙鳖甲四钱　炒柴胡六分　橘红六分　丹皮二钱　羌活八分　甜杏霜三钱　怀牛膝钱半　蜜炙桑皮钱半　干荷叶一角　甘蔗一节

（男）肝脾两伤，腹痛痞胀；近因风邪外感，热郁阳明，齿龈出血，潮热不退，脉弦细而数。不易理治。

鲜生地六钱　炙升麻五分　生石膏五钱　生草四分　橘红一钱　京玄参钱半　山楂炭三钱　炒枳壳钱半　薄荷七分　赤苓三钱　制大黄一钱　芦根六钱

素无荤血脂膏之养，脾阴先亏，土不培木，肝邪亦亢，侮其所胜；土受木克，益形困乏，传化失宜，先肿而胀，后遂便泄，甚则完谷，小肠为离之阳火，火衰不化；营卫出于脾，营不能与卫和，时觉潮热；君火衰则相火亦弱，火不化土，故便泄；右脉略促，少充和之象，左浮濡，沉部不收。拟方培补，参以酸辛。

熟地　党参　肉桂　陈皮　扁豆　鳖血炒柴胡　於术　炒枣仁　五味子　茯苓　归身炭　加荷蒂　玫瑰花

潮热淹久，肢节酸楚，腰背为甚。阳维发由于血虚。拟用清络。

炒生地　生绵芪　酒炒当归　鳖血炒柴胡　羌活　秦艽　新会皮　茯苓　炒白芍　丹皮　红枣　生姜

【校注】

［1］阳维：指阳维脉。奇经八脉之一。本脉自诸阳经的交会之处起始，其脉气发自足太阳经的金门穴部位，沿着下肢外侧上行，经过髋关节部，循胁肋后侧，从腋后上肩到前额，再到项后，与督脉会合。本脉发生病变，主要表现有寒热往来等症。

［2］潮热：指发热如潮水样而有定时。或指发热有定时增高的现象。

● 【评析】

何古心认为潮热的发生与营卫不和，阳维脉病变关系密切，而营卫出于脾，厥阴之脉与阳维相连，因此，潮热多责之于肝脾病变、肝脾失调。从本节案例看，证有虚实两端，或虚实夹杂。治疗以调和营卫为基本，常用柴胡、桂枝、白芍、生姜、大枣等药。脾虚营弱者加黄芪、白术、茯苓、生地、当归等药；气虚甚可加高丽参，血虚甚者可加阿胶、鳖甲，或用鳖血炒柴胡；肝郁有火者加山栀、丹皮；肠胃郁热者加石膏、大黄。

肿胀

（附疟母[1]）

● 【原文】

（男）疟后脾虚，腹胀足肿，纳食不安。恐其成鼓[2]，拟用温健。

炒冬术钱半　淡吴萸三分　细桂枝四分　陈皮一钱　制香附三钱　羌活一钱　枳实炭二钱　炒柴胡七分　炒车前子三钱　山楂炭三钱　川芎一钱　泽泻钱半　佛手五分

（男）中寒气弱，纳食化迟，脘次时胀，右脉见涩，左略弦。当用疏消，参以辛温。

冬术炭钱半　羌活钱半　陈皮一钱　淡干姜四分　大腹皮钱半　炒枳壳二

钱　法半夏钱半　淡吴萸二分　茯苓三钱　山楂炭三钱　加砂仁末二分

（男）阴疟之后，肝脾两伤，邪亢结痞[3]，时胀而痛；素体营虚，气分亦弱。补而兼疏。

高丽参一钱　炒枳壳钱半　焦白芍钱半　炒柴胡六分　小青皮八分　茯苓三钱　制香附三钱　炙鳖甲四钱　酒炒当归钱半　红枣三枚

（男）肝邪偏亢，胀而兼痛，脉来弦大。当用温疏。

制香附三钱　酒炒归尾钱半　淡吴萸三分　煨木香五分　炒枳壳钱半　上肉桂四分　淡干姜六分　广陈皮一钱　荜茇八分　尖槟榔钱半　佛手五分

（男）积湿伤脾，中阳不充，久不能复，体软色黄，腹中时胀，饮食不为肌肤，时觉头眩，营液亦亏。拟用温补。

潞党参二钱　炒冬术钱半　酒炒当归二钱　制附子六分　鹿角霜钱半　茯苓三钱　泽泻钱半　煨木香四分　淡干姜五分　炒杜仲三钱　陈皮一钱　胡桃肉三钱

（男）脾阳中虚，土不培木，又无血养，肝邪偏亢，侮土作胀；肺金亦生于土，金弱则不能克木，木反乘金，肌削色黄，脉来濡涩。当用培补。

制於术钱半　炒黑枣仁三钱　新会皮八分　枸杞子二钱　炒远志七分　饭蒸木香三分　茯神三钱　潞党参三钱　酒炒归身二钱　炒杜仲三钱　麦门冬二钱　加桂圆肉五枚

（女）血不养肝，木亢乘土，时或作肿，奇脉不调，脉来濡细。拟用滋养。

炒生地四钱　酒炒归身二钱　牡蛎粉炒阿胶二钱　炙艾绒一钱　茯神三钱　制香附三钱　潞党参三钱　焦白芍钱半　川芎一钱　炒杜仲二钱　胡桃肉三钱

（男）腹胀不减，中寒木郁，兼夹湿邪，恐其成鼓，脉形濡细。拟用温疏。

　　　　　　　　何氏四家医案校评

炒冬术钱半　淡吴萸三分　泽泻钱半　炒枳实一钱　山楂炭三钱　茯苓三钱
制香附三钱　上肉桂三分　炒车前子三钱　陈皮一钱　炒麦芽三钱　佛手五分

（男）湿从下受，两足先肿，渐及大腹连囊，面浮色晦；近兼咳呛，土不
能胜，高源亦不行矣，脉形濡涩。拟用温理。

炒冬术钱半　细桂枝五分　蜜炙桑皮二钱　陈皮一钱　泽泻钱半　炒枳壳
钱半　制附子七分　赤茯苓三钱　羌活一钱　炒车前子三钱　淡吴萸三分　加
川椒目四分　胡芦巴六分

（女）气郁伤肝，木邪偏亢，侮土作胀，纳食味不甘，舌干少液，脉弦而
涩。拟用调养。

炒党参三钱　制香附二钱　焦白芍钱半　炒黑枣仁三钱　会皮一钱　茯苓
三钱　川郁金一钱　炒柴胡六分　炒杜仲二钱　姜汁炒山栀钱半　陈佛手三分
焦谷芽三钱

（女，朱姓）胀势略松，而大腹如旧，肝脾气滞，未免瘀阻；任脉主腹，
冲脉亦起于中，脾土中虚，其动而胀者，震[4]之象也；震为甲木，木邪乘土，
脉来弦大。宜疏补并进。

炒於术钱半　炒熟地六钱　酒炒当归二钱　制香附三钱　上肉桂四分　川
芎一钱　蓬莪术一钱　泽泻钱半　炒牛膝钱半　炙元武板四钱　煅紫石英三钱
会皮一钱　沉香片三分

湿邪滞气，土弱不胜。脘胀不舒，遍体作肿，脉见虚弦，非所宜也。素体
劳乏，恐其上升。

炒茅术钱半　制附子八分　尖槟榔钱半　大熟地五钱　上肉桂四分　炒怀
牛膝钱半　泽泻钱半　干姜六分　陈皮一钱　炒车前子三钱　甘遂钱半　冬瓜
皮三钱　黑丑子钱半

土不胜湿，中焦气滞。脘次时胀，遍体作肿，脉来见涩。当用疏理。

炒於术钱半　炒茅术钱半　酒炒归身二钱　制香附三钱　细桂枝四分　羌活钱半　宣木瓜二钱　粉萆薢钱半　茯苓三钱　会皮一钱　炒枳壳钱半　大腹皮钱半　冬瓜皮三钱　佛手三分

作肿，举动喘急，二便不畅，脉来浮濡。鼓病已成，宜用温疏。

炒茅术钱半　生芪三钱　肉桂四分　淡吴萸三分　葶苈子钱半　甘遂钱半　泽泻钱半　炒车前子三钱　茯苓三钱　尖槟榔钱半　制香附三钱　蜜炙桑皮二钱　冬瓜皮三钱　黑丑子钱半

（朱姓）宿痞不减，腹膨不甚坚，肝脾气滞，脉来见弦，右涩。宜用疏化。

炒冬术钱半　炒枳实一钱　肉桂三分　酒炒归尾二钱　炒柴胡七分　淡吴萸三分　泽泻钱半　广木香五分　川芎钱半　炒车前子三钱　陈皮一钱　加佛手二片　黑丑子钱半

劳乏伤脾，先患腹痛，渐致胀满，脐突囊略胀，两足不肿，二便不畅。脾虚化迟，兼动木邪，恐成单腹。此方实脾疏肝。

吴萸　泽泻　炒枳实　炒於术　香附　木香　肉桂　干姜　炒车前子　炒怀牛膝　加胡芦巴八分　冬瓜皮三钱

（男）劳乏伤脾，兼受木克。少腹作痛，左偏结痞，纳少时胀，左脉弦，右濡涩。久恐成鼓，拟用温疏。

制香附三钱　淡吴萸三分　炒冬术钱半　青皮一钱　泽泻钱半　陈皮一钱　炒柴胡七分　肉桂三分　炒延胡索钱半　郁金一钱　山楂炭钱半　佛手五分

（男）疟后未复，宿痞时胀，体软纳减，现出盗汗，脉来弦细。肝脾内亏，骤不能补，宜用和理。

炒冬术钱半　焦白芍钱半　法半夏钱半　黑山栀钱半　会皮一钱　鳖血炒柴胡六分　炒枳壳钱半　制香附二钱　茯苓三钱　炒苡仁三钱　生姜一片　大枣二枚

（男）脘胀而坚，木邪克土，气滞则结，却不妨食，脉弦而实。攻补并进。

冬术炭钱半　尖槟榔钱半　炒枳实一钱　上肉桂四分　淡干姜七分　会皮一钱　泽泻钱半　酒炒归尾二钱　焦麦芽三钱　炒柴胡七分　制香附三钱　佛手五分

（男）肝肾阳衰，火不化土。腹胀作肿，肌削色黄；虚鼓已成，脉形濡细。不易理治，参《金匮》肾气法[5]。

砂仁炒熟地五钱　山萸肉二钱　上肉桂四分　怀山药二钱　炒车前子三钱　泽泻钱半　炒怀牛膝钱半　新会皮一钱　制香附二钱　茯苓三钱　制附子七分　冬瓜皮三钱

脾虚夹湿，腹中不舒，近兼风寒，遍体作肿，脉来浮濡。培土为主，兼治肺与膀胱。

炒茅术钱半　生芪二钱　细桂枝四分　淡干姜五分　橘红一钱　桑白皮二钱　赤苓三钱　炒车前子三钱　泽泻钱半　地肤子钱半　尖槟榔钱半　炒枳壳钱半　冬瓜皮三钱　胡芦巴七分

脾肾阳衰，火不化土。向患肿胀，今春感风，肿势加剧，头面为甚，连囊及足，脉形濡细。症颇棘手。

生冬术钱半　细桂枝三分　尖槟榔七分　赤苓二钱　泽泻钱半　炒车前二钱　炒牛膝钱半　广陈皮六分　桑白皮钱半　羌活一钱　地肤子钱半　冬瓜皮三钱

（女）腹胀不减，水道仍阻；前因患疟，肝脾内伤，大腹略膨；产后失调，骤起胀满，两足俱肿，舌光少液，脉形濡细。姑拟温疏。

高丽参一钱　酒炒当归二钱　制香附二钱　炒柴胡七分　川芎一钱　淡吴萸三分　黑丑子钱半　泽泻钱半　炒车前子三钱　新会皮八分　泽兰钱半

（男）脾主肌肉，肺主皮毛，风湿外袭，土不能胜，肃令不行，遍体作肿，数日仍退；此属肤胀[6]，脉弦，右略涩。益气为主，参用温宣。

生芪三钱　炒茅术钱半　细桂枝四分　羌活钱半　酒炒当归二钱　炒冬术钱半　地肤子钱半　防己钱半　赤苓三钱　炒枳壳钱半　淡干姜四分　陈皮一钱　冬瓜皮三钱

产后一月有余，向有肝气，营血骤空，肝脾失养，木亢克土，气滞则下陷，大腹胀满，下及两足；水道有阻，厥阴之络与太阳相联，兼入任脉，脉弦细略紧。拟以疏肝、升清阳为主。

高丽参一钱　酒炒当归二钱　制小朴一钱　炒柴胡七分　羌活一钱　炒车前子二钱　泽泻一钱　醋炙艾绒七分　青皮六分　川芎一钱　加川椒目四分

肿胀不减，脾肾两虚，阴翳不化；脉来濡细，大势不浅。拟用温疏。

炒冬术钱半　上肉桂四分　制附子六分　炒怀牛膝钱半　炒车前子三钱　泽泻钱半　赤苓三钱　橘红八分　蜜炙桑皮二钱　冬瓜子三钱　胡芦巴六分

疟后结痞，肝脾已伤；近因积湿滞气，先肿后胀，土不培木，木来乘土，气阻则水亦不行矣；脉形濡细。暂宜温通。

制香附三钱　制小朴一钱　酒炒当归二钱　新会皮一钱　炒车前子二钱　川牛膝钱半　上肉桂三分　炒茅术钱半　淡干姜五分　地肤子钱半　泽泻钱半　冬瓜皮三钱　佛手五分

去冬疟后，尚未复元，渐致胀满，囊足俱肿，咳逆气升，二便不畅，脾土本虚，肺气壅滞，高源之水不降；胸腹发瘰，此属虚痞，非实邪也；脉形濡细，大势非轻。姑拟疏通，病久难期速效。

炒冬术钱半　槟榔钱半　桂枝五分　甘遂一钱　车前子三钱　生芪三钱　橘红一钱　泽泻钱半　葶苈钱半　羌活钱半　制小朴一钱　干姜五分　黑丑子钱半　胡芦巴八分

复诊：便泄后腑气已通，肿势略减，毛窍出水，虚痞未退，小溲不畅。仍拟疏利。

炒冬术钱半　羌活钱半　茯苓三钱　桑皮二钱　车前子三钱　桂枝五分　槟榔钱半　泽泻钱半　地肤子钱半　炒枳壳钱半　冬瓜子三钱　胡芦巴八分

素体营虚，木失所养，邪亢侮土。宿痞作胀，渐致大腹坚实，食多不舒，经阻连月，左脉弦，右涩。久恐成鼓，拟用温通，肝脾兼治。

制香附三钱　酒炒当归二钱　炒柴胡七分　炒车前三钱　荆芥钱半　郁金一钱　肉桂四分　白芍 (吴萸炒) 钱半　炒牛膝钱半　炙艾绒一钱　冬瓜皮三钱　玫瑰花二朵　陈皮一钱

症属肤胀，脾阳中虚，表气亦弱，外感风湿袭于肤腠。宜用温宣。

桂枝六钱　羌活钱半　独活钱半　草乌钱半　赤苓皮三钱　蔓荆子二钱　炒茅术钱半　陈皮一钱　川牛膝钱半　冬瓜皮三钱

腹膨略减，按之作痛，肌削络热，脉形见数。肝脾内伤，恐其成鼓。

制香附三钱　炒归尾二钱　炒枳实一钱　川连 (姜汁炒) 四分　淡吴萸二分　泽泻钱半　甘遂钱半　木香五分　炒车前三钱　炒柴胡七分　川芎一钱　黑丑子钱半　佛手五分

宿痞作胀，腹大而坚，大便不畅，痛势已减，脉来弦细。症属单鼓。肝脾并调，参以通利。

党参　於术　肉桂　香附　木香　泽泻　炒车前　大黄　甘遂　当归　黑丑子　川椒目

肺为阴，金属兑[7]，兑为泽，太阳坎之阳水，而下焦为厥阴之部，气陷不升，水道有阻，渐致肿满，脉来沉数。当降高源，以通沟渎，兼泄巽[8]风。

人参一钱　洋参钱半　柴胡七分　羌活一钱　炒车前三钱　当归钱半　大戟一钱　甘遂一钱　川柏一钱　泽泻钱半　橘红一钱　冬瓜皮三钱

（男）疟久不止，肝脾内伤，痞痛腹膨，渐致肌削，近兼胁痛下血，脉来弦细。恐其成鼓。

炒冬术钱半　淡吴萸三分　泽泻钱半　荆芥炭钱半　焦白芍一钱　青皮一钱　炒柴胡七分　广木香五分　山楂炭三钱　茯苓三钱　佛手四分　冬瓜皮三钱

（女）脾虚木旺，邪亢作胀，肌削色黄，脉来弦细。仍拟温疏。

炒冬术钱半　上肉桂四分　煨木香五分　茯苓三钱　川芎一钱　制香附三钱　炒党参三钱　蜜炙干姜五分　酒炒当归二钱　泽泻钱半　佛手五分

（男）命阳下衰，积湿不化。肿胀连囊，兼之咳呛，脉濡细。急切难效，参肾气法。

怀熟地(大茴香末炒)　六钱　炒茅术钱半　制附子七分　上肉桂三分　泽泻钱半　炒车前三钱　炒怀膝钱半　桑白皮二钱　橘红一钱　赤苓皮三钱　胡芦巴八分　冬瓜子三钱

● 【校注】

［1］疟母：病证名。疟疾日久不愈，顽痰夹瘀，结于胁下所形成的痞块。又称疟积、劳疟。

［2］鼓：指鼓胀。又称单腹胀。腹皮绷急如鼓，中满膨胀疾患的统称。《灵枢·水胀》："腹胀身皆大，大与肤胀等也。色苍黄，腹筋起，此其候也。"又指气胀，《医碥》卷三："气胀又名鼓胀，此其外虽坚满，中空无物，有似鼓也。"

［3］痞：指痞证，病证名。一指胸腹部痞满，按之不痛的证候。一指胸腹部，主要是腹部有癖块，属积聚一类病证。

［4］震：八卦之一。象征雷震。

［5］肾气法：指肾气丸法。出《金匮要略·血痹虚劳病脉证并治》："虚劳腰痛，少腹拘急，小便不利者，八味肾气丸主之。"方由地黄、山药、山茱萸、

泽泻、丹皮、茯苓、桂枝、附子等药组成。

［6］肤胀：病证名。指因阳气不足，寒气留于皮肤而出现的全身肿胀。《灵枢·水胀》："肤胀者，寒气客于皮肤之间，鼕鼕然不坚，腹大，身尽肿，皮厚，按其腹窅而不起，腹色不变，此其候也。"

［7］兑：八卦之一。象征沼泽。

［8］巽（xùn）：八卦之一。《易·说卦》："巽为木，为风。"

● 【评析】

肿胀包括肿与胀，肿指水胀，水溢肌肤为肿；胀，即鼓胀、腹胀，气滞于中，水积于腹。本节所述病证有属水肿，有属鼓胀，还有腹胀、气胀、痞结等病证。水肿的成因多由寒湿伤中，或脾虚积湿，或脾肾阳虚而致水气停留，或溢于肌肤，或积于腹内。鼓胀以腹部膨胀、皮色苍黄、脉络暴露为特征，多由饮酒过多、饮食不节、情志所伤、血吸虫感染等因素所致，现今肝硬化、腹腔内肿瘤、结核性腹膜炎等形成的腹水，都属鼓胀病证。从本节案例阐述看，其病机多为脾虚肝郁、中虚夹湿、下焦火衰等，以肝、脾、肾三脏受病，气、血、水瘀结于腹内为病变关键。腹胀、气胀或因中寒气弱，或因脾虚肝亢、肝气乘脾等所致。痞结是腹部有痞块，结痞胀痛，见于疟后所形成之疟母，或肝脾气滞，伴有鼓胀的病证中。

上述诸种病证，从病机看，均与脾虚肝郁关系密切。何古心认为肝脾内伤，土不培木，木来乘土，气阻则水亦不行；脾虚夹湿，可累及肺气不利，肺失于通调水道，即所谓"高源不行"；甚则肾阳虚衰，火不化土，肿胀尤甚。因此何古心治疗以"疏""补"为大法，如温疏、疏消、疏理、疏化、疏通、培补、滋养等。疏，以理气、利水、活血为要，理气药如香附、枳壳、陈皮、柴胡、木香、厚朴等；利水渗湿常用白术、茯苓、车前子、泽泻、川椒目、桑白皮、冬瓜皮、胡芦巴等药；活血多用川芎、桂枝、当归、莪术、泽兰等药；寒甚者加吴茱萸、干姜、荜茇、附子等药。补，以培土、温肾、滋阴为主，常以四君子汤、理中汤、归脾丸、肾气丸等加减组方治疗。对于痞结腹胀者，肝脾内亏，骤不能补，宜用和理法，可采用鳖甲配柴胡，或鳖血炒柴胡；高丽参配青皮；芍药配半夏；熟地配沉香等药对，或补而兼疏，疏补并进的组方原则，以达到祛邪不伤正、扶正不恋邪的作用。这亦是何古心治疗正虚邪实证候常用的治疗法则。

外感

（伤风、风温[1]、冬温[2]、春温[3]、夏暑、湿温）

● 【原文】

（男）素体气虚，表阳根于中阳，虚则卫外不固。畏风发热，色黄脉濡。益气为主，太阳阳维兼治。

生芪二钱　羌活钱半　陈皮一钱　秦艽钱半　茯苓三钱　细桂枝四分　酒炒当归二钱　炒枳壳钱半　防风钱半　红枣三枚　生姜二片

（男）向患便血，肝脾两虚，近兼畏寒，表阳亦弱，左脉弦细，右濡。风寒外感，暂宜疏理。

炒冬术钱半　酒炒当归二钱　防风钱半　炒枳壳钱半　茯苓三钱　细桂枝四分　羌活钱半　光杏仁三钱　秦艽钱半　蜜炙桑皮钱半　生姜两片

（女）胃阳本虚，肺感外风，清肃不降。微有寒热，咳呛有痰，甚则呕逆，脉数右浮。拟用疏降。

旋覆花钱半　薄荷七分　橘红一钱　煅赭石三钱　防风钱半　炒蒌皮三钱　川贝母二钱　炒枳壳钱半　甜杏霜三钱　甘蔗汁一杯　生姜汁二匙

（男）寒湿侵脾，腹痛下痢；风邪入肺，咳痰音哑，甚则呕逆，右脉浮滑。当用疏化。

炒冬术钱半　煨葛根钱半　炒荆芥钱半　焦建曲二钱　桔梗一钱　橘红一钱　羌活钱半　苏梗钱半　蜜炙桑皮二钱　山楂炭二钱　生草三分　茯苓三钱

煨姜二片

（女）产后感寒腹痛，便泄已愈，气升咳呛，面浮，脉涩。益气为主，参用疏降。

生芪二钱　川贝二钱　荆芥一钱　羌活一钱　曲炒枳壳钱半　款冬花钱半　橘红一钱　甜杏霜三钱　炒苏子三钱　炒当归二钱　炙艾绒七分　甘蔗一节

（男）风寒外感，咳呛身热，微觉胁痛；现咳止而热仍不退，神昏谵语，循衣摸床，左脉弦大，右较细，舌苔腻白，中时带灰，中焦阻滞，表邪亦未解；渴不索饮，邪归阳明，尚未化热；素体劳乏，正不胜邪，恐其风动发厥。拟方散而兼疏。

炒小朴钱半　煨葛根二钱　光杏仁三钱　炒枳壳钱半　橘红一钱　淡黄芩钱半　炒柴胡六分　薄荷七分　赤苓三钱　全瓜蒌三钱　黑山栀钱半　甘蔗汁一杯

复诊：得汗后，热仍不解，神昏谵语，舌干唇燥，脉弦而数。阳明里症渐入少阳，津液被烁，恐其内陷，未为稳境。仍拟疏散，参用化热。

葛根钱半　生石膏五钱　光杏仁三钱　薄荷七分　炒枳实一钱　橘红一钱　羚羊片钱半　黑山栀二钱　淡黄芩钱半　全瓜蒌三钱　赤苓三钱　鲜石斛五钱　芦根一两

（女）身热无汗，咳呛多痰，两胁掣痛，舌干少液，胸闷便闭。症属冬温，太阳阳明兼入肝肺之络，防其气急；脉浮而数，中已化热。不可过散，以致劫津，拟用疏降，参用宣络。

薄荷六分　葛根一钱　防风钱半　象贝三钱　麦冬二钱　杏霜三钱　橘红一钱　炒枳壳钱半　全瓜蒌三钱　黑山栀钱半　焦麦芽三钱　旋覆花钱半　甘蔗汁一杯

（男）中焦气阻，微感外风，脘次不舒，时或作呕，畏风微热；肝胃不和，肺亦不达，脉右濡。拟用和解。

制小朴一钱　法半夏钱半　象贝三钱　黑山栀钱半　薄荷七分　炒蒌皮三钱　橘红一钱　炒枳壳钱半　竹茹（姜汁炒）八分　茯苓三钱　旋覆花钱半　生姜二片　甘蔗汁（冲）一杯

（男）外邪已解，中焦未清，脘次不舒，舌干而黑，津液亦耗。暂通阳明腑气。

麦冬三钱　生当归三钱　炒枳实一钱　全瓜蒌四钱　陈皮一钱　火麻仁钱半　鲜石斛六钱　光杏仁三钱　肥知母二钱　赤苓三钱　焦麦芽三钱　青麟丸[4]一钱　冲甘蔗汁一杯

（男）身热无汗，咳呛痰多，左胁掣痛，痰中带红，症属冬温，唯不传经；脉浮不弦，恐其气升。暂宜宣理。

旋覆花钱半　酒炒归尾钱半　薄荷七分　川贝二钱　橘红一钱　紫菀二钱　光杏仁三钱　炒枳壳一钱　鲜生地五钱　炒蒌皮三钱　以甘蔗汁磨冲沉香四分

（女）湿热归于营分，遍体发㾦[5]；近兼作肿，脘次微胀，脉弦略涩。拟以养营为主，肝脾兼治。

制首乌三钱　白归身二钱　炒茅术八分　荆芥钱半　蛤粉炒阿胶二钱　秦艽钱半　赤苓三钱　炒白蒺藜二钱　制香附三钱　泽泻钱半　冬瓜皮三钱　佛手柑三分

（男）身热无汗，胸背焮红作肿，此暑邪也；中兼湿邪，蒸热不化，脉形浮数。散而兼清。

香薷钱半　葛根钱半　制小朴一钱　炒茅术八分　石膏六钱　青蒿钱半　赤苓三钱　滑石（辰砂拌）三钱　连翘钱半　薄荷七分　甘草三分　西瓜翠三钱　赤芍钱半　干荷叶一角

复诊：暑热兼湿，脉络不宣，身热已减，肿势渐退，脉形浮数。仍以淡渗为主。

原地三钱　石膏六钱　青蒿钱半　黄芩钱半　杏仁三钱　橘红一钱　丹皮二钱　滑石三钱　炒枳壳钱半　黑山栀钱半　薄荷八分　淡竹叶钱半　细叶菖蒲钱半

积湿蒸热，阳明火郁，舌苔干白，口中觉腻，多发细痦[6]，左脉略弦，右涩不调，清阳为其所遏。培中为主，气壮则津液上承。

原生地五钱　炒茅术钱半　黑山栀钱半　生石膏五钱　橘红一钱　生甘草四分　茯苓三钱　麦冬二钱　五味子五分　玄参钱半　党参二钱　冬瓜子三钱

暑邪外感，身热胁痛，淹绵不止；现热轻而见细白痦，纳减便溏，虚汗易泄，舌虚白而胖，两腮见糜，脉来濡细。素有肝气，脾土受克。防其气升，骤见脱象，急宜扶元。

人参　於术　生绵芪　麦冬　五味子　肉桂　干姜　怀山药　木香　橘红泽泻　加莲房

（男）积湿侵脾，腹中不舒，面目发黄，色不甚明，脉濡。恐其中满，拟用温利。

炒茅术钱半　炒小朴一钱　法半夏钱半　淡干姜五分　赤苓三钱　陈皮一钱　泽泻钱半　大腹皮钱半　淡吴萸三分　粉萆薢钱半　冬瓜皮三钱

复诊：脾胃中虚，寒湿阻滞。腹中不舒，色黄而晦，脉涩。仍拟温疏。

炒茅术钱半　羌活钱半　尖槟榔钱半　淡干姜七分　赤苓三钱　陈皮一钱泽泻钱半　细桂枝四分　制附子八分　炒车前三钱　炒枳壳钱半　绵茵陈钱半冬瓜皮三钱

（男）脾虚夹湿，腹中不舒，近兼风寒，遍体作肿，脉来浮濡。培本为主，兼治肺与膀胱。

炒茅术钱半　生绵芪二钱　细桂枝四分　淡干姜五分　橘红一钱　桑白皮二钱　赤苓三钱　炒车前三钱　泽泻钱半　地肤子钱半　尖槟榔钱半　炒枳壳

钱半　冬瓜皮三钱　胡芦巴七分

（男）风邪化热，归于阳明，后及肺络。齿龈发浮，右足不便，阳明长百络，脉浮略数，左弦。拟用升散，参以清络。

炙升麻四分　煨石膏四钱　秦艽钱半　酒炒当归钱半　橘红一钱　黑山栀钱半　宣木瓜钱半　川牛膝钱半　川石斛三钱　赤苓三钱　忍冬藤四钱

（徐姓）身热无汗，耳聋神昏，舌红齿燥。势将发疹，唯阴伤恐其不能外达耳。散而兼清。

鲜生地八钱　羚羊片钱半　黑山栀钱半　大力子三钱　橘红一钱　生石膏六钱　淡芩钱半　葛根钱半　肥知母二钱　光杏仁三钱　芦根一两

二诊：风温发热，见疹未透，邪郁阳明，渐入厥阴少阴，势将内陷；舌红脱液，津液被烁；左脉弦促，恐其昏厥。

鲜生地六钱　葛根钱半　黄芩钱半　薄荷八分　知母二钱　橘红一钱　石膏六钱　大力子三钱　羚羊片三钱　赤苓三钱　生草三分　元菱子[7]钱半　大豆卷四钱

换方：去菱子，加芦根一两　光杏仁三钱

三诊：真阴素亏，津液内耗，郁热不化。舌干脱液，中见黑胎，神识清而时昧，左脉数大不静。此元虚不能胜邪也，恐见脱象。拟方培补。

（方缺）

四诊：病邪已解，气弱而津液不复，便通微溏，舌干红脱液，脉象促数不和，虚象大著，汗脱可忧，且延久恐成病怯。急宜培补。

生地　熟地　生绵芪　党参　杏仁　五味子　怀山药　茯神　麦冬　炒黑归身　橘红　胡桃肉

以后渐入佳境，又服一二方而愈。

燥风入肺，寒邪外束，夹痰化热；内则因动肝风，两颧发赤，咳呛喘急，微有发热，舌白而干，神昏谵语，脉弦滑，右较数。拟用轻剂清泄。

薄荷叶七分　川贝二钱　麦冬二钱　炒枳壳钱半　羚羊片钱半　玄参钱半　橘红一钱　炒蒌仁三钱　茯神三钱　沉香片五分　天竹黄钱半　蔗汁三匙　姜汁三匙　菖蒲汁三匙

（男）身热无汗，热势不壮，咳呛已减，胸闷纳少，舌干白散纹。症属冬温，邪归阳明，兼涉少阳。体虚恐其内陷，散而兼清。

葛根钱半　薄荷七分　生石膏五钱　羚羊片钱半　淡黄芩钱半　黑山栀钱半　光杏仁三钱　赤苓三钱　炒枳壳钱半　橘红八分　加芦根一两

换方：添麦冬二钱、鲜石斛五钱、肥知母二钱，去枳壳，加重石膏三钱、山栀五分。

寒热无汗，舌白而腻，咳呛有痰，微觉胁痛。症属冬温，暂拟疏散。

薄荷八分　防风钱半　象贝三钱　葛根钱半　橘红一钱　炒枳壳钱半　光杏仁三钱　旋覆花钱半　赤苓三钱　建曲二钱　蜜炙桑皮二钱　萝卜汁（冲）一杯

● 【校注】

［1］风温：病名。一指感受风热引起的温病。二指温病误汗的变证。《伤寒论·辨太阳病脉证并治上》："太阳病，发热而渴，不恶寒者，为温病。若发汗已，身灼热者，名风温。"

［2］冬温：病名。指冬季发生的热病。

［3］春温：病名。伏气温病的一种。指冬受寒邪，伏至春季而发的温热病。

［4］青麟丸：即九制大黄丸。早见于《饲鹤亭集方》。大黄用黄酒拌，于铜罐中密闭，隔水加热，蒸三昼夜后出罐晒干，为细末，炼蜜为小丸，每服6g。有祛湿热，消滞通便作用。

［5］瘰：指红疹。

［6］痦（pèi）：指白痦。皮肤上发生的白色水疱。又名晶痦、白疹。多因湿热郁于肌表，不能透泄而发。

［7］元荽子：即芫荽。又名胡荽、香菜。辛，温。有发汗透疹、健胃消

食、解毒止痛作用。

● 【评析】

　　本节所述外感病从病邪和发病看，有外感风寒即发，有冬温，有夏暑，有风温，有中湿等病证。何古心辨治外感病擅用六经分证，大凡感受风寒初起，病在太阳，治用发散法，药如桂枝、羌活、防风、荆芥、生姜等。表邪未解，初入阳明，或冬温初起，治用散而兼疏法，药如葛根、柴胡、薄荷、黄芩等。邪入阳明，则用清热、通腑法，药如石膏、知母、青麟丸、麻仁、枳实等。若阳明渐入少阳，或太阳、阳明、少阳合病，治宜和解、宣理法，药如薄荷、山栀、旋覆花、瓜蒌、半夏、黄芩等。若病邪伤正，或素体脾虚，则病入太阴，证如积湿发黄，治以温利，用茵陈五苓散加减。若阳气衰、邪气盛者，病传少阴，如中暑，正气不敌邪气，骤见脱象，急宜扶元，用生脉饮加黄芪、肉桂、干姜等药治之。由于暑邪热盛，易伤人正气，且易夹湿，如证情轻浅，何古心多用散而兼清法，药如香薷、葛根、石膏、滑石、茯苓、荷叶等；如湿热郁于里，身发白㾦，此与清阳被遏有关，故治疗需培中为主，兼以清热祛湿。若有发疹，邪郁阳明而疹未透，则治宜养阴清热透疹，药以薄荷、芫荽、葛根、大豆黄卷与生地、羚羊片、石膏、芦根等同用。总之，何古心辨治外感病，注意病邪的深浅、特点和正气的强弱，治法以疏解为主，又顾护正气，以利达邪，使疾病早日痊愈。

女科

（调经、产后）

● 【原文】

　　冲带为病，腰脊酸楚，心跳时眩，微觉腹痛；奇脉[1]统于肝脾，营虚气不调，则中空而脉络多阻；素体脾虚，兼感外风，脉涩。拟用调补，参用温宣。

怀熟地五钱　生绵芪三钱　酒炒当归二钱　炒枣仁三钱　制香附三钱　炒杜仲三钱　炙艾绒一钱　川断二钱　羌活钱半　会皮一钱　茯神三钱　胡桃肉三钱

肝脾内亏，奇脉失调。少腹结痛，腰脊酸楚，经衃带下，脉来细涩。当从下焦温理。

炒冬术钱半　炒归身二钱　焦白芍钱半　川芎钱半　炒杜仲三钱　炒菟丝子三钱　炒延胡索钱半　炒大茴香一钱　制香附三钱　炙艾绒一钱　泽泻钱半加川椒三分

素体脾虚，气弱中寒，土不培木，肝木时胀；奇脉不调，经迟属冲，腹痛属任，腰痛属带；右手觉麻，痰滞于络，气不到也；左脉弦，右涩。拟气营并补。

炒於术钱半　酒炒当归二钱　川断二钱　炙艾绒一钱　阿胶（海螵蛸粉炒）三钱　独活钱半　党参三钱　炒杜仲三钱　制香附三钱　川芎一钱　陈皮一钱　秦艽钱半　胡桃肉三钱

血统于脾，而藏于肝，所以行之者冲脉也。气旺足以摄血，虚则冲失所司，或通或闭，临经必多，体软色悴，脉涩，左略弦。拟用温养。

制於术　炒当归　制香附　蛤粉炒阿胶　陈皮　生绵芪　焦白芍　紫石英炒杜仲　炒菟丝子

产后营虚，肝脾失养，气滞不达。腹痛便泄，腰脊酸楚，心跳头眩，脉来濡细。当用温疏。

炒冬术钱半　制香附三钱　焦白芍钱半　淡吴萸五分　炙艾绒一钱　川芎一钱　炒菟丝子三钱　炒延胡索钱半　炒杜仲三钱　煨木香五分　陈佛手五分煨姜三片

产后失调，脾虚木亢，腹痛便泄，脉来濡涩。拟从下焦温理，兼调奇脉。

炒於术钱半　焦白芍钱半　羌活一钱　荆芥一钱　川芎一钱　炮姜五分
枳壳（曲炒）一钱　山楂炭二钱　炙艾绒一钱　制香附钱半　苏梗钱半　茯苓三
钱　红枣子三个

产后胞衣不下，腹中奇痛。拟用温达。

生绵芪四钱　炒冬术三钱　酒炒当归五钱　川芎二钱　牡丹皮三钱　炒怀
膝二钱　制香附三钱　炙艾绒二钱　山楂炭四钱　陈皮一钱　沉香片五分

腹痛经迟，奇脉失调。当补肝脾。

炒生地四钱　酒炒归身二钱　焦白芍二钱　川芎一钱　炙艾绒一钱　制香
附三钱　新会皮一钱　炒延胡索一钱　炒枳壳钱半　炒杜仲三钱　陈佛手五分

● 【校注】

[1] 奇脉：即奇经。奇经八脉的简称。奇经，是相对十二正经而言，是指
十二经脉以外的八条经脉，即督脉、任脉、冲脉、带脉、阳跷脉、阴跷脉、阳
维脉、阴维脉。奇经八脉错综于十二经脉之间，起调节溢蓄正经脉气的作用。

● 【评析】

女科病以经、带、胎、产为要，本节论述了月经不调、带下、产后病等案
例。何古心认为女科病证与冲、任、带脉等奇经关系密切，而奇脉统于肝脾，
肝脾内亏，或脾虚肝郁则奇脉失调，经舛带下。又肝脾主气营，营虚气不调，
则中空脉络阻滞。因此，何古心治疗妇人病主张肝脾同调，气营并补，方以四
君子汤、四物汤加减；对于气滞络阻者，参以温通法，加入香附、艾绒、大茴
香、炮姜等药；若气营亏虚，合以温养，可加黄芪、杜仲、川断、紫石英、阿
胶等药。

壶春丹房医案

清·何平子 著

何时希 编校

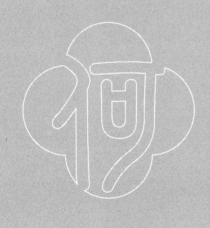

本书提要

　　本书作者何平子（1802—1858），名昌福，字平子，号泉卿，是清代道光、咸丰年间，何氏第二十四世名医。其父何书田，《青浦县志》称他"医能世其传，名满江浙"，何平子自幼得父真传，当父亲事务繁忙，或身体欠佳时，承担起家中诊务，本书即为其临证记录。

　　本书分为五卷，收录医案 850 余则（不包括复诊），涉及外感、内伤、妇科、儿科，以及某些五官科等病证 50 余种，其中案例较多的病证有吐血、咳嗽、喘、肿胀、中风、心悸、疟疾、呕吐、胃痛、便血、痿痹，以及月经不调、胎前产后病等。有些案例辨析、论说甚详，可谓中医脉案之楷模。何平子中医理论精深，临证颇有多法、活法，圆通善变，疗效应桴。他不仅继承祖辈特色，并有自己独到的见解和经验，在润泽脾胃，和理肝脾方面尤有创获，用药炮制亦颇多讲究，以增疗效。这些对后世医家的学习与研究均有很大启示和帮助。

校评说明

本书为家藏抄本，经何氏二十八世何时希编校，于 1987 年 6 月由学林出版社影印出版。其中舛误较多，病证名、医案归类亦有凌乱和错编，本次编撰作了修正，主要有以下方面。

1. 病证名与归类：卷一，原目录中温邪、暑湿分门列，正文中未分列，且暑湿案仅 1 例，故合并为"温邪（暑湿）"。卷二，原喉、喉痹分门列，现合并为"喉症（喉痹）"；原心悸、怔忡分门列，现合并为"心悸、怔忡"门；原结瘰门，为更贴合病证名，现改为"瘰疬"门。卷三，目录为胃痛（嘈），正文为胃痛，从目录改；目录为膈痛（胸痹），正文为膈痛，从目录改；原乳门，据病案症状，改为"乳癖"。原木乘土、肿、胀、湿四门，为更贴合病证名，现分别改为"肝乘脾""水肿""鼓胀""湿阻"等门。卷四，原浊、小便分门列，现合并为"尿浊"；原大便门，考医案多为脾泄便溏，故改为"泄泻"门。原带门，为更贴合病证名，现改为"带下"门。卷五，原王少侣重证九诊，实为十一诊，故改为"王少侣重证十一诊"；原补遗五十八诊医案中有汗门，现归入卷一中，新列"汗证"门；原补充医案中有 6 案详论医理，卷四末补充医案中亦有 2 案论说甚详，现合并列为"详论医案八例"门。

2. 医案归类与修正：原吐血门中有肺痿案，现归入肺痿门；虚劳门中有汗证案，移入汗证门；失音门中有喉痹案，归入喉症门；原漏门后 6 案均为停饮案，归入停饮门；停饮门中有"下焦火微，中焦停饮，……关格之渐。"案，方无剂量，格门中亦有此案，且方有剂量，症从格证，故删停饮门中案；胎前门末尾有一方，然无案，腹痛门有一案无方，两者药症尚合，故合并归入腹痛门；卷四、卷五中的补遗医案，均据症归入相应病证门中。凡有重复医案，则取叙述较全者，如有剂量，或有复诊记载者。

3. 病证排列次序的调整：原病证排列次序凌乱，现作调整。如卷三，"幼科"门原在湿与疸中间，现移至卷三末。卷四，"泄泻""便血""痢"三门依次排列，移至腰痛门后；"尿痛""尿浊""尿血"三门依次排列，移至脱肛门后；"遗精"门移至尿血门后。

4. 原书中双排小字用括号标记。

5. 原书中"症""证"混用，今据文义予以纠正。如风症→风证，症属偏枯→证属偏枯，症属类中→证属类中，血症→血证等。

6. 错字、通假字改正不出校注。

目录

何平子生平传略

何平子（1802—1858），名昌福，是何氏自南宋以来的第二十四代医。《青浦谱》记载说："其伟[1]次子。字平子，号泉卿。监贡生。精医，著有《温热暑疫节要》《瘟疫摘要编诀》《论病条辨》[2]各一卷、《壶春丹房医案》三卷、《荷薪主人医案》[3]一卷。嘉庆七年壬戌生，咸丰八年戊午卒。"

何平子从父学医，于道光七年丁亥（1827），时年二十六开始临床，见于其父何书田的《添岁记》中："丁亥，次子昌福废举业，习家学，稍能为山人（书田先生自称）服劳云。"后五年，《添岁记》中又云："壬辰（1832），山人于前秋大病之后，心血骤衰，不能日常应客。四方求药者，令昌福代为料理，尚不致有误，亦可喜也。"可见这时他在医学方面已臻成熟，而得到父亲的嘉许。

何平子聪慧好学，书法秀美，学识精湛，医德高尚，在顾观光[4]所撰的《平子何君小传》中，记述尤详，《青浦谱》有载，节引如下：

"君少聪慧，读书日可精熟二百行[5]。王惕甫[6]、姚春木[7]、姜小枚[8]、钦吉堂[9]诸先生来往竿山草堂，指示《文选》之学，具有精诣。时尊公[10]医道日盛，疲于酬应，乃勖[11]读诸医书，示以方法，潜研者七八年，深得家学，故自尊公卒后，遂能继起。君活人之德，不以贫贱富贵异其施，遐迩[12]颂之。作书得苏、米逸致[13]。其为医，大致守法东垣，取裁景岳，而不为东垣、景岳所囿，谓东垣论土以气言，专主升清，则是燥土。意欲因其法而参以养营，则为润泽之土，土润泽，木斯发荣矣。近人所患多劳倦伤气，气伤则血随耗，以治木立论，气取三焦，血以养木。阴阳不主命火肾水，而取少阳三焦、厥阴包络，舍体言用，退乾坤而取坎离之意也（节）。此论确有卓见，救人不少，宜姜丈小枚亟称之也。

余于姜丈斋中两见君，丈甚称君医学精邃。余得就君析疑问难，而拙著《内经补注》成书，君助为多。君貌不中人，恂恂讷讷。所得财帛，皆散之亲族，如其先人。治疾之暇，惟教子弟[14]读书，闭目朗诵，首尾如泻瓶水。咸丰八年十月十七日，以劳瘁病卒，年五十有七岁。太学贡生，以弟官训导，貤[15]封修职郎。余与哲弟长治相知之雅，知君莫若余，属为传，因书所以独知君者如此。咸丰九年（1859）仲冬之月，金山顾观光尚之撰。"

何平子除教育他的子弟学医，亦有一些门人，可考的仅见嘉定陈松[16]，见于何书田著《医学妙谛》陈松序例（节）："咸丰癸丑（1853），奉家君命，负笈[17]从平子夫子受业，在门下甫十月，适家君病足疾，书来促归。临歧分袂，蒙夫子执手殷勤，谕曰：同事砚席未久，遽唱骊歌，未免耿耿，因袖出一编，语曰：此书吾家习医秘本，即以赠行。"何平子慷慨所赠书，即何书田所撰《杂症总诀》，陈松得学后在自序中说："数十年来，凭此编为人治病，历历中肯。"

"壶春丹房"是何平子的斋号。壶春丹房是何氏七世医家、元代医学教谕何天祥所署，他的学生松江高隐杨维祯为之撰《壶春丹房记》（见姚椿《樗寮文集》），何平子袭用之，并以名其医案。他的另一斋号为"荷薪堂"，此乃书田先生于道光癸巳之夏所筑，以畀[18]其仲子平子者，匾额原为嘉道名臣林则徐所书，燬后，由何鸿舫重书之，何平子亦以此名其医案。

何平子著书颇多，除佚者，现存有《温热暑疫节要》《瘟疫摘要编诀》，以及《壶春丹房医案》五卷。

——何新慧编写

【校注】

[1]其伟：即何书田。是氏第二十三世名医。

[2]《论病条辨》：已佚。

[3]《荷薪主人医案》：一说系《重古三何医案续编》三卷之一；一说系《壶春丹房医案》之摘抄。

[4]顾观光：字尚之，号宾王、漱泉，又号武陵山人（1799—1862），为今上海市金山区人。通天文、律法、数学、史地等。博极群书，兼通医理。道光间，校刊医书，时称善本，曾考校《甲乙经》《灵枢经》，辑注《神农本草

经》，皆有功于医药。自著医书颇多，议论甚高。

［5］二百行：古旧木版书，一般为二十字左右一行，二百行约为四千字。

［6］王惕甫：名芑孙（1755—1817），号惕甫，又号楞伽山人，字念丰。长洲人，乾隆举人，性傲简，诗文清瘦，与法式善、张问陶辈相唱和，书学刘石庵，尤负盛名，有《渊雅堂集》。姜小枚、钦吉堂均系王之门人。何书田之诗古文辞，均得王惕甫之传，故诸人常来竿山草堂中，谈诗论文和请求诊病。

［7］姚春木：名椿（1777—1853），字子寿、春木。娄县（今上海金山区）人。桐城姚鼐弟子，以古文名，与弟枢并称华亭二姚，有《通艺阁诗存》《晚学斋文钞》等。是清代散文家、诗人、画家。

［8］姜小枚：名皋（1782—？），又字少眉，自号香瓦楼主。吴江（今江苏苏州）人，王芑孙门人。工诗文，有《市箫集》。

［9］钦吉堂：名善（1766—1828），字茧木，行二，号正念居士。华亭人，诸生。博学励节，工诗古文辞，有《吉堂诗文稿》。

［10］尊公：指何书田。

［11］勗（xù）：勉励。

［12］遐迩：远近。

［13］作书得苏、米逸致：从何平子手抄的医书字迹看，《壶春丹房医案》前二卷中，以颜真卿、褚遂良的楷法为多；三四卷中，则显然是极妙的文征明行书法。影印的《温热暑疫节要》则颇多钟繇、王羲之的晋人楷法。

［14］子弟：一指何鸿舫，名长治，系何平子的三弟，年弱于兄十九岁，是清同光间名医；一指何平子第四子八愚，名运亨，以及五子九思，名履亨，皆受何平子之督教，而能成其业，分别寓医在上海之南市、漕河泾、颛桥、罗店等处，不但以医名，亦善书法。

［15］贻（yí）：通“移”。

［16］陈松：字墨苏。嘉定人。家传幼科医。他将何书田《杂症总诀》于光绪十九年癸巳（1893）刻于四明橘香书屋，改名为《医学妙谛》，使此书得以公之于世，但他把何书田原稿，歌诀和每病后的自注、引证、经验、总结或

关键性治法的文字，一律加以"陈参"二字，而据为己有；又把该书第三卷"集方"二百余首完全除去，所以裘吉生说："如神龙之见首不见尾，尤未能存其原体，若庐山之已非真面也，读者难免遗憾。"

[17] 负笈：笈，书箱。谓出外求学。

[18] 畀（bì）：给与。

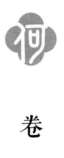

卷

一

中风

阳本亏而血不养肝，以致恶寒脉软，膈胀作痛，兼之舌本不利，防其内中[1]。

真西党三钱　法半夏钱半　淡苁蓉钱半　炒白芍钱半　砂仁炒熟地四钱　煨木香四分　川郁金一钱　茯神二钱　炒枣仁三钱

加真橘叶三片

中虚肝郁，心嘈[2]膈胀，须开怀调养，否则防其类中[3]。

西党参　法半夏　归身　白芍　制於术[4]　木香　明天麻　茯神　枣仁

加橘叶

接服归脾丸[5]。

神气颇清，不能言语，属下焦气亏，惟宜温补。

西党参　法半夏　橘红　枣仁　制於术　枸杞子　茯神　白芥子　川贝母
石菖蒲　姜汁

丸方：真西党二两　五味子五钱　半夏曲一两　淡苁蓉一两　制於术二两
肉桂四钱　茯神一两五钱　橘白七钱　熟地三两　陈胆星五钱　枣仁二两　石
菖蒲一两

淡蜜水丸。

右手足肿痛不仁，艰于言语，此风入络脉，痰蒙清窍也。宜祛风豁痰
治之。

羚羊角　橘红　木瓜　防风　法半夏　秦艽　刺蒺藜　五加皮　归身　忍
冬藤

手足麻木，面发红块，风症将成。和营祛风调治。

大熟地　白归身　木防己　元红花　制於术　川断肉　甘枸杞　川桂枝　鹿角霜　青防风　宣木瓜　原杜仲

蜜水泛丸[6]。

阳本不足，虚热易浮，稍为劳动，即作头晕，诊得六脉细小无力，此上盛下虚也，久防类中。

大熟地　龟板心　枣仁　豨莶草　制首乌　茯神　淮牛膝　枸杞子　麦冬　石决明

丸方：西党参　龟板　胡桃肉　淮牛膝　熟地　巴戟天　归身　豨莶　茯神　枸杞　明天麻　枣仁

即捣熟地为丸。

操心过度，耗血伤神，以致舌本不利，右臂无力，类中之渐也。

西党参　归身　远志　茯神　熟地　麦冬　枸杞　枣仁　桂圆肉

晕跌后，咳血复甚，四肢痿痛无力。乃中虚营络受伤，近乎类中。

熟地　麦冬　川断　茜草根　阿胶　云苓　赤丹参　橘红　淮牛膝　桑枝

加藕节。

肝阴大亏，心悸厥晕，舌本不利，近乎内中。以补气潜阳，佐涤痰法。

西党参四钱　川郁金一钱 (冲入)　炒枣仁三钱　枸杞子二钱　大熟地 (炒) 五钱　云茯神三钱　归身 (炒) 二钱　煨天麻钱半　法半夏钱半　石决明八钱

换方：西党　甘菊　郁金 (冲入)　枣仁　麦冬　首乌　茯神　决明　归身

肝风夹痰，四肢震动，舌本不利，预防类中。

制於术　炒归身　枸杞子　宣木瓜　云苓　大熟地　法半夏　炒枣仁　石决明　桑枝

右手足疲软无力，脉象模糊带滞，此乃气痹夹湿，似属偏痪。拟用健脾涤痰，佐活络法。

西党参　茅术^[7]　归身　枣仁　橘红　制於术　法半夏　云神　木瓜　桑叶
加藕节。

气虚偏瘓，不能言语，此湿痰凝于肺胃，清窍不利使然。

制於术二钱　白归身 (酒炒) 二钱　刺蒺藜三钱　新会钱半　淡干姜七分
法半夏钱半　炒茅术钱半　麦冬二钱　茯神二钱

身心过劳，阳不交阴，内风煽动，静则心悸眩晕，下午足软，近乎类中。
须耐烦调养。熟地　茯神　白芍　磁石　柏子仁　归身　枣仁　半夏　郁金

丸方：西洋参　归身　白芍　枣仁　远志　熟地　半夏　茯神　石决明
菖蒲　橘叶　甘菊

桂圆汤丸。

少寐头晕，阳不交阴，六脉紧数，无疑肝火夹痰，防其类中。

首乌　半夏　茯神　石决明　橘红　羚角片　麦冬　枣仁　刺蒺藜　郁金

丸方：去羚角、蒺藜、郁金，加於术、胆星、菖蒲、牛膝、竹茹，钩藤汤
法丸。

证属偏枯^[8]，内热脉动，以柔剂荣养。

西党　归身　女贞子　枸杞　桑叶　熟地　柏子霜　茯神　龟板

血不荣肝，内风煽烁，症属偏枯。宜柔肝养荣治。

炒熟地　杞子　茯神　苁蓉　原生地　归身　川断　枣仁　柏子仁　加桂
元　桑枝

右手足偏瘓不仁，六脉模糊，此由阳本亏而湿痰滞于气分。以燥土涤痰，
佐活络法。党参　茅术　茯神　枸杞　橘红　於术　归身　半夏　杏仁　鹿
角霜

头晕体丰，心悸脉动，类中之渐，须安养调治。

熟地　麦冬　豨莶草　刺蒺藜　归身　茯神　甘菊　石决明　柏子霜
桑叶

左半体酸楚，血不荣筋也，恐成偏瘫。

熟地　川断　五加皮　秦艽　枸杞　归身　杜仲　木瓜　桂枝
加桑枝。

操心不节，耗血伤神，以致舌本不利，右臂无力，偏中渐也。

西党　茯神　麦冬　法半夏　桂圆肉　熟地　枣仁　远志　枸杞子

右手足偏瘫，举动酸重不仁，并脘膈间模糊不快，大便艰难，此非火格，
乃气痹夹痰，营骸不克流利。兹拟健中涤痰法，机窍自然流利。

於术　法半夏　橘红　木瓜　归身　炮姜　苁蓉　刺蒺藜　云苓　鹿角霜
丸方：西党　法半夏　宣木瓜　归身　苁蓉　於术　橘红　甘枸杞　虎骨
知母　云苓　鹿角霜
桑枝泛丸。

肝阴大亏，心悸厥晕，舌本不利，近乎内中。以补气潜阳，佐涤痰法。

西党　半夏　茯神　归身　明天麻　熟地　郁金　枣仁　枸杞　石决明
接方：西党　枣仁　首乌　归身　郁金　茯神　石决明　甘菊　麦冬

证属类中，祛风化痰主治。

於术　法半夏　刺蒺藜　秦艽　天麻　首乌　归身　木瓜　山栀　虎骨
桑枝

四肢麻木，舌尖不利，脉象虚软，重按无力，乃阳本亏而湿痰滞于脉络。
宜补气健脾，佐活络法。

西党　茅术　茯苓　枸杞子　归身　於术　半夏　化橘红　宣木瓜

加桑枝。

气郁兼痰滞脉络，以致舌本不利，四末不仁。拟用开气涤痰法，以视动静。

党参　法半夏　新会　炒苏子　郁金　茅术　刺蒺藜　归身　石决明

加胡桃肉、桑枝。

阳微湿困，腰膝无力，类中之机，须戒酒谨慎。

於术　枸杞　归身　川附　胡桃肉　熟地　狗脊　杜仲　五加皮

● 【校注】

[1]内中：义同类中。

[2]嘈：症状名。即嘈杂，俗称心嘈。症见胃脘部似饥不饥，似痛不痛，而有懊憹不宁之状，或有泛吐酸水、胸膈痞闷等症。

[3]类中：病名。又名类中风。指风从内生的中风病。多由肾阴不足，心火炽盛，肝阳偏亢，肝风内动，或血虚生风，或湿痰壅盛，化热生风等引起。

[4]於术：即白术。临安於潜一带所产为其道地药材，故有於术之称。

[5]归脾丸：即归脾汤作蜜丸。归脾汤出自《校注妇人良方》卷二十四方。方由人参、炒白术、炒黄芪、茯苓、龙眼肉、当归、远志、炒酸枣仁、木香、炙甘草、生姜、红枣等药物组成。有健脾益气，补血养心功效。

[6]泛：原为"法"。今纠正。下同。

[7]茅术：即苍术，菊科植物南苍术的根茎。江苏茅山地区是苍术道地药材的产区，故有茅术之称。

[8]偏枯：病证名。出《灵枢·刺节真邪》。又名偏风，即半身不遂。可见于脑血管意外后遗症等。

● 【评析】

中风一证的病因，可由外中风邪而致，此称为真中风；亦可因风从内生者，称为类中风。本节所述中风案例，多属于类中者，如症见偏枯、舌本不利、肢麻语謇等，此多见于脑血管意外等疾病中。病机有阴亏而肝阳亢，或肝火夹痰，或中虚肝郁，或气痹夹痰，或上盛下虚等，从脏腑而言，总不离肝、脾、肾三脏病变，即肾虚不能涵木，肝旺则内风由生，脾虚而痰湿内生，风痰相搏则脉络阻滞，气血不利，或上蒙清窍而神志模糊。治疗多取肝脾同治，或肝肾同治，或肝、脾、肾三脏并调，如健脾，疏肝、柔肝，补肾，佐以涤痰，祛风，活络。药如党参、白术、茯神，郁金、橘叶，白芍、枣仁、当归，枸杞、熟地、杜仲，半夏、橘红、天麻，木瓜、秦艽、桑枝、石决明、豨莶草等。阳虚者亦用鹿角霜、苁蓉，甚者用附子、桂枝等温通之品。何平子对中风的诊治颇有其父何书田的风格，用药轻清灵动而切中病机。

肝风

（肝火、肝郁）

● 【原文】

肝胆热郁生风，统体作痛，阳明湿邪下注，以致便浊不清，左脉紧大。先用疏风分理，然后进补。

生白术　归身　刺蒺藜　粉萆薢　米仁　羚角片　秦艽　赤茯神　川断　忍冬藤

接方：生术　沙蒺藜　煅牡蛎　归身　生米仁　首乌　川断　赤神[1]　生草　细桑枝

厥阴气郁，郁久生风，风盛生痰，中焦清窍不利也。须戒酒忌口。

羚羊角　法半夏　明天麻　石决明　僵蚕　葶苈子　茯神　菊花　黑山栀　竹茹

厥阴化风痰，痰气壅于上焦，致右脉滑数，病疬[2]不消，以和肝化痰治。

制洋参　石决明　秦艽　刺蒺藜　黑山栀　夏枯草　象贝母　麦冬　广橘红　桑叶

厥阴气郁，久而化风，营阴暗耗，不寐火动，及上焦脉络瘰痛。宜疏风静养。

熟地　龟板　归身　枣仁　十大功劳　洋参　枸杞子　茯神　麦冬　柏子仁

肝风夹痰，咽间结瘰[3]不散。

制洋参　夏枯草　勾子[4]　橘红　川贝　刺蒺藜　石决明　山栀　蛤壳

肝风入络，阳明夹滞，壅结中焦，肺气不降，及牙关不利，塞逆膈痛。以疏风导滞，自然松解。

瓜蒌皮　炒苏子　紫厚朴　草郁金　茯苓　法半夏　石决明　白归身　江枳壳

复[5]：病情如前，冲逆势稍缓，惟举动筋拘，络脉不舒，此中州清浊之气混乱，不得畅解。兹拟息肝风疏达法，以视动静。

蛤粉炒阿胶　茯神　枣仁　白归身　石决明　嫩秦艽　瓜蒌皮　柏子霜法半夏　橘叶　忍冬藤　刺蒺藜

又复：口噤稍开，舌色红底黄苔，二便已通，筋拘气冲未除，安寐未稳。再拟育阴安魄法。

西党参　炒归身　枣仁　龙齿　淮膝　炒阿胶　茯神　麦冬　白芍　橘叶桑枝

又复：真西党　甘枸杞　归身　石决明　淮膝　炒松熟地　金狗脊　白茯神　白池菊　胡桃肉　细桑枝

再复：真西党　白归身　刺蒺藜　茯神　山萸肉　大熟地　炒白芍　厚杜仲　细香附　真橘叶　细桑枝

风入络脉，周身酸楚，脉大不柔，不宜早用温补。

羚羊角（磨冲）一钱　白蒺藜三钱　归身钱半　石决明四钱　木瓜钱半　熟首乌三钱　甘菊花一钱　秦艽钱半　五加皮一钱　加十大功劳三钱

内风不息，四肢震动，由精髓亏也。以固摄驱风培本治。

西党　虎骨　龟板　杜仲　五味　茯神　熟地　杞子　麦冬　湘莲　桑枝

丸方：西党　於术　熟地　归身　枸杞　白线胶[6]　茯神　枣仁　黄柏虎骨　五味　狗脊

（肝火、胎前）入春来肝火内炽，呛甚呕恶，脾不输津，以致烦渴不止。暂拟甘寒平胃法。（面赤舌黑）

蛤粉炒阿胶　熟石膏　黑山栀　橘红　茯苓　鲜石斛　大麦冬　广藿　川贝　竹茹

血不荣肝，厥阴郁热化风，病经三载。以柔肝培本，恒服奏效。

熟地　归身　石决明　甘枸杞　甘菊　老桑叶　茯神　牛膝　枣仁　首乌
柏子仁　陈阿胶　黄芪

肝风夹湿痰蒙蔽清窍，以二陈佐涤饮法。

川连　茯苓　石决明　半夏　刺蒺　新会　麦冬　蔻壳　钩藤

复诊：於术　麦冬　枣仁　半夏　茯神　石决明　刺蒺　淮膝　明天麻
加橘叶　菖蒲

脉滑多痰，胸次不宽，由肝郁夹湿。以疏腑涤痰治。

生术　麦冬　刺蒺　半夏　橘红　郁金　厚朴　赤苓　瓜蒌皮　加竹茹

复诊：生术　生地　半夏　枣仁　橘红　郁金　麦冬　茯神　豨莶

复诊：生术　半夏　云苓　归身　刺蒺　木瓜　新会　厚朴　茅术　加
桑枝

丸方：西党　法夏　归身　於术　白蒺　新会　米仁　茯苓　麦冬　甘菊
木瓜　秦艽

砂仁汤丸。

四肢麻木，神色昏沉，肝风夹痰，防其痫厥，六脉弦数。暂用疏肝涤
饮法。

茯神　刺蒺藜　郁金　石决明　山栀　钩藤

（风）向有风象，现虽平安，而不甚便适，目光模糊，微赤作痛。以春令
木旺，木中生火也，拟养胃清肝。候正[7]。

羚羊片　秦艽　石斛　生草　苡仁　归尾　石决明　甘菊　独活　玉竹
怀膝

（肝风）疮溃之后，营阴内亏，则筋脉失养，不时抽搐，此营虚风动之象

也。方书[8]云：治风先治血，血行风自减。拟宗此旨调理，并须勿烦为嘱。

首乌　白芍　归身　钩藤　秦艽　甘菊　远志　枣仁　半夏　陈皮　蒌皮 羚羊片

（肝风）前患失血已止，今复耳鸣筋搐，神倦痰多，心神不安。烦火内炽，系肝风上扰，因风生热，因热生痰之象也。但胃中自有寒饮，亦须兼顾。拟方候正。

羚片　钩藤　陈皮　郁[9]金　枣仁　甘草　香附　决明　半夏　远志 丹皮　谷芽　橘叶

● 【校注】

[1] 赤神：即茯神。

[2] 疬疬：当指"瘰疬"。小的为瘰，大的为疬。病初起结块如豆，数目不等，后增大成串，溃后浓汁稀薄，久不收口，可形成窦道或漏管。多因肺肾阴虚，肝气久郁，虚火内灼，炼液为痰，或受风火邪毒，结于颈、项、腑、胯之间。相当于淋巴结结核、慢性淋巴结炎等疾患。

[3] 结瘰：指瘰疬。

[4] 勾子：指钩藤。

[5] 复：原书无此字。疑漏。

[6] 白线胶：当指线胶。线胶，指线鱼胶，用鱼鳔炮制而成。有补肾固精的作用。

[7] 候正：候，等待。正，是"征"的古字，收；取。意指等待取用。

[8] 方书：当指宋·陈自明《妇人良方》。该书卷三贼风偏枯方论有"治风先治血，血行风自灭"语。

[9] 郁：原为"一"。疑误。

● 【评析】

何平子论述肝风之病因病机甚详，他认为肝郁则生风，因风而生热，因热而生痰，肝郁久则阴液耗、精髓亏，故虚风内动。治疗因证而分步渐进，初起肝风盛，脉大不柔，或紧大，不宜早用温补，宜疏风导滞，药如羚羊角、桑叶、郁金、石决明、瓜蒌皮、厚朴、枳壳；第二步，风盛而肝阴有不足，宜息风疏达，需加入蛤粉炒阿胶、枣仁、柏子霜、刺蒺藜等药；第三步，肝阴虚，肾阴亦不足，宜育阴安魄，用熟地、枸杞、山茱萸、杜仲等；第四步，虚损严重，精髓亏，治当固摄祛风培本，药如龟板、熟地、线胶、五味子等。

头风

（头痛、头晕）

● 【原文】

头风[1]数载，由肝肾不足，兼表阳空疏，稍触外感，内风辄动。

炙芪　归身　茯神　菊花　桑叶　熟地　女贞　决明　麦冬
入化青盐少许。

风入阳络，筋强头痛。以疏解阳明，自然安痊。

防风　归身　蔓荆　嫩勾子　广藿　甘菊　秦芃　黑山栀　白蒺藜　冬
桑叶

头晕[2]膈胀，阴虚肝络不舒也。理气疏风兼治。

归身　白芍　甘菊　茯神　枣仁　香附　刺蒺藜　女贞子　郁金　橘叶
阿胶

元海空虚，耳鸣头晕，晕甚呕逆，继则自汗，脉滑无力，乃中虚阳不敛
阴，须重剂填补。

炙黄芪　麦冬肉　枣仁　淮牛膝　煅牡蛎　大熟地　茯神　五味　炒白芍
竹沥二瓢

肝肾不足，内热头晕。以培水柔肝调理。

原生地　女贞子　麦冬　决明　地骨皮　制首乌　粉丹皮　山药　桑叶
茯神

丸方：西党参　生地　丹皮　决明　龟板　麦冬　茯神　女贞子　玉竹
泽泻

营虚内风，久患头晕。以养血安神治。

原生地　茯神　石决明　淮膝　女贞子　归身　枣仁　柏子霜　芍药

头痛，下虚肝旺所致。春令，宜柔肝培水。

首乌　桑叶　甘菊　石决明　丹皮　黑栀　白蒺藜　归身　羚角　料豆衣

水源不足，木火上乘，以致头痛呕恶，咽间不润。以培水息风调治。

熟首乌三钱　女贞子二钱　炒白芍二钱　石决明四钱　半夏曲钱半　甘菊花一钱　料豆衣三钱　麦冬二钱　茯苓二钱　鲜竹茹二钱

丸方：熟地四两　北沙参二两　女贞子二两　茯神二两　石决明三两　丹皮一两五钱　冬桑叶二两　甘菊一两　竹茹四两　麦冬二两　白芍药一两五钱　白蒺藜二两

芦根汤泛丸。

头晕膈胀，夜卧不宁，营虚内风煽动也。以静剂培养。

制首乌　石决明　麦冬　茯苓　枣仁　丹参　新会　黑栀　钩勾

● 【校注】

［1］头风：病证名。指头痛经久难愈者。

［2］头晕：病证名。指头脑昏晕，自觉自身或周围景物旋转，甚者有恶心呕吐等症。

● 【评析】

头风、头晕多与肝风有关，或为肝肾不足，内风上扰，或为表阳空疏，外感引动内风，或为血虚风动，治疗以滋肾柔肝，息风重镇为主。头痛初发，可因外邪侵袭所致，当治以疏解通络。

心烦

● 【原文】

五志火内炽，心烦自汗，内结外脱候也。不宜多用补剂。

炙芪钱半　郁金一钱　橘红一钱　蛤粉炒阿胶三钱　生芪钱半　煅龙齿三钱　茯神二钱　枣仁三钱　大麦冬 _(辰砂拌) 三钱　黑栀二钱　珍珠末三分 _(另研，冲)

● 【评析】

心烦多因里热所致，里热有实热、虚火之分，临证更有虚实夹杂之证。本案即是因内火而心烦，又气虚不固而自汗。何平子认为当先泄火镇心除烦为主，兼以益气，不宜多用温补。方中生、炙黄芪同用，轻补通利而不助热；山栀、郁金、橘红清泄疏利祛邪；龙齿、茯神、枣仁、珍珠末宁心安神；阿胶、麦冬滋阴降火，正邪兼顾，且阿胶用蛤粉炒制，使不黏腻而有清泄作用，麦冬用辰砂拌，更增安神除烦效果。匠心所在一目了然，临证可鉴。

寒热

● 【原文】

脾肺不足，表虚中气不旺也，故发寒热。宜固表培土，稍佐苦泄，自然安痊。

於术　云苓　菟丝　白芍　泽泻　山药　炙草　五味　夏曲　另煎元米炒川连五分冲

丸方：炙芪　於术　云苓　菟丝　炙草　西党　五味　枣仁　山药　肉果萸肉　泽泻

红枣汤泛丸。

身热呕恶，俱见轻减，惟右脉弦紧不柔。仍用小柴胡佐疏滞法。

柴胡梢一钱　法半夏钱半　淡芩钱半　生甘草四分　麦芽三钱　黑山栀钱半　瓜蒌皮三钱　赤苓三钱　橘红一钱　芦根四钱

腠理空疏，易感鼻塞，肝胆热结，易烦膈闷。兹用护表调肝胃法。

生黄芪　茯神　枣仁　北沙参　白芍　制洋参　麦冬　金石斛　新会皮川郁金

● 【评析】

恶寒发热，或但热不寒，从辨证看有表里、虚实之分。本节案一之寒热是为气虚所致，治从健脾益气入手，稍佐苦泄；案二身热属外感里热未清，治以疏解少阳；案三应属虚实夹杂，卫表气虚，外邪易侵，里有肝胆热结，内外合邪则寒热由发，治以益气固表合以疏肝和胃，通补兼顾，自然安痊。

温邪

（暑湿）

● 【原文】

病经月余，潮热不止，咽膈间不时梗塞，屡欲呕恶，并舌本红大，心烦口渴，频泄自汗，乃表虚少阳邪未清彻，以致二便不利，胃气不开。当用和肝胃化风法，自然安适。

青蒿　夏曲　广藿　金沸草　黑山栀　瓜蒌皮　块苓　川楝皮　石决明　鲜佛手　青荷梗

接方：生芪皮　金石斛　广藿　夏曲　茯神　制首乌　炒白芍　新会　麦冬

胸次稍松，六脉仍见弦大，可见温邪未清也。徐徐进补。

法夏　白芍　赤苓　新会　泽泻　广藿　山栀　米仁　萆薢　冬瓜子

四月间癸期[1]寒热，营分必夹温邪，少阳邪未清彻，以致少腹结瘕，便艰嗳气，舌本黄垢，烦躁少寐，病经百日，虽是元虚，然里结势未解，补剂难进。兹拟疏润苦泄法，附方酌用。

川连　广藿　郁金　赤苓　半夏　姜皮　全当归　泽泻　橘红　大麦芽

复：肝脾郁结，胸腹不利，忽冷忽热，亦属营卫不调，所以二便不畅，脉象动静无常，只宜通补。

於术　郁金　姜皮　白芍　茯神　谷芽　石斛　木香　山栀　猪苓　橘叶

二复：二便稍利，胸腹仍未能宽松，右脉弦大模糊，可见上焦清气未宣，补剂尚早。川石斛　茯神　半夏　紫石英　泽泻　炒白芍　枣仁　全当归　大麦芽　郁金　橘叶接方：去半夏、紫石英、麦芽，加於术、木香。

又复：据近日胸腹间胀痛，月事不通，想见肝血不足，脾失健运使然。以疏厥阴培土，自然安痊。

於术　白芍　菟丝子　郁金　木香　茯神　当归　山萸肉　泽泻　橘叶

　　　　　　　　　　　　何氏四家医案校评

丸方：党参　茯苓　莵蔚子　白芍　砂仁末　橘叶　香附　於术　归身　肉桂

以石斛汤泛丸。

身热不得汗解，舌色黄中带黑，并有芒刺，脉象模糊，神色时清时浊，昏昏欲睡，此伏邪郁滞少阳，不能宣达于外，恐传变阴经，勿可轻视，暂用解肌达表，以望转关。

柴胡　葛根　淡豆豉　赤苓　瓜蒌皮　郁金　广皮　杏仁　半夏　省头草

复：得汗后，遍体复热，心烦膈闷。谅表邪已泄，少阳热结未舒，宜育阴兼苦泄法。川连　麦冬　花粉　橘红　鲜石斛　苏子　生草　川贝　大麦仁

再复：神色较前稍清，而热势未减，舌苔干燥，脉象软数。总由阴分亏而温邪伏郁三焦，以致缠绵不退，仍用育阴清热法。

鲜石斛　青蒿　花粉　麦冬　连翘　川贝母　广皮　郁金　灯心

内蕴暑湿，头胀脚软，阳明气滞，烦躁脉大，并舌色焦黄燥裂。当用疏滞化热法。

柴胡一钱　连翘三钱　枳壳一钱　广皮二钱　生草四分　蒌皮四钱　花粉二钱　赤苓三钱　川连六分　青荷梗

● 【校注】

［1］癸期：指月经期。

● 【评析】

本节案例属外感温热病，有病经月余邪热未尽者，有伏邪郁滞者，有经期外感热入血室者，有暑湿内蕴气滞者，均有病情缠绵反复的特点，何平子认为此乃少阳邪热未清，治从和解肝胃入手，常用药物有藿香、半夏、瓜蒌皮、郁金、茯苓、陈皮、荷梗等，如欲解肌达表，可加柴胡、葛根、豆豉、杏仁等药；育阴苦泄可加黄连、麦冬、花粉、石斛等；热入营分者治以疏润苦泄，加黄连、当归、白芍等药。大凡邪热未清，里结未通，不可早用补剂。

厥

（癫痫）

● 【原文】

肝火夹痰，卒然晕厥[1]，当此发生之候，宜疏风清镇治之。

羚角　首乌　石决明　刺蒺藜　橘红　法夏　天麻　黑山栀　淮牛膝　细菖蒲

厥阴气有余，不时发热，热甚生风，神昏厥逆。当此升令，宜用清心疏镇法。（癸水不利）

辰砂拌麦冬　石决明　郁金　黑山栀　首乌　赤茯神　枳实　归须　半夏曲　冲益母膏二钱

晨厥多痰，胸膈不利，六脉模糊。须清理疏降治。

川连　苏子　枳壳　勾子　法夏　橘红　郁金　石决明

神志不灵，频发厥晕，上焦清窍蒙闭也。以泻心降气治。

川连　淮膝　代赭　风化硝　竹茹　半夏　枳实　炒苏子　茯苓

少阳邪未清澈，厥逆神昏，咯痰不止。以泻热安神，自然安适。（伤寒后患此）

川连　橘红　山栀　茯神　丹参　半夏　麦冬　决明　生草

肝胆热郁，膈胀神昏，六脉弦紧。惟恐狂厥。

川连　决明　山栀　新会皮　芦根　蒌仁　法夏　勾子　茯神　刺蒺藜竹茹

（小孩）先天不足，感触温邪，身热发厥，表证已解，内风不息，以致心悸厥逆，呕吐痰涎。诊得六脉弦细少力，不宜纯用导痰，鄙拟调中安魄，佐疏肝法，斯为稳计。

制於术　白归身　陈胆星　炒枣仁　橘白　半夏曲　煨木香　白茯神　煅龙齿　磨冲沉香末

丸方：黄芪皮　制於术　夏曲　茯神　炒枣仁　陈胆星　细菖蒲　炒白芍　沉香末　橘白　石决明　淮山药

钩藤汤泛丸。

痉中发厥，神昏痰血，内风伤络，清窍不利也。用清神佐苦泄法。

川连五分　法半夏钱半　广橘红一钱　炒牛膝二钱　云神二钱　羚角汁一钱　黑山栀钱半　石决明五钱　大麦冬二钱

冲陈胆星。

谵语神昏，屡吐痰沫。此厥阴气郁，神志不清，以柔肝安魄法。（癫痫）

羚角片　麦冬　法半夏　黑山栀　炒枣仁　风化硝　归须　瓜蒌仁　石决明　石菖蒲

● 【校注】

[1] 厥：即厥证。泛指突然昏倒，不省人事，然大都能逐渐苏醒的一类病证。又指以四肢寒冷为主症的病证。如《伤寒论·辨厥阴病脉证并治》："厥者，手足逆冷是也。"

● 【评析】

本节厥证多指昏厥，其病机多责之于肝风、痰热，风热内扰心神，痰浊上蒙清窍。此证可发生于外感病中，亦可见于内伤杂病，如癫痫等。治宜息风泄热、清镇祛痰，清肝疏镇是为主要方法，常用羚羊角、石决明、钩藤、山栀、黄连；合以化痰理气，药如半夏、橘红、竹茹、茯苓、枳实、石菖蒲等药物。

咳嗽

● 【原文】

咳呛咽痛，恶风自汗，色脉无神。此中虚阳不潜根也。（海门人）

炙黄芪　麦冬　杞子　牡蛎　橘白　西党参　五味　牛膝　茯神

中虚湿热熏蒸，肺金受克，多痰咳喘，外寒内热，此重候也。以补脾救肺主之。

生洋参　生米仁　生蛤壳　橘红　枇杷叶　制於术　川百合　淮山药
麦冬

入化青盐少许。

复诊：去洋参、青盐，加黄芪、桑叶。

风毒内蕴，传入血分，以致遍体发瘰[1]，口干咳呛。宜疏风凉血，肺气
自清。

荆芥钱半　大力子三钱　甘菊钱半　薄荷钱半　刺蒺藜三钱　防风钱半
桔梗二钱　花粉二钱　生草四分　元参二钱　豨莶钱半

复诊：羚角　生草　荆芥　豨莶　连翘　茅根　薄荷　黄芩　地肤　赤苓
黑山栀

寒热咳呛，气阴交虚。此非暴病，未许速愈。

西党参　麦冬　淮山药　牡蛎　橘白　北沙参　於术　川百合　杞子

久嗽中虚，恶寒咽痛，气分不足，宜乎温补。

西党参　甘杞子　淮牛膝　麦冬　橘白　炒熟地　淮山药　制於术　五味
入化青盐少许。

咳呛不止，色脉少神，气分亏也。从脾肺调治。

西党参　北沙参　麦冬　川贝　茯神　制於术　淮山药　橘白　枣仁

咳沫音哑，中虚肺气不清，宜轻剂疏理。

全福花　肥知母　米仁　马兜铃　冬桑叶　紫菀　炒苏子　橘红　冬瓜子
枇杷叶

寒热咳呛，元虚着寒所致，及早调治。

生芪　苏子　款冬　防风　法半夏　川贝　於术　橘红　茯苓

金水两亏，秋冬咳嗽。乘此阳和之候，宜丸子调理。

煎方：生芪　玉竹　川百合　橘白　半夏曲　沙参　麦冬　淮牛膝　茯苓

丸方：熟地　於术　茯神　北沙参　淮山药　炙芪　橘白　川百合　煅牡
蛎　淮牛膝　麦冬　胡桃肉

咳逆咽痛，肢冷脉虚，神色㿠白。下焦真火微也，甚为棘手。

大熟地五钱　川附子五分　枸杞子二钱　真川贝钱半　橘白一钱　人中白
一钱　怀山药二钱　粗玉竹三钱

冲生鸡子黄一枚。

寒热反复，咳呛不止，表虚阴分不足也。惟宜培本。

炙芪　橘红　蛤壳　云神　冬桑叶　沙参　川贝　炒白芍　枣仁

肺胃伏热，易感咳呛，两胁不和，惟恐动血。

地骨皮三钱　橘红一钱　炒苏子三钱　生米仁三钱　淮牛膝 (炒) 钱半　桑
白皮钱半　生蛤壳三钱　麦冬二钱　小郁金一钱　冬瓜子三钱

咳呛不止，肢体痿倦，乃营虚内风刑金也。防其失血。

生芪　紫菀　桑叶　柏子霜　决明　沙参　花粉　苏子　淮膝

营虚夹邪，咳呛骨痛，先宜和解。

生芪　苏子　杏仁　象贝　归身　秦艽　桑叶

时疾后腠疏，恶寒咳痰，久延阴燥，内热口干。当此夏令，宜从脾肺肾兼培。

炒松熟地　半夏曲　大麦冬　橘红　牡蛎　制於术　北沙参　茯神　淮牛膝

丸方：炙芪　制於术　粉丹皮　半夏曲　川百合　大熟地　大麦冬　橘红北五味　煅牡蛎　淮膝　茯神

阳明积热，小便短赤，咳痰稠腻，法宜清理。

地骨　泽泻　知母　橘红　冬瓜子　桑叶　丹皮　苦杏　云苓

咳呛咽干，六脉紧大，肺络受伤，恐成痈痿，须忌口服药。

地骨皮　知母　元参　米仁　生草　桑白皮　橘红　麦冬　冬瓜子　茅根

咳呛呕恶，肝火侮中，肺气不降也，久防格疾。

西党参　代赭石　麦冬　橘白　枇杷叶　全福花　法半夏　苏子　云苓竹茹

干呛无痰，腰间酸痛，此肝肾不足，津失上承也，久防咯血。

桑白皮　麦冬　川断　生蛤壳　云苓　粉丹皮　龟板　生米仁　原生地茅根

久嗽火动，蒂丁不收，肺肝液亏也。殊非轻恙。（音哑咽痛）

川连　天冬　人中白　生蛤壳　橘红　阿胶　沙参　川百合　生米仁　冲生鸡子黄一枚

头晕咳呛，脉来弦滑，风温未清也。

山栀　桔梗　前胡　杏仁　橘红　豆豉　生草　苏子　象贝　桑叶

三阴素虚，内热咳呛，肝失所养，周身骨痛，病经四载，不宜脱体，当此暑候，须加谨调治。

西党参　新会红　麦冬肉　茯神　北沙参　炒生地　真川贝　炒枣仁　生蛤壳　枇杷叶

（室女）内热咳呛，举动头晕，中虚气不归根，恐成劳怯。

西党参　沙参　川贝　橘红　淮膝　桑叶　首乌　麦冬　蛤壳　丹皮　红枣

换方：据服药后诸病皆安，惟朝暮多汗。去丹皮、川贝、蛤壳、桑叶、红枣，加炙芪、茯神、枣仁、大麦芽

心嘈膈胀，咽干咳呛，上焦火郁，恐络伤咯血，宜清润豁痰，不致有伤肺气。

地骨皮二钱　炒苏子三钱　肥知母钱半　麦冬肉二钱　川贝钱半　天花粉二钱　生蛤壳三钱　牛膝二钱　橘红一钱　茅根四钱

久嗽中虚，恶寒内热。用保肺育阴法。

炙黄芪　北沙参　牡蛎　川贝　淮膝　大麦冬　款冬花　丹皮　橘白　枇杷叶 _(刷, 炙)

久咳不止，肺虚肝火上冲也。以保肺疏肝治。

生芪　北沙参　橘红　花粉　桑叶　苏子　款冬花　牛膝　蛤壳

咳吐白沫，恶寒脉软，乃金寒不束津液。以和脾保肺，佐降气治。

西党参　北沙参　人中白　枸杞子　橘白　制於术　川百合　生蛤壳　川

贝　冲沉香

头晕咳呛，脉来弦数，风温未清之验，法当清解。

青蒿　橘红　桑叶　蛤壳　蒌皮　首乌　川贝　丹皮　川断

少阳热郁，肺气不利，脉不柔软，法宜清润。

金沸草　元参　生米仁　枇杷叶　淮膝　生蛤壳　紫菀　杏仁　生甘草

咳逆腹胀，脾虚停饮使然。

西党参　法半夏　橘白　牛膝　白蔻壳　於术　款冬花　茯苓　泽泻　冬
瓜子

腹鸣膨胀，较前轻减，呛咳未除，中气不足也。仍从脾肺调治。

於术二钱　苏子三钱　橘白一钱　沙参二钱　茯苓二钱　石斛三钱　蛤壳
三钱　川贝钱半　半夏曲钱半　盐水炒砂仁二粒

复：咳呛不止，胃气郁遏，无疑中虚气痹也。殊非轻恙。

西党参　法半夏　玉竹　云苓　橘白　蛤壳　北沙参　川贝母　苏子　石
斛　焦谷芽

久咳不止，呕恶自汗，不特阴亏，阳气亦不足也。须上紧调治。

炙芪　茯神　橘白　川贝　枇杷叶　大熟地　淮山药　麦冬　牡蛎

久嗽不止，畏风脉数，乃腠理疏而内伤津液，表里俱不足也。以和胃救
肺治。

生芪　炒阿胶　北沙参　知母　橘白　川贝　桑叶　麦冬　山药　枇杷叶
红枣

肝胃热郁，火动呕咳。以泻白法治之。

桑白皮　麦冬　牛膝　天花粉　橘白　地骨皮　米仁　云苓　石决明

七情郁结，燥火内炽，痰呛咽干，右脉弦大。宜用清燥救肺，佐苦泄法。

川连　麦冬　枇杷叶　石决明　人中白　阿胶　北沙参　橘白　茯苓　冲鸡子黄一枚

恶寒咳呛，甚则膈痛，乃表分亏也。恐络伤动血。

生芪　炒苏子　麦冬　北沙参　生蛤壳　花粉　川贝母　橘红　桑叶　牛膝炭　红皮枣

久嗽中虚，形衰脉弱，所纳饮食皆生痰饮。交夏令不远，恐天炎病剧，姑拟健中涤痰法。

西党参　北沙参　茯苓　枸杞　扁豆　於术　麦冬　橘白　川贝　红枣

咳呛不止，咽痛膈塞，腠理空虚，恶风内热，脉象弦数，已成劳怯。

於术　北沙参　人中白　米仁　橘白　川贝　川百合　蛤壳　枇杷叶　阿胶

咳逆多痰，两膝肿痛，明系失表，先伤脾肾。暂拟疏降，再商培本。

於术　炒苏子　茯苓　炮姜　米仁　新会　川贝母　归身　木瓜

经年咳呛，形神销铄，气喘脉软，乃真阳亏也。

党参三钱　於术二钱　北沙参二钱　橘白一钱　枸杞子二钱　牡蛎三钱　五味三分　桑叶钱半　麦冬二钱

肝胃热郁之候，咳痰气秽，胃口不开，不合腻补。

川石斛　米仁　枇杷叶　老桑叶　北沙参　生蛤壳　麦冬

腠疏内怯，易感咳呛，精神委顿，气阴俱不足也，恐成劳怯。

炙芪　陈阿胶　茯神　女贞子　北沙参　麦冬　新会红　半夏　白芍　红枣　桑叶

咳逆痰多，眠餐欠适，中焦阳气日衰，攻补两难。

真西党　茯神　橘红　炒苏子　杏仁　川贝　枣仁　谷芽　麦冬　夏曲
冬桑叶

肝胃热郁，咳呛多痰，六脉弦紧，只宜清利，不当骤用补阴。

地骨皮　麦冬　知母　茜草　北沙参　花粉　料豆皮　石决明

血不荣筋，统体骨楚，兼之咳呛有痰，津液俱损也。恐成劳怯。

熟地　枣仁　川断　苏子　白芍　归身　杜仲　麦冬　新会皮　陈阿胶

时疾后咳呛多痰，此中气虚而奔豚水泛也。当此亢阳之候，不易脱体。

川石斛　北沙参　麦冬　橘白　石决明　真川贝　杏仁　牛膝　米仁　冬
桑叶

咳呛脾泄，饮食日减，六脉软弱少力，土不生金之验，证非轻浅。

於术　茯神　真川贝　归身　石斛　沙参　山药　新会皮　香附　红枣

咳呛秽痰，气喘脉软，中虚肺络伤也。

於术　川百合　麦冬　茯苓　川贝　沙参　蛤壳　橘白　桑叶　知母
茅根

久呛中虚，肢体困倦，肝胆气不舒也，频作呕吐，病在肝胃，腻补不合。

於术　茯神　川贝　石决明　姜汁焙竹茹　半夏　西党　橘白　麦冬

恶寒身热已退，现在咳呛口干，胃气不宣，诊得脉象虚弦无力，可见中虚
而肺气不清，兹拟和胃清肺法。

鲜石斛　茯苓　川贝　知母　橘红　冬桑叶　杏仁　蛤壳　米仁

复：畏风咳痰，举动喘逆，下午脚肿，脉象虚弦无力。可见肺虚而肾气奔

逆，当从脾肺肾培补。

炙芪　北沙参　麦冬　枣仁　川贝　熟地　茯神　牡蛎　淮山药　胡桃肉
接方：去黄芪、川贝，加人参

中虚停饮为咳，必须戒酒调治。
制於术　半夏　苏子　橘红　杏仁　蛤壳　牛膝　米仁　川贝　桑叶

咳逆膈胀，痰气壅塞，两膝浮肿，中宫脾不健运也。涤痰理气治。
金沸草　半夏　蔻壳　姜郁金　钩藤　代赭石　苏子　橘红　冬瓜子　牛
膝　佛手

咳呛兼肋痛，六脉弦数。此水亏火逆，惟恐动血。
冬桑叶　花粉　蛤壳　钩勾　牛膝　北沙参　麦冬　炒苏子　鳖甲

喜咳无痰，火浮脉数。乃气亏而火不潜根，不宜偏用补阴。
玉竹　杏仁　川贝　橘红　牛膝　北沙参　麦冬　炒生地　茯神　青盐

咳呛脉数，易感头痛。童劳之渐，莫作轻视。
玉竹　甘菊　北沙参　麦冬　蛤壳　生芪　川贝　橘红　桑叶

身热咳呛俱见减少，惟色脉尚未有神，脾肺不足显然矣。
西党参　茯神　淮山药　橘白　红枣　制於术　北沙参　扁豆　炙草

咳呛不止，艰于平卧。水亏肺气不降，以镇阴润肺治。
玉竹　沙参　橘红　茯神　丹皮　麦冬　款冬　山药　牡蛎　梨肉

气营交虚，六脉无力，以致咳呛反复，腰脊痠痛。已交夏令，须谨慎安养
调摄。
玉竹　北沙参　杜仲　枸杞　橘白　阿胶　麦冬　川贝　茯神　桑叶

丸方：炙芪　熟地　麦冬　燕屑　河车　广橘白　制於术　五味　枸杞
狗脊　茯神　阿胶丸

内热咳呛，骨痛口干，肝肾不足也。久防劳怯。
生地　丹皮　茯苓　麦冬　桑叶　北沙参　川断　橘白　蛤壳　冬瓜子

久嗽中虚，脉软呕恶，当用宁金培土法。
炙黄芪　淮山药　麦冬　茯苓　蛤壳粉　於术　沙参　橘白　扁豆肉　冬
桑叶　红枣皮

月事久停，近兼咳呛，神色与脉象俱见虚态，当用补气保肺，斯为稳计。
於术　淮山药　西党　淮膝　麦冬　北沙参　橘红　茯苓　归身　桑叶

气虚表弱，朝晚咳嗽，脉象和平，血证已止，但当此夏令，须上紧调治。
西党参　茯神　女贞子　牡蛎　枇杷叶　原生地　川贝　夏曲　橘白

先曾失血，由络伤所致，现患咳嗽脾泄，痰多肉削，中气不足之验。治宜
涤痰健中，舍此无策。
制於术　茯苓　冬桑叶　淮山药　橘白　北沙参　石斛　款冬　炙草
川贝

久嗽表虚，恶寒呕恶，六脉沉弱。须气阴兼顾。
黄芪　麦冬　淮山药　川贝母　蛤壳　沙参　橘红　云苓　杏仁　桑叶
红枣

肺气素虚，兼操劳不节，必夹外邪，内蕴不宣，以致咳痰气秽，口干少
寐。初交升令，宜忌口谨慎。
地骨皮二钱　炒阿胶二钱　茯神二钱　生米仁四钱　橘红一钱　麦冬二钱

枇杷叶钱半　枣仁_炒三钱　生蛤壳三钱　茅根四钱

　　久呛不止，脉来弦数，水虚内风为患，莫作轻视。
　　地骨皮二钱　川贝钱半　桑白皮钱半　橘红一钱　生蛤壳三钱　粉丹皮钱半　生米仁四钱　炒苏子三钱　茯苓二钱
　　复诊：玉竹三钱　丹皮钱半　生蛤壳三钱　淮牛膝_(炒)钱半　冬桑叶钱半　沙参二钱　橘红一钱　炒苏子三钱　茯苓二钱

　　肺受寒邪，未经解泄，以致牙痛咽干，咳沫音哑，此重候也。
　　细麻黄四分　白杏仁三钱　防风一钱　象贝钱半　生甘草四分　金沸草钱半　炒苏子三钱　橘红一钱　天竺黄八分　生石膏四钱

　　寒热咳呛，六脉无力，盗汗频泄，表里俱亏也，非补无策。
　　炙黄芪钱半　北沙参二钱　淮牛膝二钱　橘白一钱　茯神二钱　麦冬二钱　炒白芍二钱　煅牡蛎三钱　川贝钱半　冬桑叶钱半

　　痰呛久延，饮食减半，右脉弦大，乃上焦清气不舒。恐娇脏受伤，未敢骤补。
　　炒阿胶　淡天冬　枇杷叶　橘白　冬瓜子　北沙参　麦冬　甜杏仁　米仁　茅柴根

　　肺虚夹痰，内风塞逆，吞食不利。以健中疏降治。
　　金沸草钱半　白杏仁三钱　麦冬二钱　生蛤壳三钱　枇杷叶钱半　川石斛三钱　半夏曲钱半　川贝钱半　橘红一钱　加水梨肉五钱

　　久嗽不止，内风日盛，防其失血。
　　北沙参　地骨皮　炒苏子　橘红　茯苓　麦冬　生蛤壳　川贝　丹皮　老桑叶

营虚内热，热甚生风，以致呛咳腰痛，脉来虚数。劳怯之渐，非煎剂所能霍然。

西党参　茯神　橘红　炒阿胶　女贞子　北沙参　枣仁　川断　金石斛　白芍药

骤起咳呛，气逆自汗，并右脉紧大带数，肺家伏邪……救肺化痰治，以视动静。

生洋参　陈阿胶　橘红　枇杷叶　郁金　甜杏仁　苏子

（咳）去年曾经失血，刻下血虽不发，而气虚神倦，痰咳频频，脉软不振。此系血去之后，燥金失养也，拟柔养肺金，兼清骨热，并须静摄勿烦。

西党　生草　麦冬　鳖甲　橘白　玉竹　绵芪　石斛　天冬　杏仁　丹皮　料豆皮

● 【校注】

　　[1]瘰：指皮疹。

● 【评析】

　　咳嗽一证常见而多发，主病在肺，初病多实，治以祛邪为主，久病兼虚，治以扶正为主，然清肺疏解是不可或缺之治，常用药物有橘皮、蛤壳、贝母、桑白皮等。外感风温未清，加桑叶、杏仁、苏子、前胡、山栀、豆豉；如肺受寒邪，则不用山栀、豆豉，而用麻黄、防风；积热痰稠加知母、冬瓜子；肝火犯肺加石决明、桑叶；风毒入血分加荆芥、牛蒡子、薄荷、山栀、元参。病久气阴两虚，肺病及脾累肾，常用的扶正法是健中补脾，以培土生金，药如黄芪、党参、白术、茯苓、山药等，阴虚者加麦冬、沙参、百合、阿胶等；肾虚者加地黄、枸杞、五味子、龟板，阳虚者用附子。

喘

【原文】

气喘[1]咳血，中虚阳气易浮。固表纳喘兼治。

炙黄芪　煅牡蛎　茯苓　怀山药　橘白　炒松熟地　北沙参　淮膝　炒麦冬　胡桃肉

便艰肛脱，举动气喘，此脏液干枯，宜温润补气治。

炙黄芪　归身　茯神　柏子霜　炒杞子　炒熟地　苁蓉　枣仁　大麦冬

加桂圆肉五枚。

气亏表弱，不时寒热，营络空虚，气喘火升，六脉不甚有力。须气阴兼顾。

真西党　北沙参　蛤粉炒阿胶　茯神　淮山药　制透於术　枸杞子　焙麦冬　橘白

临服入化青盐少许。

又方：连进补剂，并不膈胀作痛，不但营液有亏，表阳亦不固密。宜用重剂频补，庶乎奏效。

西党参　熟地　茯神　炒枣仁　煅牡蛎　北沙参　淮膝　麦冬　川百合

加梨肉三钱。

腰膝痠痛，兼之咳喘。此劳倦内伤，从肺肾调治。

熟地　沙参　橘红　杜仲　茯苓　枸杞　麦冬　苏子　牛膝　冬桑叶

肺肾两虚，腰痛痰喘，饮食有限。宜补脾肾、保肺调理。

丸方：炙芪　麦冬　杜仲　乌贼骨　枸杞子　制於术　五味　沙蒺藜　煅牡蛎　湘莲　熟地　归身

以石斛汤泛丸。

久呛中虚，气喘多痰，肝液有亏，咽间梗塞（作咽痛音失）。病根深固，难许速痊。

真西党　北五味　人中白（一作茯苓）　橘白　牛膝　制於术　大麦冬　生蛤壳　川百合　枇杷叶

举动喘呛，脉数无力。中虚肾气奔豚[2]，舍补无策。

制於术钱半　炒熟地五钱　煅磁石四钱　麦冬二钱　茯神二钱　炙黄芪二钱　枸杞子二钱　炒枣仁三钱　橘白一钱　胡桃肉三枚　枇杷叶钱半

中虚痰喘，脾胃薄弱。此非外感，当启胃、平喘治。

全福花　法半夏　淮牛膝　枸杞　炒白芍　代赭石　炒苏子　橘白　款冬　焦谷芽

失血后痰喘不止。乃中虚肾气奔豚，须用潜纳温补。

熟地四钱　杞子二钱　夏曲钱半　淮膝二钱　牡蛎三钱　於术二钱　橘白一钱　炙草四分　款冬钱半　胡桃肉二枚

丸方：炙黄芪二两　五味七钱　牡蛎三两　云神二两　橘白一两　於术二两　麦冬二两　炙草五钱　沉香四钱　胡桃肉三两　熟地四两　杞子二两

熬党参膏为丸。

内热咳呛，举动气喘，中虚肺气弱也。用金水六君[3]法。

炒熟地　法半夏　款冬花　橘白　川贝母　制於术　淮牛膝　麦冬　牡蛎　老桑叶

喘咳多年，脉弱气怯，六脉无力。阳本大亏，不宜纯用滋补。

炙黄芪　枸杞子　白云神　橘白　牡蛎　炒松熟地　大麦冬　北五味　山药

加干河车一钱。

积劳内亏，喘咳自汗，不但肝肾不足，中气亦大虚也。惟宜纳补。

炙芪　云神　牡蛎　杞子　橘红　麦冬　炒熟地　枣仁　淮牛膝

复诊：西党　炒松熟地　茯神　麦冬　枸杞　炙芪　北五味　枣仁　磁石
红枣

肺气不足，痰喘频发。以密腠理降气，徐徐安痊。

炙黄芪　沙参　熟地　款冬　杞子　苏子　橘白　麦冬　半夏　桑叶

复诊：元气久虚，咳喘频发。此非外感，可用丸子调理。

炙芪　麦冬　淮膝　牡蛎　真白前　沙参　甘菊　橘白　云苓

丸方：炙芪　麦冬　法夏　淮膝　杞子　熟地　五味　橘白　牡蛎　胡
桃霜

先曾失血，内热咳喘，表里皆虚，劳动随发，并脉数无力。轻年患此，须
谨慎调治。

炙黄芪　杞子　川贝　煅牡蛎　白茯神　炒熟地　焙麦冬　橘白　淮山药
烊冲阿胶二钱

中虚咳喘。

炙黄芪　杞子　代赭　炙草　白芍　炒熟地　款冬　苏子　橘白　胡桃肉

先曾失血，喘咳不止，火不潜根，脉浮足冷。宜重剂填补。

西党参　橘白　款冬　牛膝　半夏曲　炒熟地　杞子　杏仁　磁石　磨冲
沉香汁

久嗽中虚，气喘脉微。年过五旬，法宜温补。

炒熟地　枸杞子　川附子　北五味　云苓　制於术　款冬花　煅牡蛎　淮

牛膝　胡桃肉

肺肾兼虚，多痰喘逆。以健中填纳，庶几轻减。

於术　杞子　淮膝　橘白　半夏　熟地　麦冬　牡蛎　苏子

喘呛膈塞，中虚气不归根，六脉无力。惟宜纳补。

西党　杞子　款冬　淮牛膝　煅牡蛎　磁石　熟地　款冬花　橘白　川郁金　麦冬　沉香

丸方：西党参　熟地　杞子　淮膝　五味　丹皮　於术　茯神　牡蛎　百合　麦冬　归身

中虚夹湿，湿化为热，以致气喘肉削，右脉滑数。先用健脾分理，再进温补。

生於术　云苓　款冬　生米仁　石决明　法半夏　苏子　橘红　小郁金

接方：西党参　法半夏　茯神　新会皮　枸杞子　生於术　益智仁　菟丝子　牡蛎　胡桃肉

复：气虚火微，多痰喘逆，纳食无味，亦属下焦真火不充也。仍拟培土助元阳法。

制於术　菟丝子　甘杞子　橘白　茯神　西党参　法半夏曲　款冬花　川贝

丸方：西党参　菟丝子　甘杞子　半夏曲　橘白　制於术　茯苓　五味肉　麦冬　淮膝　沉香末　干河车

淡蜜水泛丸。

咳痰轻减，喘逆依然，胃口不开，左脉细软，乃真火衰而气不归根也。以健中佐助元阳调治。

西党参　於术　枸杞子　煅牡蛎　川石斛　大熟地　云苓　淮山药　橘白　胡桃肉

丸方：西党　熟地　云苓　五味　淮膝　於术　橘白　枸杞　沉香末　淡

苁蓉　干河车

研末，以阿胶捣丸，丸极细，再以后开末药泛丸。

末药方：川百合　沙参　麦冬　冬桑叶　生蛤壳　川石斛为末

失血后六脉空虚，气喘神倦。当用黑归脾[4]法，庶几奏效。

西党参　枸杞子　麦冬肉　橘白　炒枣仁　大熟地　北沙参　川贝母　牛膝　胡桃肉

五心烦热，气喘痰咳，六脉细软带数，甚属棘手。

炒松熟地　款冬花　煅牡蛎　淮牛膝　橘白　北沙参　焦於术　麦冬肉　生蛤壳　白梨肉

中虚喘逆，夹湿浮肿，六脉细弱无力，可见中下焦真火衰微，甚为棘手。

西党参　上肉桂　炒白芍　云苓　白石英　於术　川附子　淮牛膝　冲沉香末

复：喘逆稍平，脉象仍然细软，精神愈倦，命门火微之验。舍补无策。

西党参　上肉桂　熟附子　炒白芍　茯苓　制於术　五味子　紫石英　淮牛膝　胡桃肉

喘咳脉数，气亏阴竭，必须重剂纳补。

真西党参　於术　磁石　人中白　河车　青盐炒熟地　枸杞　沙参　淮牛膝　建莲　橘白

元阳气亏，兼之喘逆，右脉洪数，金水交亏也，甚为棘手。（并有疝气）

真西党三钱　北沙参二钱　枸杞子(炒)二钱　橘白一钱　牡蛎(煅)五钱　大熟地四钱　麦冬肉二钱　炒淮膝二钱　川百合三钱　枇杷叶钱半　胡桃肉二枚

中虚喘呛，咽痛呕恶，六脉细软。宜从脾肺调治，不宜偏用补阳。

西党参　人中白　川贝　生蛤壳　麦冬　於术　川百合　橘白　茯神　胡桃肉

失血后喘咳，业经三载，气阴俱虚，殊非轻恙。

熟地　北沙参　麦冬　淮山药　阿胶　粉丹皮　橘红　牡蛎　茯神

肺肾虚寒为喘，饮食日减。当用金水六君佐温纳法。

熟地　半夏　橘白　枸杞　磁石　於术　五味　川附　茯苓

中焦阳气已通，惟喘势尚未尽平，脉象依然细软，脾肾气亏之验。当用《金匮》肾气[5]法。

熟地　肉桂　车前　磁石　川附　牛膝　茯神　盐水炒橘红

喘咳自汗，脉数无力，阳气不固也。舍补无策。

炙黄芪　五味子　枣仁　橘白　牛膝　炒熟地　茯神　枸杞　麦冬　胡桃肉

气虚表弱，易感痰喘，举动维艰，频泄自汗。须谨慎调养。

炙芪　炙草　炒枣仁　煅牡蛎　干河车　制於术　白茯神　五味　橘白红枣

喘咳稠痰转剧，咽痛脉弱。此非有余之火克金，乃气虚肝液亏也。若再投凉剂，必至脾胃困败矣。须重剂滋补，图其奏效。

大熟地　川贝　橘白　焙麦冬　茯苓　制於术　枸杞　天竺黄　淮山药建莲肉

膏方：党参　於术　枸杞　燕屑　北沙参　熟地　茯苓　枇杷叶　胖海参建莲肉

煎汁去渣，另研川贝粉一两、百合粉一两、沉香末三钱、人中白三钱，同入收膏。

气阴交虚，举动喘咳，起居不慎，便发寒热。以密腠理、填阴兼治。

黄芪　北沙参　橘红　枸杞　桑叶　熟地　麦冬　茯神　川贝　山药

咳喘转剧，肺肾虚寒也。惟宜纳补。

熟地　半夏　款冬　枸杞　牛膝　桑叶　黄芪　川附　苏子　橘白　胡桃肉

痰喘上逆，右脉弦滑，由中虚湿盛使然。以燥土祛邪兼治。

粥汤炒茅术　於术　半夏　牡蛎　牛膝　橘白　款冬　茯神　刺蒺藜　胡桃肉

痰喘渐平，脉亦和缓。当用金水六君法。

於术　熟地　半夏　茯神　牛膝　茅术　党参　白石英　木瓜　胡桃

举动喘咳，脉来细软，元海[6]大虚之验。理当纳补。

党参　川贝　橘白　牛膝　牡蛎　胡桃肉　熟地　枸杞　茯神　山药
桑叶

接方：人参　於术　枸杞　橘白　熟地　麦冬　茯神　牛膝

气分不足，寒湿邪上冲，以致气喘浮肿，脉象数大无伦，均非吉境，姑拟通滞达下法。全福花　半夏　苏子　茯苓　炮姜　代赭石　枳壳　猪苓　茅术
车前　沉香汁

复：气喘脉数俱见减少，然中州仍不畅快。无处进补。

半夏　赤苓　炮姜　车前　归身　苏子　煨葶苈　淮牛膝　代赭　枳壳
冲沉香末

二复：数脉日渐和缓，胸次仍然不快，小便不利，乃阳明气不舒也。标本兼顾。

於术　半夏　海金沙　炮姜　椒目　茅术　赤苓　车前子　代赭　沉香末

气喘脉紧，浮肿便涩。乃中不胜湿，邪气上逆。暂用疏通温理，然后进补奏效。

於术　椒目　赤苓　车前子　炮姜　茅术　半夏　川附　代赭石　沉香末

病本内伤，气喘痰呛，缠绵五载，中气大虚也。无虞未许。

炙黄芪　麦冬　枸杞　牡蛎　茯苓　制於术　五味　橘白　牛膝　胡桃肉

失血后烦渴咳喘，两膝痿软，乃膀胱气下陷，津液不上承也。宜用玉女煎[7]佐固摄法。西党参　生石膏　麦冬　橘红　茯神　熟地　知母　五味　沙参　枇杷叶

咳呛多痰，举动喘逆，此肾气奔豚，中虚停饮。暂用四君涤痰，然后滋补奏效。

於术　炒苏子　款冬花　蛤壳　茯苓　法半夏　麦冬　橘白　川贝　水梨

阳本素虚，湿气上逆，以致痰喘膈胀，全不思谷，并六脉洪大而数，均非吉境。姑拟降气涤痰，佐祛湿法，图其膈次宽松。

全福　茅术　赤苓　炮姜　厚朴　代赭　半夏　炒苏子　麦冬
谷芽汤煎药。

肝失所养，内风煽烁，身心劳动气机，即呼吸不利，以致痰喘。现诊脉象并不细软，并脾胃无咎，未必阳分亏也。以甘露饮[8]加减治。

西党参　生地　牛膝　郁金汁　熟地　天冬　柏子霜　茯神
丸方：西党参　沉香　柏子霜　炒枣仁　夏曲　熟地　胡桃肉　茯神　枇杷叶　牛膝　石决明

久嗽不止，痰喘肉削，及大便溏薄，六脉沉细无力，属气亏真火微也。舍

温补无策。西党参　枸杞　麦冬　枣仁　牡蛎　制於术　五味　茯神　广皮白[9]　河车

复：连服健脾温补之剂，幸不作胀，助火斯为佳境。仍用甘温收摄法，恒服自有裨益。西党参　炙草　五味　净枣仁　橘白　於术　甘枸杞　茯神　山药　玉竹　河车

肺气久虚，喘咳不止，六脉无力。以固表降气主治。

炙芪　法半　炒苏子　牛膝　款冬　麦冬　橘红　茯苓　代赭　桑叶

内风潜息，数脉和平，喘逆渐减。当用健胃泻白[10]法。

炙黄芪　沙参　枣仁　夏曲　橘红　麦冬　茯神　杏霜　白芍

咳喘多痰，形神瘦削，并脉数无力，气分大亏也，非补无策。

炙芪　枸杞子　牡蛎　茯神　枇杷叶　熟地　北五味　橘白　川贝

喘咳不止，六脉无力，理当补气。

炙黄芪　熟地　北五味　川贝　磁石　西党参　麦冬　枸杞　橘红　胡桃肉

气分素虚，骤起咳呛，病经月余，脉软吐沫，喘促无力。此中虚水泛，非补无策。

炙芪　炙草　茯苓　杞子　款冬　制於术　五味　广皮白　牡蛎　红枣
复：病情脉象较前安妥，吐沫未止，尚须补气。

炙芪　五味子　茯神　半夏　麦冬　制於术　炙草　枸杞　山药　胡桃肉

咳喘久缠，中虚肺气弱也。固表补气治之。

西党参　沙参　云苓　川贝　夏曲　於术　麦冬　橘白　牡蛎　石膏

气亏表弱，恶寒痰喘，延久脉软，培土宁金兼顾。

西党　於术　北沙参　茯神　川贝　蛤壳　麦冬　橘白　百合　红枣

复：中虚呕呛，柔肝救肺调治，但六脉细软，愈期未许。

於术　沙参　生黄芪　茯神　枣仁　桑叶　石斛　蛤壳　麦冬　橘白
红枣

丸方：炙芪　麦冬　枸杞　茯神　百合　橘白　熟地　五味　牛膝　莲肉
阿胶丸。

喘咳多痰，脉软自汗，胃气少纳，不克输津生血，以致精神疲败，举动艰
难，气分大亏也，非温补无策。

炙芪　制於术　麦冬　橘白　牡蛎　西党参　五味　茯神　枸杞　沉香

狂失血后内风膈塞，气喘脉数。唯用补气和肝，恒服奏效。

西党参　茯神　郁金　阿胶　制於术　麦冬　沙参

病本肝郁，喘咳秽痰，阳络受伤，气火不克潜降。须耐调养，庶几奏效。

羚角片　海浮石　茜草　淮膝　白杏仁　旋覆花　生米仁　橘红　白及
枇杷叶　茅柴根

● 【校注】

[1] 喘：病证名。古称上气、喘息，统称气喘。指呼吸急促。

[2] 奔豚：病名。出《灵枢·邪气脏腑病形》。症见气从少腹上冲胸脘、
咽喉，发作欲死，复还止，或有腹痛，或往来寒热，病久可见咳逆、骨痿、少
气等症。《难经》认为属肾之积，《金匮要略》认为"皆从惊恐得之"。

[3] 金水六君：指金水六君煎。出自《景岳全书·新方八阵》卷五十一。
方由当归、茯苓、半夏、熟地黄、陈皮、甘草等药组成。有益肾降逆、祛痰平
喘作用。

[4] 黑归脾：指黑归脾丸。出自《饲鹤亭集方》。方由熟地黄、人参、白
术、茯神、枣仁、远志、黄芪、当归、木香、甘草、桂圆、生姜、大枣等药组

成。有补脾益肾、养心安神作用。

[5]肾气：指肾气丸。出自《金匮要略·血痹虚劳病脉证并治》。方由干地黄、山药、山茱萸、泽泻、丹皮、茯苓、桂枝、附子等药组成。有补阴助阳、温肾的功效。

[6]元海：指元气。

[7]玉女煎：出自《景岳全书·新方八阵》卷五十一。方由石膏、熟地黄、麦冬、知母、牛膝等药组成。有滋阴清胃功效。

[8]甘露饮：出自《太平惠民和剂局方》卷六。方由枇杷叶、熟地黄、天冬、炒枳壳、茵陈蒿、干地黄、麦冬、石斛、炙甘草、黄芩等药物组成。有养阴降逆、清热祛湿作用。

[9]广皮白：指橘白。

[10]泻白：指泻肺。

● 【评析】

喘多为某些急慢性疾病的主要症状，如喘促严重，持续不解，可发生虚脱危证。从本节案例可见，病变以肺为主，兼及心、肝、脾、肾，尤以肺肾两脏为主。从辨治看，实喘在肺，兼及肝火、胃滞，治法有启胃通滞，和肝利肺等，方有甘露饮、旋覆代赭汤加减之意。虚喘责之于肺肾，兼及心、脾阳虚，治法有肺、脾、肾同治，用黑归脾法；肺肾双调，偏阴虚者用金水六君法，偏阳虚者用肾气法；症见中虚喘逆，夹湿浮肿，则心、脾、肾同治，用真武汤加减以温阳利水平喘。喘证总有气机上逆，故何平子在方药中常加入降逆、引气下达的药物，如旋覆花、代赭石、沉香、磁石、五味子、牛膝等，以增疗效。由于本证多为慢性虚损，反复发作性疾病，故常配用丸药、膏方调治，以取长久之效。

汗证

● 【原文】

平昔操心不节，厥阴气郁，膈胀反复，气痹阳虚，六脉软弱，精神疲倦，兼之夜寐自汗，神不守舍。当用补气收摄法，再视动静。

炒西党　茯神　煅牡蛎　炙黄芪　广皮白　五味　炒枣仁　麦冬肉　炙草　橘叶　红枣

表里俱虚，不司约束，所以易触寒邪，阳浮自汗。当此开泄之候，宜用血肉之品，以培其本也。

蜜炙黄芪二钱　茯神二钱　元参膏四钱　五味五分　金狗脊钱半　干河车钱半　枸杞子二钱　生羊肾一枚　霞天曲[1] (炒) 三钱

小丸方：西党二两　炙芪二两　茯苓三两　五味一两　鳝鱼肉 (去骨血，不入水，炙)　羊脚骨 (酒煨) 三两　虎胫骨三两　金狗脊 (去毛) 一两五钱　干河车一具　龟板心 (刮白，盐水炙) 三两

以党参膏泛丸。

（汗）心悸咳呛，屡泄自汗，表虚恶寒，右脉数大。当用固表苦泄法。

炙芪二钱　麦冬二钱　茯神二钱　橘红一钱　北沙参二钱　川连五分　牡蛎三钱　枣仁三钱　杏仁三钱　枇杷叶

三帖后去川连，加阿胶二钱。

复：据盗汗痰喘不止，余疾安妥。因天气炎热，娇脏受克使然。照前方加减。

炙黄芪　云神　麦冬肉　川贝　煅牡蛎　真西党　枣仁 (炒)　北五味　橘白　白芍药

● 【校注】

[1]霞天曲：为霞天膏和半夏等药物制成的曲剂。甘、微苦，温。有健脾

消饮作用。霞天膏为黄牛肉熬制成的膏剂，甘，温，补气血，健脾胃。

● 【评析】

　　本节三例汗证，均属阳气亏虚，不能敛阴，或卫外不固而汗液易泄，治以补气收摄为主，兼以益阴培本，使阴阳和调，腠理开阖有节，汗泄自痊。

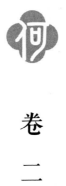

卷
二

吐血

● 【原文】

质弱火炎，骨蒸不退，痰中虽有血点，幸不咳呛。拟以滋肝肾调理。

制首乌　茯苓　银柴胡　秦艽　淮山药　北沙参　泽泻　川黄柏　麦冬

咳血久缠，多痰咽痛。

蛤粉炒阿胶　制洋参　人中白　茜草　冬瓜子　北沙参　燕窝　生米仁
橘白　老桑叶

蓄血[1]妄行，络虚心悸，幸不咳呛。以黑归脾调理。

真西党　淮膝炭　远志　白芍　广橘白　炒熟地　大麦冬　茯神　枣仁
冬桑叶

阳明络伤，狂吐衄血，脉络空虚，气喘心悸。

炙黄芪　茯神　生白芍　茜草　熟地　枣仁　花蕊石　淮牛膝　藕节

咳血反复，咽关不利，右脉弦数，木火刑金也。

熟地　北沙参　茜草　橘红　淮膝炭　阿胶　川百合　麦冬　枇杷叶
临服入化青盐少许。

失血过多，阳气无依，神困脉微，颇有脱势。姑拟补气养心法。

黄芪　茯神　枣仁　麦冬　炙草　白芍　党参　五味子　牡蛎　红枣

气郁络伤，失血膈胀，肝失所养，恐侮土成胀。以黑归脾佐疏郁治。

砂仁炒熟地　归须　淮牛膝　煨木香　真西党参　花蕊石　炒麦冬　茯神

炒枣仁　橘叶　藕节

咳血气秽，六脉弦数模糊，此温邪入络，肺胃受伤也。以清理救肺治。

羚角片　枇杷叶　地骨皮　茜草　冬瓜子　肥知母　生米仁　象贝母　橘红　加茅根　藕节

血证复萌，右脉弦数。当此升令，宜用泻白法。

地骨皮　知母　淮牛膝　麦冬　桑白皮　茜草　瓜蒌皮　米仁　枇杷叶

素体不足，曾经失血，现诊脉象弦数不静。此水亏火不潜根也，久防咳呛。

原生地　龟板心　粉丹皮　大麦冬　茯神　北沙参　赤丹参　煅决明　炒枣仁

咳血复萌，近兼遗泄，幸不脉数气喘，阴分犹未大亏，惟阳络受伤。先理后补。

北沙参　陈阿胶　麦冬肉　天花粉　茜草　川百合　白茯神　赤丹参　白莲须

丸方：西党参　北沙参　龟板　丹皮　白茯神　炒熟地　麦冬　五味　牡蛎　炒枣仁　白线胶　湘莲

以湖藕汁泛丸。

中虚肝郁，君相火炽，夜不安寐，不时失血。以泻心补气治。

川连　炒白芍　茜草　麦冬　茯神　黄芪　北沙参　丹参　枣仁

时疾失表，内蕴热邪，以致咳血反复不已。

地骨皮　橘红　米仁　阿胶　生甘草　丹皮　知母　茜草　麦冬　枇杷叶

复案：咳血不已，六脉数而无力，须轻剂调之。内损营络，频频咯血，心悸火浮，恐盛暑病剧。

制洋参　北沙参　麦冬　茯神　橘白　陈阿胶　粉丹皮　丹参　枣仁
红枣

肝胃络伤，劳动咯血。宜降气清热治。

鲜生地五钱　知母钱半　淮膝钱半　石决明五钱　粉丹皮钱半　茜草一钱
苏子三钱　丹参钱半

加茅根四钱。

无端失血，并不咳呛、脉数，乃气分受伤，久防腹满。

制於术　炒苏子　建泽泻　煨木香　云苓　川石斛　炒枣仁　炒白芍　新
会皮

换方：去白芍、木香、新会，加麦冬肉、北沙参、白蔻壳。

丸方：西党　沙参　麦冬肉　新会皮　盐水炒泽泻　於术　云苓　炒苏子
炙五味　炒枣仁

深思悒郁，内损营络，失血之后，午前咳呛，幸饮食照常，脉不弦数。可
见阳络受伤，未致虚怯，然宜谨慎自量。

原生地　粉丹皮　地骨皮　橘红　淮牛膝　北沙参　小郁金　茯神　麦冬
烊冲阿胶

丸方：制洋参　龟板心　淮膝　杞子　真藕粉　炒熟地　地骨皮　麦冬
牡蛎　北沙参　粉丹皮　云茯神

久呛动血，气分受伤。以润燥保肺，冀其轻减。

炒阿胶　杏仁　橘红　麦冬　枇杷叶　北沙参　丹皮　牛膝　川百合
藕节

接方：生地　沙参　龟板　橘红　川百合　西党　丹皮　淮膝　麦冬　冬
桑叶

又方：去龟板、西党、丹皮，加茯神、杏仁、山药。

又丸方：炙黄芪　麦冬　沉香末　橘白　淮牛膝　大熟地　茯神　炒枣仁
川百合　枇杷叶

烊冲阿胶丸。

中气不足，多痰咳呛，阳络受伤，屡屡咯血。须身心安静，勿使病情反
复。现诊脉象弦滑而空，以补气为主，保肺为次。

炙黄芪二钱　制於术二钱　款冬花钱半　半夏曲一钱　淮膝二钱　蛤粉炒
阿胶　煅牡蛎三钱　云神二钱　橘白一钱　沙参二钱

劳倦内伤，咳血兼便血。从脾肾滋补。

炒熟地　北沙参　丹皮　茯神　淮山药　制於术炒　淮牛膝　枣仁　麦冬
藕节

复诊：炒熟地　茜草　淮牛膝　川续断　粉丹皮　制於术　麦冬　煅牡蛎
白莲须　老桑叶

咳血不止，六脉弦数。乃络瘀未净，补剂尚早。

金沸草　茜草　淮牛膝　丹参　炒苏子　归须　丹皮　小郁金　米仁
加藕节、桑叶。

久患血证，络脉空虚，中气日亏，阳不潜根。诊得六脉浮数无力，颇有脱
势，勉拟潜阳纳补，图其奏效。

炙黄芪二钱　麦冬二钱　杞子二钱　云神二钱　淮膝二钱　大熟地五钱
五味四分　牡蛎四钱　白芍二钱　坎炁一具　沉香末四分

失血后咳呛，脉数，内风刑金也。须戒酒调治。

生地　沙参　石决明　橘红　云茯苓　丹皮　麦冬　淮牛膝　茜草　老
桑叶

　　　何氏四家医案校评

元气素虚，又兼失血，呛咳无力，脉象软弱，气分亏也。从脾肺肾滋补。

炒熟地四钱　北沙参二钱　怀山药二钱　麦冬一钱　云神二钱　真西党三钱　煅牡蛎三钱　丹皮钱半　橘白一钱　烊冲陈阿胶二钱

咯痰带血，六脉弦数，肝胃热郁也。法当清理。

地骨皮　龟板　丹皮　橘红　麦冬　石决明　知母　米仁　茜草　桑叶　茅根

复诊：制首乌三钱　茜草一钱　丹皮钱半　石决明五钱　泽泻钱半　麦冬肉二钱　龟板_炙四钱　地骨钱半　生米仁三钱　茅根四钱

筋骨痠痛，咯痰带血。温邪入络，法宜清理。

地骨　米仁　知母　川断　牡蛎　秦艽　丹皮　归身　淮膝　藕节

咯血久缠，肺虚络伤也，殊非轻恙。当此夏令，更宜谨慎。

西党参三钱　北沙参二钱　橘红一钱　淮膝(炒)二钱　枣仁(炒)三钱　炒阿胶二钱　麦冬二钱　丹皮钱半　云神二钱　桑叶钱半

复诊：气虚络伤，调中保肺主治。去丹皮、茯神、桑叶、枣仁，加牡蛎四钱，茜草一钱，百合三钱，藕根二个。

丸方：西党参三两　沙参二两　麦冬二两五钱　川百合三两　云神二两　熟地四两　淮牛膝二两　橘白一两　旱莲草一两五钱　枣仁三两　燕屑二两　沉香末四钱

阿胶泛丸。

咳痰带血，左脉弦数，此肝火刑金也。以通为补。

地骨皮　赤丹参　苏子　茜草　生蛤壳　冬桑叶　川郁金　丹皮　米仁　茅根

咯痰带血，略兼咳呛，此络伤阳火刑金也。须保养为要。

原生地　北沙参　云神　知母　麦冬　丹皮　川百合　蛤壳　橘红

接方：去茯神、百合、知母，加川贝、地骨皮

丸方：原生地　沙参　龟板　云苓　料豆皮　西党参　麦冬　丹皮　知母　旱莲草

咳痰带血，上焦阳络伤也。从肝肺清理。

地骨皮　炒苏子　茜草　淮牛膝　知母　冬桑叶　川郁金　丹皮　生米仁　茅根

失血内热，盗汗脉数，表里交虚。殊非轻恙。

炙黄芪　沙参　麦冬　茜草　茯神　丹皮　地骨　橘白　枣仁 (炒)

络血外溢，肌体发热。以润肺凉血治。

原生地四钱　肥知母钱半　生鳖甲三钱　焙麦冬二钱　茜草一钱　粉丹皮钱半　石决明五钱　淮牛膝二钱　橘红一钱　茅根四钱

阴分久亏，咳呛失血，气喘脉数，清晨自汗，阳分亦亏也。殊非轻恙。

炙芪　麦冬　云苓　川百合　熟地　五味　淮山药　牡蛎

蓄血妄行，气瘠神倦，饮食不运，恐防腹满。

炒白芍　统当归　云苓　焦白术　泽泻　川石斛　远志　苏子　煨木香　焦谷芽

内热咳血。

原生地　茜草　粉丹皮　淮膝炭　麦冬　冬桑叶　橘红　肥知母　石决明

久患血证，脉络空虚，气逆火浮，元海不足也，颇为棘手，勉拟一方，图其寸效。

炙黄芪钱半　制於术 (炒) 二钱　麦冬二钱　怀山药二钱　橘白一钱　炒松

熟地四钱　炙五味四分　枸杞二钱　煅牡蛎三钱　枇杷叶钱半[2]

娇怯之躯，兼之操心不节，骤然失血，血不归根，咳呛日甚，色脉少神。须安神调养为要。（每吐碗许，时时火升口干）

西党参　煅牡蛎　北沙参　云神　川百合　蛤粉炒阿胶　橘白　枸杞子
麦冬　枣仁（炒）

肝胃络伤，膈痛咯血。须戒酒安养。

生地　郁金　丹参　苏子　麦冬　丹皮　茜草　牛膝　橘红　桑叶　藕节

复诊：生地　玉竹　牛膝　郁金　石决明　丹皮　茯苓　丹参　川断　茅
柴根

元气素虚，夹温邪袭络，咳血缠绵不已，午后身热，脉数神倦，殊非轻恙。（此人遍体作胀，两腿尤甚）

真西党　麦冬肉　炒白芍　川百合　橘白　原生地　粉丹皮　煅牡蛎　茜
草　藕节

蓄血妄行，体倦脉软，神色萎黄。当从心脾肾调治。

制洋参　制於术　龟板心　茯神　远志肉　制首乌　北沙参　柏子霜
枣仁

肝胃络伤，始痰咯血，现患干呛，脉濡。此水亏阳络不和，殊非轻恙。

炒阿胶二钱　沙参二钱　麦冬二钱　知母钱半　枇杷叶钱半　粉丹皮钱半
茜草一钱　地骨二钱　桑叶一钱　广橘红一钱　藕节四枚[3]

复：咳痰爽利，脉亦和平，可见上焦蕴邪已泄，清气和快也。

炒生地四钱　麦冬二钱　料豆皮二钱　米仁三钱　蛤壳三钱　丹皮钱半
橘红一钱　云苓二钱　地骨二钱

又丸方：西党参三两　丹皮二两　沙参二两　炙龟板四两　藕粉二两　生

地四两　麦冬二两　知母一两五钱　旱莲草三两　地骨二两　云苓二两　泽泻一两五钱

阿胶丸。

咳血不止，气喘神倦，中虚阳络伤也。

鲜生地　麦冬　北沙参　橘红　泽泻　粉丹皮　地骨皮　石决明　茜草茅根

营虚肝失所养，侮胃脘痛；内风上扰，呕吐蓄血；脾困络伤，便血大下；面浮自汗，虽发晕厥，六脉虚软，重按则空，此血脱气亏之候，最防虚脱。宗血脱补气法，图其奏效。

西党　於术　牡蛎　炙草　山药　茯神　熟地　白芍　红枣　枣仁

胁痛咳呛，血症复发，脉象右数左软，此阴虚阳络受伤。当此暑候，须安静保养。

制洋参　麦冬　茜草　天花粉　枇杷叶　炒阿胶　茯神　淮膝　川郁金活水芦根

连年咳血，气喘多痰。当此酷暑，音哑咽痛，劳怯已成，不得忽视。

真西党　人中白　沙参　川百合　淮牛膝　陈阿胶　麦冬肉　橘白　煅牡蛎

加生藕节。

肝胃热郁，络伤咯血，以清理疏肝治。

地骨皮　牛膝　炒苏子　橘红　小郁金　丹参　归须　青蒿　藕节

内蕴暑邪，咳痰带血，六脉洪大不柔。补阴剂不宜早服。

地骨皮　丹皮　米仁　蛤壳　冬瓜子　桑白皮　生草　橘红　茅根

复诊：脉症俱见平善，惟内燔不止，阴分亏也。

原生地　龟板　麦冬　茯神　牡蛎　丹皮　女贞子　橘红　沙参　桑叶

失血后喘咳自汗，脉数无力，表里俱虚也。必须大补。
炙黄芪　麦冬　牡蛎　茯神　熟地　五味　牛膝　枣仁　胡桃

元气素虚，火动咳血，血虽止而痰涎上泛。想阴液内亏，兹用健中保肺法。
於术　沙参　川贝　山药　橘红　阿胶　麦冬　百合　茯神
加青土[4]。

咳呛秽痰带血，右脉弦数，由气郁络伤，肺金受克。冬至节已近，须宽怀保养。
阿胶　丹参　橘红　枇杷叶　苏子　米仁　沙参　茜草　麦冬　淮牛膝
藕节

肺风脾湿，浮肿失血。为患未久，疏风分理治。
防风　茜草　苏子　橘红　泽泻　萆薢　赤苓　米仁　花粉　茅根

七情悒郁，肺气痿伤，交此夏令，咳血秽痰，元气预虚，恐炎暑病剧。
真西党　北沙参　款冬花　生米仁　白及片　阿胶　川百合　怀膝炭　枇杷叶　藕节　橘白

身心过劳，营络受伤，气冲血溢，幸不咳呛。宜用黑归脾加减。
青盐炒熟地　茯神　女贞子　炒怀膝　丹参　炒陈阿胶　枣仁　远志炭
焙麦冬

气喘咳呛，狂吐络血，此中气弱而虚火上浮。保肺和肝兼治。

党参　沙参　苏子　麦冬　藕节　陈阿胶　丹皮　橘红　丹参

咳痰不爽，六脉弦大，乃肝火刑金，络伤动血。宜豁痰降气治。
金沸草　炒苏子　北沙参　杏仁　牛膝　代赭石　川贝母　桑叶　橘红

咳血久缠，又兼脾泄，饮食艰运。恐严寒病剧。
生黄芪　茯苓　淮山药　橘白　米仁　制於术　扁豆　北沙参　苏子
湘莲

中虚咳呛，兼肺络受伤，胃气困败，频吐痰血。已成酒格，难以调治。
制於术　苏子　川贝　米仁　北沙参　橘白　牛膝　冬桑叶

气分受伤，狂吐络血，肝失所养，痞胀不收。恐脾土受困，延成腹满。须
节饮食，戒气调治。
制於术　生白芍　川郁金　炒苏子　炙鳖甲　金石斛　怀牛膝　生米仁
北沙参　茯神

咳血久延，土衰便溏，此末传[5]也。甚为棘手。
生黄芪　麦冬　橘白　淮山药　桑叶　制於术　川贝　五味子　菟丝子
红枣

狂吐络血，久恐腹满，宜用归脾主治。
制於术　白芍　茯神　新会皮　炒归身　远志　枣仁

去血过多，形衰脉弱，显是气分大亏，胃阳顿败，防其气脱。
党参　五味　干姜　黄米　於术　炙草　茯苓　益智

木火刑金，便溏膈闷，络伤动血，痰不利豁。中焦为患，莫作阴虚治。

川连三分　川郁金(切)一钱　石决明(煅)四钱　枇杷叶(去毛,炙)　蛤粉炒阿胶三钱　冬瓜子三钱　生米仁四钱　大麦仁三钱　生藕皮五钱

阳不交阴，络伤咯血，诊得六脉细软，可见下焦火微也。以交心肾、救肺治。

熟地　北沙参　辰砂拌麦冬　郁金片　陈阿胶　枇杷叶　橘白

咳血兼寒热，气逆骨痛，大便溏泻，可见表里俱不足也，脾阳损败，已成劳怯。

西党参　炒阿胶　橘白　茯神　淮山药　制於术　焙麦冬　五味　枣仁
炒红枣　参三七(研,冲)

骤然失血，头痛脉数，膈次不利，举动气促。此由温邪入络，肝气不舒也，宜降气凉血治。

犀角　牛膝　丹皮　石决明　炒苏子　茜草　橘红　川郁金

血证复发，兼气逆膈胀，六脉洪大，肝郁之验也。宜通络疏降治。

归须　橘红　石决明　郁金　犀角　炒苏子　牛膝　桃仁　茜草　新绛[6]
屑　生藕

接方：鲜生地　郁金　丹参　麦冬　石决明　粉丹皮　橘红　沙参　牛膝
生藕

血证复萌，觉心悸不宁，胸前空宕，遍体骨痛，乃气不摄血，营络空虚。宜用黑归脾加减法。

党参　茯神　麦冬　枸杞子　炒白芍　阿胶　枣仁　新会　怀牛膝
接方：人参　茯神　麦冬　炙草　熟地　枣仁　怀膝　阿胶

努伤阳络，膈痛咳血。疏肝润肺治。

北沙参　苏子　牛膝　丹皮　丹参　川郁金　茜草　橘红　生藕

咳逆吐血，脉象虚数，乃气亏而娇脏受伤也。须静养调治。
阿胶　米仁　枇杷叶　丹皮　冬桑叶　沙参　橘红　茜草　麦冬　茅柴根

遗精咳血，脉络空虚，腰背酸痛，神色㿠白。以甘温育阴治。
真西党　茯神　制於术　麦冬　橘红　阿胶　净枣仁　甘枸杞　牡蛎　建
莲肉　枇杷叶

始因咳呛，胸肋不快，延至狂吐络血，左脉弦动，气郁侮中，阳络受伤所
致。现在胃气未复，尚带痰血，此络瘀未楚也。暂用疏肝和胃法。
鲜石斛　丹参　石决明　茜草　橘红　怀牛膝　郁金　炒白芍　苏子
复诊：服药后眠餐俱适，惟肢体尚未强旺，乃营络空虚，肝失所养。再拟
益气养营法。西党参　白芍　茯神　橘白　莲肉　阿胶　牡蛎　枣仁　料豆皮

阳络受伤，咳血又兼咳呛，乃肝火刑金也。须省力调治。
生地　苏子　橘红　麦冬　川断　丹皮　丹参　牛膝　桑叶　茅柴根

七情抑郁所伤，狂吐络血，血虚则气喘，脉数，火不潜根也，以致下午身
热，胃气不开。兹用柔肝健胃，斯为稳计。
西党参　茯神　麦冬　牡蛎　橘白　炒阿胶　枣仁　沙参　牛膝　枇杷叶

肝气抑郁，络伤咯血，火动不潜。须安养调治。
制洋参　石决明　茜草　郁金　苏子　生白芍　茯神　丹参　牛膝　湖藕

积劳内伤，咳血转剧，延至气喘，脉软，脾胃损败，不但真阴内竭，阳气
亦亏，颇有脱象，非温补不回。
西党参　於术　五味　麦冬　茯神　枸杞子　橘红　牡蛎　山药　干河车

复诊：西党参　熟地　五味　橘白　牡蛎　炙黄芪　麦冬　茯神　山药
青盐

久咳动血，肺虚络伤。

阿胶　麦冬　茜草　橘红　丹皮　天冬　沙参　牛膝　知母　桑叶
换方：去阿胶、天冬、茜草，加生地、川断、苏子、生藕。

咯伤见血，幸不咳呛，乃气分病也。平肝降气主治。

原生地　麦冬　牛膝　郁金　炒苏子　沙参　枣仁　湖藕

温邪伤肺，咳呛失血，六脉弦数，恐延入怯门。

北沙参　川贝母　地骨皮　橘红　生米仁　麦冬　粉丹皮　桑叶　牛膝
元武板
复：冲呛较前已减，脉象数势和平，俱属佳境，但未能速愈。

生地　麦冬　川贝　冬桑叶　杏仁　沙参　橘红　龟板　丹皮　青盐

内伤失血，咽干膈痛，虽有咳呛，六脉并不弦数。惟虚阳不潜，须省力
调治。

原生地　川断　淮膝　龟板　沙参　粉丹皮　麦冬　橘红　苏子　桑叶

久嗽动血，畏风头晕，表虚肝络伤也。补气柔镇调养。

黄芪　茯神　麦冬　沙参　女贞子　阿胶　川贝　山药　橘白　冬桑叶
红皮枣

素有痰喘，近兼失血，频发不已，两手脉虚软，乃中虚气分伤也。须填阴
保肺，斯为稳策。

黄芪　熟地　枣仁　四制香附　怀牛膝　炒阿胶　茯苓　白芍　枸杞子
青盐

失血后咳呛缠绵，阴液日损，火不潜根，兼之腹胀便溏，形衰脉弱。不但肝肾内亏，下焦真火亦不足也，殊非轻恙。

炙黄芪　淮山药　橘白　麦冬　北沙参　炒阿胶　茯神　於术炭　建莲肉　菟丝子

接方：去阿胶、莲子、沙参、菟丝子，加五味、枸杞、川贝、枇杷叶、坎炁。

内热咳血，本元虚也。清阴润肺治。

地骨皮　蛤壳　橘红　玉竹　藕节　北沙参　麦冬　知母　桑叶

始患失血，继之咳呛，延久不痊，阴液日耗，兼患遗泄，大便溏薄，脾肺肾俱虚，殊非轻恙。以健土宁金法，图其奏效。

真西党　北沙参　女贞子　麦冬　橘白　制於术　白茯神　淮山药　金樱子　枇杷叶

阳络受伤，咳血膈痛，病久脉虚，愈期未许。

制松生地　阿胶　橘红　茜草　牛膝　粉丹皮　麦冬　石决明　沙参　桑叶

晨起咳痰，咽痒见血，肺胃之火，只宜清润调治。

乌犀角　天冬　橘红　桑叶　生地　麦冬　知母　枇杷叶　生草　茅根

咳血足痿，上盛下虚也，非朝夕可愈。

大熟地　枸杞　米仁　橘白　川断　归身　元武板　沙参　焙麦冬　枇杷叶

狂失血后，脉软气怯，胃气薄弱，非补无策。

炙芪　五味子　牡蛎　茯神　胡桃肉　大熟地　淮牛膝　橘白　杏仁

蓄血妄行，并不咳呛气逆，惟左脉弦大，乃血去而络不和也。暂用疏滞通络，接用黑归脾法。

归须　牛膝　桃仁　丹参　绛屑　苏子　小郁金　石决明　柏子仁

咳呛动血，咽间腐碎，由气虚而肝阳内炽。须宽心调治。

熟地　橘白　人中白　米仁　枸杞　沙参　麦冬　川百合　淮山药　藕节

右脉紧大，痰不利豁，并少腹不甚舒块，此水亏不动，肝火灼金，防血证复萌。暂用和阴润肺法。

金石斛　杏仁　紫菀　茯神　麦冬　北沙参　蛤壳　新会　百合　青盐

阳络受伤，心嘈膈胀，口苦舌干。恐血证狂发。

地骨皮　麦冬　云苓　归须　牛膝　苏子　郁金　石决明　花粉　芦根

温邪伤络，气逆咯血。为患未久，清理肺胃为主。

地骨皮　桑叶　米仁　丹皮　决明　炒苏子　橘红　茜草　沙参　茅根

温疟伤阴，内热咳血，久延反复，气阴俱亏，兼之脾胃薄弱，六脉细软，已成劳怯，难许无虞。

炙黄芪　北沙参　枸杞子　淮山药　牡蛎　西党参　云苓　橘白　麦冬

阳本素亏，又兼内伤失血，火不潜根，咳逆膈痛。当此火令，须静养调摄。

洋参　沙参　茯神　丹皮　牡蛎　陈阿胶　麦冬　橘红　山药　藕节
桑叶

阳络受伤，咯血，六脉弦硬。当用通络降气法。

归须　柏子仁　金沸草　淮牛膝　蛤壳　桃仁　丹参　苏子　丹皮　绛屑

上焦热郁，膈次模糊，六脉弦大，咳痰带血。法当清理。

地骨皮　丹皮　橘红　苏子　淮牛膝　知母　丹参　茜草　生蛤壳　藕节

复：脉来柔软，尚有蓄血，再用疏滞化瘀法。

全福花　麦冬　米仁　橘红　淮牛膝　苏子　茜草　郁金　枇杷叶　藕节

内热咳呛，痰中带血，幸脉象安和。从肺肝清理。

北沙参　橘红　地骨皮　杏仁　知母　麦冬　丹参　米仁　怀膝　茅根

复诊：麦冬　地骨皮　米仁　蛤壳　桑叶　橘红　杏仁　玉竹　生地

丸方：生地　沙参　地骨皮　元武板　川断　丹皮　麦冬　橘白　泽泻　云苓

肝胃络伤，咯痰带血，脉来弦数，未宜投补。

生地　丹参　地骨皮　生米仁　泽泻　丹皮　麦冬　云苓　冬桑叶　藕节

中虚肝络受伤，气逆失血，久延日甚，恐正气难敌。

熟地　麦冬　石决明　茯神　新会　阿胶　女贞子　丹皮　枣仁　藕节　桑叶

丸方：熟地　沙参　淮牛膝　橘白　丹皮　於术　麦冬　牡蛎　杜仲　款冬花　米仁　百合

肋痛咳血，肺胃络伤，六脉细软，中气亦不足也。殊非轻恙。

鲜生地　茜草　丹皮　橘红　丹参　炒阿胶　麦冬　米仁　怀膝　料豆皮　茅根

复：咳血愈而复发，六脉更觉无力，宜乎补气。

西党参　麦冬　百合　茜草　茯神　炒阿胶　沙参　橘白　山药　茅根

质弱火炎，屡上咳痰，阳络受伤，痰中带血，所喜肺气宁静，脉不数大。当此火令，须静心安养。

洋参　麦冬　川贝　橘红　云苓　阿胶　知母　茜草　丹皮　生藕

丸方：洋参　丹皮　旱莲草　藕粉　生地　麦冬　料豆皮　龟板心　石决明　女贞子　百合

海参捣丸。

络伤血溢，并不气喘脉数，不致大害。
生地　茜草　生白芍　枣仁　怀牛膝　花粉　茯神　藕节

内伤火浮，失血后兼咳呛，不易理治。
生地　麦冬　牛膝　石决明　丹参　丹皮　橘红　苏子　北沙参　冬桑叶

失血后气喘咳呛，脉形细数，阴亏火动也。几成劳怯，愈期未许。
陈阿胶　北沙参　茯神　橘白　川贝母　女贞子　牛膝　麦冬　牡蛎　枇杷叶

失血后咳呛不止，音哑咽痛，脉象弦数。此肺络伤也。
北沙参　淮牛膝　麦冬　蛤壳　人中白　紫菀　川贝母　米仁　橘白

病本脾虚，近兼咳血，此温邪伤络，轻为清理，但少腹胀楚，久防腹满。
地骨皮　苏子　茜草　丹皮　云苓　桑白皮　橘红　丹参　郁金

狂失血后，音哑咳逆，六脉洪大，乃阳明有余，少阴不足也。值此夏令，须耐烦安养。（案此方祖玉女煎）
炙芪　北沙参　麦冬　牛膝　地骨皮　熟地　天门冬　生草　知母　生石膏

温邪伤络，骤然失血。清理肺胃，自然安适。
冬桑叶　小郁金　丹皮　橘红　丹参　炒苏子　茜草根　归须　花粉　藕节

失血后膈次不舒，咽干，脉数，阳络不和也。须省力调治。

丹皮　炒苏子　川断　麦冬　白芍　炙黄芪　小郁金　淮膝　橘红　冬桑叶　红皮枣

晨起口干咳血，交春频发，大便干结，左脉弦紧，乃厥阴气有余，惟恐狂吐。暂拟疏润下达法。

归须一钱　苏子三钱　小郁金八分　橘红八分　淮膝炭钱半　桃仁三钱　石决明四钱　肥知母钱半　茜草一钱　茅柴根三钱

接服方：蛤粉炒阿胶二钱　料豆皮二钱　鲜生地三钱　蕊石三钱　炒黑牡丹皮钱半　淮膝炭钱半　茯神二钱　麦冬二钱　淡秋石三分　橘红一钱

咳痰不止，络血外溢，六脉细软，举动喘逆。此中虚阳络受伤，当用潜纳法。

西党参　炒黑杞子　怀膝炭　广橘白　蛤粉炒阿胶　白茯神　煅牡蛎　淮山药　人参　三七　乌铅　莲肉

久嗽气喘，痰血心悸，及下午畏冷，六脉软弱。属气不足，胃络伤也。须安养调治。

真西党参　沙参　白茯神　淮牛膝　橘白　蛤粉炒阿胶　麦冬　炒枣仁　川贝母　冬桑叶　生藕节

咳嗽痰血，已经四年。

地骨皮　冬桑叶　花粉　淮膝　炒苏子　粉丹皮　茜草　知母　茅柴根

深思抑郁，内风烁金，津失上承，络伤咯血。须息心怡养，水升火降。

川黄连五分　枇杷叶钱半　丹皮钱半　橘红一钱　石决明四钱　炒阿胶二钱　川百合二钱　茯苓二钱　麦冬二钱

临服化青盐。

久嗽不止，并曾失血，此肺虚络伤也。现音哑咳痰，脉象弦紧不柔，乃水亏厥阴化风也，只宜清补。

制洋参　金石斛　枇杷叶　橘白　建莲　蛤粉炒阿胶　北沙参　麦冬　盐水炒淮膝　陈夏曲

肝肾久虚，两足已废，内风冲逆，络伤咳血，兼之脉数气喘，恐盛暑病剧。

党参　麦冬　川贝　牛膝　莲肉　阿胶　茯神　橘红　牡蛎　枇杷叶

痰喘日剧，痰中带血，气亏络伤也，不易脱体。

熟地　麦冬　橘红　川百合　甜杏仁　沙参　茯神　牛膝　煅牡蛎　生藕节

中焦气郁，络伤咯血，六脉紧大。以通为补。

归须　丹参　桃仁　苏子　郁金　石决明　新会　桑叶　茜草　藕节牛膝

（咳血）络伤失血，业经两次，半载以来，晨起发咳。方书云：晨咳由胃火内烁也。而其原实因乎水亏失制。拟养阴以制火。

生地　生草　萸肉　川贝　丹皮　知母　元参　桑皮　白芍　陈皮　紫菀石膏

● 【校注】

[1] 蓄血：出自《伤寒论·辨阳明病脉证并治》："阳明证，其人喜忘者，必有蓄血。所以然者，本有久瘀血，故令喜忘。屎虽硬，大便反易，其色必黑者，宜抵当汤下之。"蓄血既指瘀血停积，又指在外感病过程中，因瘀热内结而引起的病证。

[2] 枇杷叶钱半：原剂量缺漏。据本书中枇杷叶常用量补入。

［3］藕节四枚：原剂量缺漏。据本书常用量补入。

［4］青土：泥土长期被江水浸泡而形成的青色土，含有较多的铝和铁的氧化物。

［5］末传：《难经·十四难》论损至脉的病证，至脉的病由肾到肺，是从下向上传变的，损脉的病由肺到肾，是从上向下传变的，脾属土，位居于中，无论病由肾到肺，抑或由肺到肾地传变，大凡传过于脾胃，病已不浅了，如五脏传遍，则是死证。

［6］新绛：指茜草初染的丝织物。入煎剂有活血作用。

● 【评析】

本节吐血病证包括上消化道出血之呕血及呼吸系统之出血，从案例看大多兼有咳嗽逆呛，或明言咳血、咯血，故以肺系出血为主。吐血之因总不离血络受伤，然证分虚实，属实者多由温邪入络，肺胃蕴热，肝火刑金，气郁络伤以及瘀血阻络等所致；属虚者多因阴亏火炎，气虚不摄，甚则阴亏气脱等引起。何平子治咯血常用润肺凉血、和肝降气、滋阴潜纳、甘温育阴等治法，药如沙参、麦冬、蛤粉炒阿胶、丹皮、橘红、枇杷叶、石决明、牛膝、熟地、龟板、五味子、枸杞、坎炁等。治呕血用降气清热、健脾补中法，用黑归脾丸加减，药如知母、丹皮、牛膝、砂仁炒熟地、益智仁、白芍等。治血证方中常配用藕节、茜草、三七、茅根、白及、花蕊石等止血不留瘀之品；有瘀阻者常加入丹参、归须、鳖甲等活血化瘀药；热甚者亦有加人中白、羚羊角、犀角等药物。何平子治血证虽重视滋阴、补气、养血，但对于外邪未尽，血热较甚，或络瘀留滞等病况，则以祛邪为法，案中有先理后补、补剂尚早、以通为补等语，以示告诫。

虚劳

阳本亏而腠理久疏，心营外越，阳不潜藏，略一用心举动，肢冷火浮，脉来空软，兼之胃气薄弱，不克生津四布，以致筋骸无力，营卫大虚。以补气养心，元阳自然充旺，立夏节迩，再宜用参。

拣熟人参五分　白茯苓二钱　炒枣仁三钱　菟丝子二钱　炙绵芪二钱　制於术钱半　五味子四分　炙甘草四分　南枣二枚

接方：西党参四钱　炙绵芪三钱　北五味五分　煅龙齿二钱　坎炁一条制於术二钱　白茯神二钱　炙甘草四分　枸杞子 (炒) 二钱　炒黄米汤代水煎药

脾肺两伤，先用补土法，土旺则金自生矣。

党参　炙草　菟丝　炒白芍　扁豆　茯苓　五味　新会　淮山药

水亏火旺，心肺肾被虚阳内扰，历时既久，阴日耗而阳愈炽，所喜脾胃犹未受损。治用滋肾水，润肺金，养心神，自有相济之功也。

怀生地 (捣细碎) 三钱　天冬 (去心, 漂淡) 二钱　柏子仁 (生研) 一钱　北沙参二钱清阿胶 (沥渣后烊化) 钱半　怀熟地 (捣细碎) 三钱　麦冬 (去心) 二钱　川贝母 (去心) 钱半茯神钱半

（内热）内热神倦，肝肾不足也。育阴培土调治。

制於术　山药　丹皮　新会　云苓　制首乌　泽泻　秦艽　川断

丸方：於术　山药　云苓　地骨　川断　生地　泽泻　丹皮　麦冬　川柏

肝肾不足，内热骨痛。已交春令，育阴养血调治。

炒生地　淮牛膝　川断　新会红　杜仲　白归身　粉丹皮　女贞　石决明

（虚劳）向患寒热已止，今则骨蒸瘰核[1]，脉来右软左弦，可见金虚木旺也。拟益肺为主，清肝佐之。

麦冬　玉竹　生草　党参　决明　川斛　天冬　青蒿　橘白　羚片　丹皮
海藻

（虚劳）许姓，向患目赤已愈，迩年来遗泄频发，津液内亏，以致水不制火，气不归根，连吐络血，盈盏盈盆，脉来左扎弦，而右软涩。审意相火不能潜藏，真水无以充养也，恐延入怯[2]门，须静养勿烦。

镑犀角　丹皮　生地　洋参　橘白　生甘草　羚羊片　鳖甲　决明　茯苓
川贝　杏仁

复诊：服数剂后咯血略减，气逆稍平，惟脉左弦右涩，相火不能下潜，则阴血亦由火而生也。再照前方增损。

照前方去洋参、生地、茯苓、川贝，加麦冬、天冬、党参、山栀。

温补不效，病势日夜不息，饮食艰运，六脉软弱无神。的是虚候，惟是大便不畅，恐有蓄血，此方暂服。

西党　桃仁　元胡　柏子霜　全当归　肉桂　青皮　茯苓　瓦楞　葱管

下焦真气不充，少腹结滞，纳食艰于健运，大便不畅。诊得脉象并无弦数，宜用温润法。

制於术　夏曲　生归身　煨木香　淡苁蓉　甘枸杞　白芍　茯神　广藿
丸方：去广藿，加党参、熟地、黑芝麻、肉桂、砂仁。

● 【校注】
［1］瘰核：指瘰疬。
［2］怯：病证名。指虚劳证。因虚劳气血虚衰，心常恐怯，故名。

● 【评析】
虚劳一证总由气血阴阳亏虚，且久而不复所致，五脏均可累及，然以脾肾为要。十九世何嗣宗《虚劳心传》提出治虚劳三大要：一曰补肾水，二曰培脾土，三曰慎调摄。何平子当有承袭，擅用地黄、菟丝子、首乌、枸杞、女贞子、天冬等补肾滋阴，用人参、黄芪、山药、扁豆、白术、茯苓等补脾益气，虚甚者加阿胶、鳖甲、坎炁等血肉有情之品填补精髓。阴虚有热者治疗当合以清火凉润，药如羚羊角、犀角、丹皮、青蒿、石决明等。并注意叮嘱患者要静养勿烦，方能增强疗效。

心悸

久患休息[1]，近兼咳血，二端俱愈，惟是内风煽动，以致心悸头晕，右脉弦数。宜黑归脾通补，徐徐安痊。

制於术　炒白芍　白茯神　炒黑丹皮　煨木香　蛤粉炒阿胶　远志肉　炒枣仁　炙甘草

（牙宣）心悸火动，肝胃热甚也，以滋清法调治。

制洋参　丹皮　知母　茯神　泽泻　熟首乌　麦冬　丹参　枣仁　加生石膏

心悸膈胀，头晕目昏，中虚营血亏也。

炒阿胶　石决明　茯神　枣仁　麦冬　小郁金　菊花　归身　白芍

头晕多痰，心悸少寐，离坎不交[2]也。以苦泄安神，自然安适。

川连　丹参　橘红　茯神　竹茹　半夏　辰砂拌麦冬　枣仁　龙齿　橘叶

色脉少神，心悸头晕，乃脾不统血也。久防中满。

西党参　远志　茯神　归身　丹参　制於术　石决明　枣仁　白芍　红枣

崩疾后营络空虚，心悸少寐，体倦脉软。宗血脱补气，斯为稳计。

炙芪　枸杞　於术　远志　茯神　枣仁　熟地　五味　煨木香　桂元肉

心悸胆怯，六脉无力。乃气亏阳不交阴，须重剂培本。

炙黄芪二钱　炒枣仁三钱　炒白芍钱半　茯神二钱　远志(泡)钱半　麦冬肉二钱　炙五味四分　煅牡蛎三钱　丹参钱半　红枣四枚

丸方：西党三两　於术三两　麦冬二两　五味一两　白芍二两　炙芪三两　熟地四两　茯神二两　枣仁三两　炙草七钱　煅龙齿二两　远志一两五钱

研末，桂圆汤泛丸。

水亏，络不通为痛，以致心悸少寐，频泄自汗。若不和养肝脾，虑其失血。

西党参三钱　茯神二钱　炒白芍二钱　炒苏子三钱　夏曲一钱　金石斛三钱　枣仁 (炒) 三钱　川郁金一钱　统当归二钱　橘叶三片　红枣四枚

三阴不足，腠理空疏，稍为劳动，心悸头晕，略沾外感，随即恶寒。大虚候也，非补无策。

熟地　茯神　白芍　柏子仁　紫石英　归身　麦冬　枣仁　龙齿

加橘叶、桂元肉。

肝胆气郁，心悸脉数，膈次不宽。久防失血。

川连　郁金　枣仁　柏子仁　泽泻　麦冬　茯神　山栀　杏仁

加芦根。

复：数脉和平，夜得安寝，可见君火交阴。宜用丸子调理。

首乌　枣仁　茯神　泽泻　龟板　麦冬　莲须　女贞子　川黄柏

丸方：洋参　麦冬　枣仁　柏子仁　丹皮　生地　茯神　龟板　金樱子　北沙参　湘莲　川柏

蜜水泛丸。

阳不交阴，心惊胆怯，昼夜难寐。由深思郁结所致，肝胆必有火迫。以泻心安魄主治。川连　石决明　茯神　辰砂拌麦冬　橘红　半夏　柏子霜　枣仁　川郁金

加胆星。

心悸筋惕，甚则厥晕。此属肝风痫厥，涤痰清镇治。

首乌　石决明　刺蒺藜　橘红　钩藤　半夏　辰砂拌麦冬　山栀　淮膝

加竹茹。

心悸筋惕，内风煽动也。养营安魄治。

首乌　茯神　秦艽　山栀　麦冬　归身　枣仁　龙齿　刺蒺

加桑枝。

心悸少寐，精滑不禁，六脉紧大。当用固精安魄治。

炙芪　枸杞　茯神　山药　龙齿　熟地　五味子　枣仁　龟板　莲须

心脾肾不足，以致脉数心悸，腰痛脚肿，精神委顿。莫作轻视。

炙芪　茯神　麦冬　女贞子　熟地　杜仲　枣仁　五味　白芍　桂原肉

举动心悸，甚则肋跳，此三阴气亏也。以培水安魄治。

西党参　麦冬　枣仁　龙齿　柏子仁　五味子　茯神　白芍　淮牛膝　桂
原肉

营液交虚，心阳飞越，上实下虚，易饥胆怯，延久不痊，神思倦怠，脉数
无力。鄙拟甘温潜纳法，附方酌用。

炙绵芪二钱　五味四分　茯神二钱　枸杞三钱　新会红一钱　大熟地五钱
麦冬三钱　枣仁三钱　牡蛎四钱　桂元肉五枚

复：中虚阳越，六脉空软无力，此怔忡候也。惟用温补填纳，舍此无策。

西党参　炙芪　茯神　五味　枸杞子　熟地　枣仁　麦冬　白芍　浮麦
红枣

中虚内风煽动，怔忡渐也。以柔肝佐安魄法。

炒松熟地　归身　煅龙齿　柏子霜　辰砂拌麦冬　法夏　炒枣仁　桂元肉

抱木茯神　五味　冲陈胆星三分

　　阳虚，君火不潜，心悸头晕，甚则汗厥。此怔忡候也，须重剂培补。
　　炙芪　茯神　於术　白芍　五味　熟地　枣仁　麦冬　牡蛎　桂元肉

　　中虚，内风不潜，骨痛头晕，屡泄自汗。此怔忡候也，须重剂填补。
　　炙黄芪　枸杞　麦冬　茯神　柏子霜　熟地黄　淮膝　甘菊　枣仁　桑叶

　　肝胆气郁，心烦少寐，阳不交阴，黎明盗汗。此怔忡候也。先宜苦泄，然后养心收摄。川连　麦冬　枣仁　山栀　柏子仁　半夏　茯神　石决明　泽泻　陈胆星

● 【校注】

　　［1］休息：指休息痢。即痢疾时止时发，久久不愈。
　　［2］离坎不交：即心肾不交。

● 【评析】

　　心悸俗称心跳，简称悸。悸，在《赤水玄珠》卷六说："悸则心既动而又恐恐然畏惧，如人将捕之。"其病在心，多责之阴阳气血的亏损，如案中所说心脾肾不足、气亏阳不交阴、中虚营血亏等，然亦有内风煽动，肝胃热甚，或肝胆火迫者。治疗以滋补宁心安神为主，何平子多从和养肝脾入手，喜用黑归脾丸加减，如加麦冬、茯神、首乌、五味子、龙齿、丹参等药。如内有火热，则加黄连、山栀、知母、石膏等。

　　怔忡是指心悸之重症，或指心跳并有恐惧感。心悸、怔忡意思相近，临床常互用之，故病机、治疗有相似之处，由于怔忡病情稍重，因此补益力量往往有所增强，如案中所用重剂培补，或温补填纳等。

消渴

● 【原文】

津液下陷，烦渴不止。以甘寒佐升清治。

原生地　升麻　知母　川萆薢　生草　麦冬　花粉　天冬　五味子　白芦根

气喘口干，肢体痿软。中虚，阳明湿热未清也（舌本上腭腐碎，渴欲多饮）。

制洋参　生米仁　北沙参　生草　连翘　大麦冬　石决明　粉丹皮　芦根云神

接方：此证是消渴之渐，最难用药者。

制於术　大麦冬　西党参　石决明　白芍（炒）　淮牛膝　丹皮　川百合云苓　盐水炒胡桃肉

● 【评析】

消渴证以口渴欲饮，易饥易嘈，溲多而浑为主症，病机以阳明胃火，阴虚内热为多。治以益气、滋阴、降火为主，病属本虚标实，故何平子治疗取补虚泻实兼顾。

肺痿

● 【原文】

久咳膈痛，右脉弦数。肺痿[1]之渐，莫作轻视。

沙参　川贝　黄芪　云苓　冬瓜子　紫菀　蛤壳　米仁　橘白　桑叶

郁悒伤络，不时咯血。此肺痿候也，只宜通补。

川石斛　茜草　郁金　桑叶　怀牛膝　川贝母　橘红　丹皮　丹参　茅柴根

……但嘈杂不……痿伤也。又热势反复，愈期从此不易。

生洋参　阿胶　云茯苓　川百合　枇杷叶　苡仁　橘红

痿伤……兹拟……救脱，以图热势稍减。

炙黄芪　西党　陈阿胶　云神　枇杷叶　枣仁　北沙参　白芍　橘红青盐

换方：去枇杷叶、橘红，加橘白、粗玉竹。

● 【校注】

[1]肺痿：指肺叶枯萎所致的病证。以咳吐浊唾涎沫为主症。又指传尸之一种。《外台秘要·传尸方》："传尸之疾……气急咳者，名曰肺痿。"还指皮毛痿。《医宗必读·痿》："肺痿者，皮毛痿也。"

● 【评析】

肺痿常由其他肺部疾患转变而来，如肺痈、肺痨、哮喘、久嗽等，因肺脏损伤而成。证属本虚标实，故何平子认为治当通补，一方面用沙参、黄芪、洋参、茯苓、阿胶等益气养阴，一方面用川贝母、紫菀、薏仁、橘红、枇杷叶等化痰利肺，正邪兼顾，缓图其效。案中省略号是原书脱落之故。

喉症

（喉痹）

● 【原文】

自汗咽痛，气怯神倦，乃心阳内炽，津液外越，以致脉数无力。殊非轻恙。

真西党　北沙参　云神　人中白　天冬　麦冬　煅龙齿　枣仁　玉竹　海参　红枣子

肝胆热郁，喉间哽塞。用疏肝苦泄，津液上承。

川连　人中白　枇杷叶　全福花　泽泻　阿胶　生甘草　淡天冬　生米仁冲生鸡子黄一枚

气郁生风，膈塞咽痛。从肝肺柔养，勿使内损营络。此方暂服。

归须　桃仁　杏仁　新绛　人中白　金沸草　瓦楞　橘红　郁金　枇杷叶

接方：紫菀茸　枇杷叶　石决明　小郁金　橘红　甜杏仁　陈阿胶　淮牛膝　人中白　山慈菇

中虚津失上承，咽痛反复，六脉无力。治宜培本。

西党参　北沙参　生蛤壳　麦冬　山药　玉竹　人中白　川贝母　茯苓

真水有亏，喉痛频发。须标本兼治（发则吐腥痰）。

地骨皮　人中白　知母　橘红　沙参末　麦冬　花粉　茅根

始痰咳呛，继之蒂丁[1]胀楚。此邪入厥阴为患，培水化风治。

阿胶　大力子　生草　青黛　归须　枇杷叶　马兜铃　人中黄　牛膝　新绛

厥阴气郁，津失上承，咽膈不甚松快。以化肝润肺，自然安适。

川连　郁金　杏仁　枇杷叶　茯神　全福　石决明　新会　麦冬

肺音不扬，咽间腐碎，似属阴亏，幸不脉数。此内风烁金也，腻补尚早。

金沸草　紫菀　杏仁　淡天冬　枇杷叶　生蛤壳　米仁　橘红　桑白皮

加青黛三分，鸡子黄半枚。

时疾后失调，君火内炽，咽干溺痛。以交心肾理肺，不致延入本元。

炙芪　茯神　莲须　萆薢　北沙参　麦冬　枣仁　人中白　橘红　枇杷叶

复诊：粗玉竹　麦冬　萆薢　橘红　川百合　北沙参　莲须　牡蛎　米仁

加桑叶、梨肉。

复诊：地骨皮　麦冬　萆薢　茯苓　北沙参　米仁　百合　牡蛎　生地

丸方：西党　沙参　牡蛎　米仁　湘莲　百合　生地　麦冬　萆薢　云苓

龟板　黄柏

蜜丸。

咽痛咯痰，吞食不利，六脉虚弦。此中虚停饮，液不供肺也。殊非轻恙。

於术　蛤壳　川百合　麦冬　橘白　西党　人中白　川贝母　米仁

肾水不能制火，必致克金，阴精不能化气，必致病燥，燥则痒，痒则咳，又兼音哑咽痛，口干脉动，无疑木郁水亏，虚火上炎之象。鄙拟滋纳法，以视动静。

青盐炒熟地　煅牡蛎　川贝母　川郁金　白茯神　盐水炒橘皮　怀牛膝

元武板　川百合　冲鸡子黄半枚

君火刑金，咳痰咽痛，喉痹[2]渐也。须旷达调养。

粗玉竹　麦冬　紫菀　人中白　橘红　北沙参　生蛤壳　米仁　川贝母

枇杷叶

肝火夹痰，咽间哽塞。

金沸草　苏子　甜杏仁　橘红　生草　天竺黄　麦冬　石决明　竹茹

先天不足，火动咽干。少年患此，法当清骨理肺。

地骨皮　北沙参　川贝母　天冬　桑叶　知母　橘红　蛤壳　麦冬　米仁

郁火喉痹，内损肝液使然。

北沙参　川贝母　紫菀　熟地　生甘草　人中白　生蛤壳　米仁　百合
橘白　鸡子黄

喉痹。

麦冬　飞青黛四分　橘白　枇杷叶　沙参　天冬　天竺黄一钱　人中白
茯苓

丸方：加生洋参、龟板、地骨皮。

咽痛吐痰，吞食塞逆。由肝胆郁热，中虚停饮。须宽心调养。

於术　川贝母　橘白　北沙参　石决明　夏曲　人中白　麦冬　枇杷叶
鸡子黄

接方：去石决明、鸡子黄，加熟地、牡蛎、茯神、郁金汁。

● 【校注】

［1］蒂丁：即悬雍垂。

［2］喉痹：病名。指以咽喉肿痛、声音嘶哑、吞咽困难等为主症的病证。
发病急骤，并发全身症状。因其发病后喉间颜色之不同，有白色喉痹、淡红喉
痹等区分；因其发病之急骤，有急喉痹、走马喉痹等之称。其病因有外感病
邪、内伤阴阳等。

● 【评析】

　　本节喉症包括喉痛、喉间哽塞、喉痹、咽痛、咽干、咽间腐碎、蒂丁胀痛等诸疾。从辨证看，其中有属外感实证，有属内伤虚证，然多见虚实夹杂之证。何平子治喉证有承袭其祖父何元长之学识，治从肝肾，如擅用清上纳下法，清上药如青黛、桑叶、橘红、黄连、天竺黄、人中白等，纳下药如地黄、天冬、阿胶、龟板、鸡子黄等。何平子还重视理肺，法如化肝润肺、交心肾理肺、清骨理肺、柔养肝肺等，常随方加入沙参、麦冬、贝母、枇杷叶、蛤壳、杏仁、百合、金沸草等润肺利肺药。

失音

● 【原文】

咳呛音哑，中虚木火烁金。

生黄芪　北沙参　橘红　牛膝　百合　粉丹皮　麦冬　紫菀　川贝　老桑叶

音哑吐沫，咽间哽塞，六脉并不弦数。此气痹肺液亏也。

真西党　制於术　北沙参　人中白　麦冬　生蛤壳　川百合　山药　米仁　冲鸡子黄一枚

久嗽脉数，音哑咽痛，此肝肺热郁也。兼之腹痛便溏，肢体浮肿，此肾传脾也。均非吉境。

制於术　炒阿胶二钱　百合二钱　米仁四钱　丹皮钱半　北沙参二钱　怀山药二钱　云苓二钱　橘红一钱　桑叶一钱

音哑咽痛，吐痰不利，左脉弦紧，膈次不和。是厥阴气郁，木火刑金，非水亏咳痰，宜用保肺苦泄法。

川黄连 (另煎，冲) 三分　陈阿胶 (烊冲) 二钱　北沙参二钱　麦冬 (去心) 二钱　云苓二钱　人中白一钱　杏仁 (研) 钱半　川贝母 (去心) 二钱　广红一钱　加枇杷叶二张　鸡子黄一枚

● 【评析】

失音指声音嘶哑，甚或不能发声。有外感、内伤与虚、实之分，外感发病急，病程短，多为实证；内伤多见于久病，津枯血槁，多属虚证。然失音总关于肺，或邪郁肺气；或肺之气阴两伤，并可与他脏同病，如木火刑金、肝肺热郁、脾肾虚寒等。实者治宜疏邪理肺，虚者治当健脾补肺养阴，虚实夹杂者治以疏补兼顾。

　　　　　　　　　　　何氏四家医案校评

鼻衄

（鼻渊）

● 【原文】

少阳热郁，屡泄鼻衄。以滋清化热治。

首乌　生鳖甲　决明　丹皮　黑山栀　青蒿　生草　茜草　桑叶

少阳热郁，络伤鼻衄。以疏风清降治。

制首乌　生鳖甲　粉丹皮　老桑叶　石决明　青蒿　生甘草　泽泻　茅根

狂放鼻衄，厥阴化风，兼患头痛。以密腠理，佐黑归脾法。

炙芪　制首乌　归身　茯神　枣仁　决明　菊花　女贞子　桂元

鼻渊[1]方：

防风　苏子　生草　花粉　米仁　甘菊　薄荷　辛荑　决明

（鼻塞）肺窍受伤，上焦热蕴，肺气不宣，津失上承，鼻塞口干。当此发生阳动之候，宜化风泻热。

羚羊角　金银花　元参　青黛　米仁　桑白皮　象贝　知母　生草　茅根

鼻衄，少阳热郁也。以清阴理肺治。

金沸草　桑白皮　紫菀　炒苏子　生米仁　橘红　鳖甲　生蛤壳　丹皮　茅柴根

● 【校注】

[1] 鼻渊：病名。又名脑漏、脑崩。出自《素问·气厥论》："胆热移于脑，则辛頞鼻渊。鼻渊者，浊涕下不止也。"多由外感风寒，寒邪化热所致。

【评析】

　　本节鼻衄案例多因少阳热郁，肺气不利，或脾虚肝郁化风等引起，治以滋清化热、利肺降气，药如首乌、鳖甲、石决明、丹皮、山栀、桑叶、蛤壳、桑白皮等，或以黑归脾丸加石决明、菊花、首乌、女贞子等，以补脾、泄肝、清降。鼻渊多为外邪留滞，郁热阻滞不通所致，治宜辛散、清通。出鼻渊方是为经验之示。

牙痛

（齿衄）

● 【原文】

肝胃伏热，牙血不止，六脉洪大不柔。和营化热治。

鲜生地　丹皮　麦冬　枣仁　泽泻　石膏　生草　茜草　茯神　旱莲草

换方：首乌　丹皮　麦冬　泽泻　石膏　元胡索　茜草　丹参

质弱火炎，牙痛口干，六脉并不弦数。此肝肾虚而不克输精上供，不宜过投凉剂。

党参　阿胶　茯神　沙参　青土　熟地　丹皮　枣仁　麦冬

● 【评析】

牙痛、齿衄有虚实之分。本节案例一为肝胃伏热，营阴不和，以实为主；一为阴虚火炎，以虚为主。治宜兼顾，实者清热为主，兼以和营养阴；虚者益气滋阴为主，兼以清泄。

耳鸣

● 【原文】

营虚内风煽动，耳鸣脚痛，六脉弦大。宜柔剂平补。

熟首乌　石决明　归身　炒苏子　生米仁　法半夏　淮牛膝　甘菊　木瓜
细桑枝

● 【评析】

耳鸣指自觉耳中有各种声响，证分虚实二端，实证以肝火为多，虚证以肾虚为多。本案以肝风内煽为主，然有肾水亏虚之本，故治以柔剂平补，即滋肾柔肝、息风清泄兼顾。

疟

（类疟、三阴疟）

● 【原文】

类疟不止，兼之精滑，脉数无力。气虚阴不足也。殊非轻恙。

炙黄芪　山药　五味　牡蛎　女贞子　玉竹　茯神　炙草　丹皮　湘莲肉

复诊：西党　山药　麦冬　茯神　湘莲　首乌　五味子　牡蛎　莲须

时疾后失调，以致类疟反复，气喘咳呛，六脉无力。表里皆亏之候。

西党参　北沙参　杏仁　橘红　百合　粉丹皮　麦冬肉　牡蛎　玉竹

久疟烦渴，舌本并不燥裂，大便甚结，左脉沉弱无力。可见阴液内夺，阳气不潜也，鄙拟生津潜纳法。

人参　熟地　川附　茯神　枣仁　麦冬　半夏　橘白

类疟兼呛，色脉少神。此表里俱不足也，证非轻渺。

生黄芪　山药　茯神　枸杞　老桑叶　北沙参　川贝　麦冬　白芍

类疟带呛，中虚气不足也，近乎劳怯。

黄芪　橘红　山药　炒熟地　茯苓　沙参　川贝　女贞子　白芍

类疟兼呛，恶寒脉软。表里俱虚，非补无策。

黄芪　制首乌　茯神　枣仁　白芍　牡蛎　五味子　橘红　桑叶　红枣

类疟久缠，经停腹胀，能纳饮食，不克运化。可见中焦痰气不运行也，恐成单腹[1]。

西党　半夏　茺蔚　新会　干姜　茅术　葶苈　茯苓　杏仁

接方：去杏仁、干姜、葶苈，加元胡索、泽泻、红花、砂仁末。

类疟不止，胃气日减，面色萎黄浮肿，二便不得畅利，并脉象动静出入，属中虚湿困，痰气蒙蔽使然。拟用燥土分清，佐涤痰饮法。

土炒生於术　块赤茯苓　新会皮　泽泻　姜制半夏　姜汁炒山栀　广藿益智　炮姜　郁金(磨冲)三分

复：前拟理中涤痰饮法，疟势未来，脘间自觉快利，但不思饮食，二便仍未畅解，舌本光红脱液，干而不渴。可知阳明气稍利，下焦真火未充，脾失转输四布。兹拟四君，参用温润分理治。

西党参　法半夏　菟丝子　白芍　茯神　制於术　元米炒麦冬　新会红　淡苁蓉　加荷蒂二枚　红皮枣四枚

(三阴疟[2])阴疟不止，腠疏肝阴亏也。以和营卫健中治。

炙芪　归身　鳖甲　於术　草果仁　首乌　白芍　云苓　橘白

加红枣，河井水煎。

阴疟久缠延重，每日寒热，腹胀咳呛。此肺气虚而木火乘脾，近乎疟母，不易理治。生黄芪　半夏　苏子　炮姜　益智仁　瓜蒌皮　茯苓　米仁　大腹皮　泽泻

类疟不已，腹痛便溏，脘闷呕恶。此邪滞气府，尚未透泄，暂用和胃健中法。

法半夏　白芍　香附　苏梗　炒柴胡　归身　云苓　广藿　新会

阴疟不已，胃气日减。此表邪已泄，营卫失谐，暂用和胃截疟法。

炒柴胡　首乌　於术　米仁　川斛　煨姜　法半夏　鳖甲　茅术　广皮　红枣

复：阴疟仍来，寒多热少，乃表阳不足也。幸脉象条达，饮食加餐，斯无大害。

西党参　鳖甲　五味　白芍　益智　首乌　干姜　归身　法夏　红枣

又：大凡阴疟以阳明气旺为主，俾饮食日进，自得轻减。

去首乌、鳖甲、益智，加草果、於术、广皮。

类疟不止，又兼下痢，命门火衰，纳谷艰运，所以脉象沉弱无力。惟宜温补。

党参　白芍　补骨脂　於术　益智　肉果　谷芽　炮姜　云苓　炙草

换方：去骨脂、炙草、益智，加菟丝、五味、香附。

恶寒自汗，已属类疟。法当培本。

炙鳖甲　首乌　鲜石斛　新会皮　焦神曲　生黄芪　白芍　云茯苓　白术炭　红枣

类疟不止，脾胃呆滞，气府夹湿，六脉模糊。未可用补。

茅术　带皮茯苓　草果　广皮　炒白芍　於术　鳖血炒柴胡　木香　泽泻

类疟不止，脉数咳喘，经阻腰痛。劳怯将成，愈期未许。

炙黄芪二钱　怀山药二钱　炙鳖甲三钱　川贝钱半　麦冬二钱　制首乌三钱　白茯神二钱　北沙参二钱　牡蛎三钱　橘红一钱　冬桑叶二钱

疟后腠疏，复感，身热得汗不凉，津液内夺，兼之大便溏薄，脉数无力，虽有身热，不宜过清。以培土化热，斯为稳计。

焦於术　炙鳖甲　赤苓　泽泻　广皮　香青蒿　焦建曲　白芍　生芪红枣

河井水煎。

复诊：已属虚疟，脉数无力。以柔养固表，营卫和谐。

生芪　鳖甲　茯苓　泽泻　麦冬　首乌　青蒿　山药　新会

接方：参条　於术　鳖甲　白芍　首乌　茯神　五味

疟势反复，耳鸣脉滑，痰火为患。以逍遥佐二陈治。

焦於术　云苓　炒柴胡　新会　石决明　法半夏　广藿　炒厚朴　甘菊　竹茹

久疟元虚，又缠咳呛。表里俱亏，恐成劳怯。

炙黄芪二钱　制於术二钱　云苓二钱　淮山药二钱　橘白一钱　北沙参二钱　真川贝钱半　麦冬肉二钱　冬桑叶一钱　炙草　红皮枣

久疟头晕，表虚肝阴已亏也。补气和肝治。

炙黄芪　首乌　炒柴胡　炙鳖甲　淮膝炭　炒白芍　石决明　知母　橘白　红枣

类疟不止，咯痰。劳怯根株，莫作轻视。

熟首乌　炙鳖甲　知母　泽漆　石决明　桑叶　丹皮　半夏

类疟不止，及周身骨痛，表虚内风煽动也。当用玉屏风法。

生黄芪　防风　木瓜　制於术　归身　赤苓　熟首乌　秦艽　防己
加十大功劳。

换方：熟首乌　归身　川石斛　茯苓　法半夏　新会　炙鳖甲　秦艽　炒苏子
加红枣。

类疟自汗，足腹浮肿，舌本红裂，右肋胀痛……越纳水谷……气化不行，水道不行，补剂宜缓。

炒川连　川郁金　金沸草　云苓　苡仁　蒌皮　法半夏

（疟）徐姓，初起先寒后热，今则但热不寒，咳痰而兼呕恶，舌白口干，脉来弦数。少阳阳明受邪未能宣发，拟主和解。

葛根　柴胡　甘草　生归尾　象贝　光杏仁　豆豉　薄荷　蒌皮　桑叶
苏梗

（虚疟）去冬寒热，本由感风所致，交春来频频不已，日发一次，兼以咳
呛气喘，舌光红而脉弦细。此肝肺胃三经受困也，拟和解法，参用调养。
　　党参　川贝　鳖甲　柴胡　丹皮　洋参　甘草　甜杏　青蒿　陈皮

（暑疟）寒热往来，约有旬日，寒甚则呕恶，热甚则躁烦，胸闷舌白，脉
来弦细扎迟。方书云：暑脉此类是也。
　　柴胡　香薷　蒌皮　木香　石斛　茯苓　葛根　甘草　苡仁　郁[3]金
加鲜荷梗。

（疟）寒热连旬不已，舌苔白腻，脉形扎涩。中气不和，兼少阳邪滞也，
拟和中，参解表法。
　　柴胡　薄荷　丹皮　葛根　石斛　甘草　木香　茯苓　苡仁　川贝　桑叶
加鲜荷叶。

● 【校注】

[1]单腹：病名。即单腹胀。指四肢不肿而腹大如鼓的病证。又名鼓胀。

[2]三阴疟：指疟疾发于三阴经者。其表现有四，一即三日疟；二是疟发
在处暑后，冬至前；三是疟发于夜晚；四指疟作有定时，《丹溪心法·疟》："作
于子午卯酉日者，少阴疟也；寅申巳亥日者，厥阴疟也；辰戌丑未日者，太阴
疟也。"

[3]郁：原为"一"。疑误。

● 【评析】

何平子治疟注意区分虚实病证，如邪气留滞，尚未透泄，或脾胃呆滞，气

府夹湿，治当疏解，未可用补；若疟发不止，正气已亏，虽有身热，不宜过清。疟病反复，常呈多经受邪，多脏受累，如少阳、阳明受邪未能宣发，肺脾肾三经受困等，何平子擅用和解法治疗，或和解宣通，药如柴胡、葛根、桑叶、杏仁、藿香、半夏、陈皮、草果、青蒿等；或调和诸脏，补气和营，药如党参、黄芪、白术、茯苓、当归、白芍、鳖甲、首乌等。对于虚损严重者，则用养阴潜纳、温补等法，如熟地配附子；芍药配补骨脂等调补阴阳，和理五脏。文中省略号，为原书缺落模糊处。

呕吐

【原文】

呕泻不止，中焦阳气微也。以平胃分清治。

茅术　法半夏　代赭　广藿　木香　於术　干姜　泽泻　茯苓　谷芽

纳食呕吐，六脉静细无神，此中下焦无火也。宜用补气理中法。

西党参三钱　於术二钱　炒白芍二钱　益智仁钱半　茯苓二钱　茅术钱半
法夏钱半　淡干姜一钱　代赭石三钱　乌梅肉五分

丸方：西党　茅术　化州橘红　肉桂　炙草　於术　夏曲　炒白芍　黄肉
泽泻　茯苓　益智

以煨姜汤泛丸。

便艰呕吐，中焦火郁也。以苦泄通幽[1]治。

川连　归须　全福　法夏　赤苓　姜皮　桃仁　代赭　新会　竹茹

脉数呕吐，肝火侮胃也。暂用左金[2]法。

川连五分　姜皮三钱　木瓜一钱　炒川楝子钱半　厚朴一钱　法夏钱半
代赭三钱　炒白芍二钱　生米仁四钱　竹茹四分

肝脾郁结，饮食传送失司，蓄饮中州，以致呕吐，津失下行，便艰脉数。
用健中佐润泽，斯为稳计。

西党　茯神　化州橘红　苁蓉　泽泻　半夏　郁李仁　甜杏仁　广藿

久呛中虚，呕吐白沫，脉数无力。不宜纯用补剂。

西党　沙参　麦冬　橘白　生蛤壳　山药　云神　淮膝　川贝　桑叶
红枣

气瘕停饮，便艰呕吐，此内腑无火。温润分清调治。

真西党参　姜制半夏　块茯苓　淡干姜　麻油炒茅术　制川附　炒白芍
淡苁蓉　代赭石　橘叶　乌梅肉

复：纳水谷不克传送下焦，以致膈痛呕吐，大便艰难，并六脉沉弱无力。
惟用温润分清法，舍此无策。

炒西党　姜制半夏　制川附　大腹仁　茅术　上肉桂　瓜蒌皮　块茯苓
代赭石　乌梅　谷芽

下焦火微，纳食不克传送，致左肋下作痛，塞逆呕痰，左脉沉弱无力。宜
用理阴煎[3]法。（病久神倦，服代赭、平胃、理中不效）

炒熟地　熟附子　炒白芍　云苓　木香　制於术　紫石英　法半夏　苁蓉
乌梅

腹痛呕沫，是寒物伤中。以平胃佐二陈治。

茅术　厚朴　广藿　木香　炮姜　法夏　赤苓　白芍　广皮　焦谷芽

呕痛频发，肝胃不和也。法当通补。

半夏　吴萸　益智　木香　广皮　白芍　炙草　云苓　炮姜

中虚肺气不降，吞食沤涎。宜用豁痰通幽法。

全福　法夏　炒苏子　厚朴　瓜蒌皮　代赭　橘红　甜杏仁　云苓　竹茹

少阳阳明为病，呕逆烦闷，身不壮热，脉细不扬。颇有内陷之势，非轻
解剂所能愈。川连　淡干姜　炒厚朴　枳壳　赤苓　茅术　法半夏　全瓜蒌
广藿

复：昨午已得大便，烦躁身热俱觉松减，脉象扬而有力，可见阳明气舒转
也。当用和肝胃分理法。

瓜蒌皮　煨木香　赤苓　厚朴　猪苓　法半夏　小郁金　广藿　枳壳　竹二青

寒湿上冲，呕吐自汗，脉不应指，殊非轻恙。姑拟平胃理中法。
党参　赤苓　广藿　附子　半夏　茅术　厚朴　干姜　赭石
复：冲逆势稍缓，脉象不甚应指，可见胃腑略通，秽邪未能骤达，所以小便未畅，口不作渴。兹拟扶正达邪法。
党参　半夏　附子　牛膝　泽泻　於术　干姜　赤苓　车前　冬瓜子

纳食即吐，六脉扬动，舌本干红。中焦寒气渐退，胃虚肝火上冲。拟用和胃温胆[4]法。西党参　半夏　广藿　山栀　代赭石　川石斛　赤苓　白芍　泽泻
加竹茹、谷芽。

呕逆咳呛，停饮，肺气不降也。此方暂服。
全福花　半夏　白芍　厚朴　苏子　代赭石　广藿　云苓　蒌皮　炒竹茹

膈胀呕恶，肝胃火郁也。暂用温胆法。
法半夏　新会　白芍　厚朴　代赭　黑山栀　蒌皮　广藿　云苓
加竹茹。

肝火侮中，吞食呃逆，心烦脉数。暂用平胃泻心[5]法。
川黄连　干姜　半夏　代赭　瓜蒌皮　广皮　云苓　白芍　广藿　焦谷芽

肝胆郁热，心烦呕恶，自汗屡泄。此表虚里结之候，暂用平胃法。
川连　石决明　白芍　茯苓　广藿　法夏　刺蒺藜　山栀　新会
加竹茹。
丸方：川连　茯苓　麦冬　豆腐滞[6]　石决明　於术　枇杷叶　新会　麦

仁　半夏　竹茹

广藿汤泛丸。

口干呕恶，胃液亏也。当用甘寒法。

鲜石斛　云苓　白芍　麦冬　枇杷叶　法半夏　橘红　郁金　石决明

胃阳气亏，吞食呕逆。以平逆安胃治。

半夏　干姜　川楝子　厚朴　吴茱萸　白芍　云苓　代赭石　广藿

加佛手。

积劳内亏，膈胀呕逆，反复一载，中虚萎倦。当用和肝胃通补，自然安痊。

石斛　法半夏　郁金　苏子　川楝子　白芍　益智仁　茯苓　归身　橘叶

接方：西党　白芍　法半夏　归身　木瓜　石斛　山萸肉　茯苓　新会

加竹茹　谷芽

复诊：石斛　茯苓　木香　川楝子　新会　白芍　女贞子　泽泻　归身

砂仁末

丸方：西党参　归身　茯苓　益智仁　萸肉　於术　白芍　法半夏　新会

皮　木瓜

木侮土中，不时呕吐。以温胃酸涩，勿使水食上泛。

於术　代赭石　益智仁　苁蓉　柏子仁　半夏　芍药　泽泻　木瓜　乌梅

橘叶

● 【校注】

〔1〕通幽：指李东垣通幽汤法，取其润燥通塞作用。通幽汤出《脾胃论》

卷下方。又名导滞通幽汤。方由桃仁泥、红花、生地黄、熟地黄、当归、炙甘

草、升麻等药物组成。

〔2〕左金：即左金丸。出自《丹溪心法》卷一方。方以黄连六两，吴茱萸

一两，为末，和水为丸。有清泄肝胃、降逆止呕作用。

[3] 理阴煎：出自《景岳全书·新方八阵》卷五十一。方由熟地、当归、炙甘草、炮姜等药组成。有滋阴补血、温运脾阳功效。

[4] 温胆：即温胆汤。最早见于《备急千金要方》卷十二。方由半夏、竹茹、枳实、橘皮、生姜、甘草组成。《世医得效方》卷九亦有载，方由半夏、竹茹、枳实、陈皮、甘草、人参、茯苓、生姜、大枣等组成。

[5] 泻心：指半夏泻心汤。出自《伤寒论·辨太阳病脉证并治（下）》。方由半夏、黄芩、干姜、人参、甘草、黄连、大枣等药组成。有清热散寒、和中降逆作用。

[6] 豆腐滓：又称豆腐渣。为制豆腐时，滤去浆汁后所剩下的渣滓。用治疮疡肿毒，大便下血。

● 【评析】

呕吐多由脾虚积饮，或脾虚肝乘所致，何平子治疗多从调和肝胃入手，以通为主，兼顾补中，以平胃散、二陈汤、旋覆代赭汤等法为基本，和肝胃、化痰饮、降逆气。夹热者加黄连、竹茹；阳气虚者加党参、干姜、附子；阴液亏者加白芍、熟地、石斛等药。何平子时有在方中加入乌梅，以温胃酸涩，勿使水食上泛，而其祖父何元长《何元长医案》中亦用乌梅，以敛肝平逆。

停饮

● 【原文】

中虚停饮，痛甚厥逆，兼之呕吐，六脉细软无力。以温通补气，徐徐安痊。

西党参　淡干姜　炒枣仁　煨木香　法夏　制於术　云神　炒白芍　真橘叶

谷食呕涎，中虚停饮也。

西党三钱　法夏钱半　白芍二钱　代赭三钱　益智一钱　乌梅肉四分　茅术二钱　干姜一钱　云苓二钱　泽泻钱半　焦谷芽三钱

复诊：去云苓、代赭、泽泻、益智、乌梅，加於术二钱，紫石英三钱，郁金一钱，黑猪苓钱半。

气痹停饮，艰于步履，六脉细软。惟宜温补。

制於术　白归身　生虎骨　川断　五加皮　水炒熟地　枸杞子　金狗脊杜仲　阿胶

复诊：去枸杞、川断、五加、阿胶，加炙龟板、木瓜、淮膝、细桑枝。

肝脾郁结，停饮膈胀，漉漉有声，不时作痛。宜燥土涤饮，润肠通络兼治。

茅术　蒌皮　化州橘红　归须　白芍　干姜　云苓　法半夏　郁金

中虚积饮，不克腐谷生津，以致脘胀呕逆。宜用平胃加减法。

茅术　广藿　云苓　牛膝　焦谷芽　代赭　干姜　广皮　乌梅

中气虚寒，不克运化腐谷，反聚痰饮。以温胃分消，徐徐进补。

於术　炮姜　广藿　新会皮　焦谷芽　法夏　炒白芍　郁金　益智仁　云茯苓

气虚肝郁，干呛咽痛，脾不输津，肺气不降，停饮上泛，二便不利。以泻心救肺治之。
西党　陈阿胶　人中白　川百合　橘白　川连　麦冬　淮牛膝　枸杞子
冲生鸡子黄一枚

气痹夹痰饮，膈次不快，六脉模糊。先清后补。
法半夏　石决明　白芍　麦冬　橘红　炒苏子　刺蒺藜　茯神　枣仁

胃腹痛频发，甚则呕逆，嗳气不已，脉滑无力。此命门气亏，中州停饮。以温补元阳，自然渐瘥。
砂仁炒熟地三钱　制冬术二钱　法半夏钱半　炒白芍二钱　吴茱萸四分
紫石英三钱　制川附五分　煨木香四分　块茯苓三钱　橘叶
间日服。

停饮络不通，膈胀呕吐。以通幽平胃治。
全福　苏子　归须　瓜蒌皮　柏子霜　代赭　半夏　郁金　新绛屑　茯苓
橘叶

腹痛膈胀，甚则呕逆。乃脾失健运，中焦停饮使然。宜用燥土涤饮法。
茅术　广藿　草郁金　赤苓　蒌皮　半夏　新会　冬瓜子　木香

中虚停饮，卧则塞逆，由心窍不利使然。以补气涤痰，佐疏肝法。
於术　枣仁　辰砂拌麦冬　苏子　橘红　半夏　茯神　郁金　石决明
菖蒲

丸方：去石决明、苏子、郁金，加沉香、九香虫、刺蒺藜、米仁、牡蛎。

中虚停饮为喘呛，膈次不宽，大便溏薄，四肢不甚和暖，六脉细软少力。拟用健中温理法。

党参　半夏　泽泻　五味子　牛膝　於术　炮姜　茯苓　橘白　郁金　冲沉香汁一匙

中下焦火微，纳食艰运，停饮上泛。诊得脉象沉弱不扬，须理中涤饮治。

粥汤炒茅术　淡干姜　益智仁　化州红　姜汁制半夏　茯苓　代赭石　甜杏仁　炒苏子　肉桂

中虚夹湿，停饮使然。暂用左金法。

川连　半夏　白芍　云苓　木香　吴萸　藿香　郁金　厚朴　新会
加竹茹。

丸方：於术　半夏　云苓　广藿　川楝子　茅术　白芍　干姜　萸肉
乌梅

停饮胃痛，当从温通法。

茅术　川楝子　蒌皮　厚朴　白芍　半夏　广藿　木香　茯苓

痰饮之生，无不由……肾主水，水泛则为痰，其源总由真火衰微，不克蒸腐水谷，致上供下输之机或息，此咳嗽脾泄，停饮之所由作也。况脾为生痰之源，肺为贮痰之器，徒治其标，未究彻其本也。肺卫包举一身，卫虚则阳不外固，易于感冒。胃土主乎通降，寒滞则传送失度，食不充肌。肝木旺于申酉，液竭则火炎。吸气根乎肾，真元虚则不纳。病久络伤，刚剂难进，阳虚体质，温补为宜。

炙芪　西党　於术　茯神　枣仁　杞子　菟丝　半夏　坎炁　沉香末

中虚停饮，室塞逆呕，吐格[1]之渐也。以二陈平胃治。

新会皮　蒌皮　代赭　白芍药

停饮，恶寒呕吐，络伤……，腹痛下血，脉象细而带数。当用和血通络法。

郁金　茯苓　炒白芍　瓦楞子　淡干姜　橘叶　乌梅肉

气痹停饮，四肢脉络不利，神气颇清，懒于言语，六脉代而模糊。以燥土利肌，涤痰湿法。

焦於术　半夏　干姜　真茅术　茯苓　新会　白蒺藜　归身　木香

复诊：六脉流利，可见阳明气已舒转，但言语不清，舌本强而不利，痰气所阻。仍用燥土豁痰法。

真茅术　法夏　归身　生於术　麦冬　茯苓　川郁金　枣仁　菖蒲　白蒺藜　橘红

中虚胃痛，停饮呕逆。衰年患此，延久防格。

西党参三钱　炒白芍二钱　干姜一钱　炙草四分　法半夏钱半　煨益智一钱　焦於术钱半　煨木香四分　茯苓二钱

加橘叶五张。

肝郁夹湿，中虚停饮，膈次不和，脉来弦紧。当用泻心温中法。

炒川连五分　淡干姜一钱　半夏钱半　茯神二钱　炒白芍二钱　川郁金一钱　金沸草钱半　甜杏仁三钱　广橘红一钱

● 【校注】

[1] 格：一指阻格不通，格拒。一指吐逆证。即饮食被格拒于外，不得下咽入胃。

● 【评析】

停饮又称饮证，是指水液在体内运化输布失常，停积于某些部位的病证。

从本节案例看停饮主要留于中焦胃肠，故多见脘胀呕逆、胃腹痛、膈胀、漉漉有声等症，饮邪上泛则肺气不利而见喘呛、膈次不宽等症。停饮与脾虚不运，甚则肾阳虚而致脾肾阳虚、水湿不化密切相关，故何平子治疗多取温通补气、燥土涤饮法，药如党参、白术、苍术、茯苓、干姜、半夏、橘红等，命门气亏者加附子、紫石英、砂仁炒熟地等药；肝郁络瘀者加郁金、橘叶、九香虫、当归、白芍等药；肺气不利者加苏子、百合、金沸草等药。文中省略号为原书脱落处。

漏

● 【原文】

中虚湿热下注，致成管漏[1]，六脉条达，未现虚态。只宜分理清补，不必重剂滋培。

生於术　赤苓　龟板　生米仁　黄柏　法半夏　粉萆薢　泽泻　生甘草

疝[2]痛后转成囊漏，气虚湿注使然。

茅术　蒌皮　白芍　泽泻　青皮　半夏　赤苓　瓦楞子　橘叶

海底穴[3]部位忽发一块，元虚气陷。恐其管溃，预为调治。

炙芪　夏曲　煨木香　菟丝子　於术　炙草　煅牡蛎　橘白　磨冲象牙屑三分

● 【校注】

[1] 漏：病证名。此指瘘管。漏通瘘。症见疮破久不收口，成管流脓水。以瘰疬破溃，肛周脓肿成瘘最为多见，其他部位亦可发生。

[2] 疝：此指生殖器、睾丸、阴囊部位的病症，包括阴囊象皮症，睾丸鞘膜积液等。《外科正宗》："又有一种水疝，皮色光亮，无热无红，肿痛，有时内有聚水。"

[3] 海底穴：指会阴穴。

● 【评析】

本节案例所患病有属肛周脓肿成瘘，有属阴囊破溃，其病总属湿热下注，然可夹有气虚阴亏，初起治以清利湿热，久则合以滋补托脓。

瘰疬

● 【原文】

元虚内热，颈项结痰，延久不痊，胃气日败。宜扶本。

炙芪　法夏　生米仁　制於术　归身　秦艽　刺蒺藜　川贝母　十大功劳

质弱火炎，木强胃困，痰气胶凝，喉间结瘰。以培本疏肝，自然安痊。

西党参三钱　淮药二钱　郁金一钱　川贝钱半　海浮石三钱　熟首乌三钱
茯神二钱　钩藤三钱　橘红一钱　真橘叶三片

内热自汗，颈结瘰疬，阳虚津液外越，殊非轻恙。

炙黄芪钱半　麦冬二钱　茯神二钱　枣仁三钱　煅牡蛎三钱　夏枯草钱半
粉丹皮钱半　川贝母二钱

瘰疬久缠，以致呕恶体倦，胃气不和，并六脉弦软无力。以和胃泄少
阳治。

西党参　川连　煅决明　川贝　炒白芍　於术　夏曲　云神　泽泻

● 【评析】

瘰疬病以颈项结疬为特征，即如《灵枢·寒热》云："寒热瘰疬，在于颈项
者。"病初起结块如豆，数目不等，后增大成串，甚者破溃，久不收口。多责
之于痰火凝滞，肝郁火炎，病久则正虚脏衰。治疗以疏肝理气化痰，益气养营
为主。药如刺蒺藜、钩藤、川贝、黄芪、党参、茯苓、当归等。本证可见于淋
巴结结核、慢性淋巴结炎等疾病。

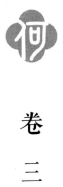

卷
三

肝乘脾

● 【原文】

木郁侮中，窒塞不通。当此木旺之候，法当疏理。

瓜蒌皮　川楝子　白芍　厚朴　焦曲　法半夏　枳壳　赤苓　桔梗　煨姜

膈胀吞酸，木来侮土也，脉象紧大，以通为补。

蒌皮　法半夏　黑山栀　小青皮　川楝子　厚朴　煨木香　赤苓　大麦芽

肝胆热郁，侮土胀楚，舌本红裂，更衣艰涩。以清润苦泄治。

川连五分　蒌皮三钱　生归身二钱　元胡索一钱　泽泻钱半　桃仁三钱
川楝皮钱半　炒车前三钱　枳壳钱半　橘叶三片

换方：去川连、川楝皮、橘叶，加赤苓三钱　瓦楞子四钱

厥阴气有余，脾土受克，六脉数大。先宜疏肝苦泄，然后补脾。

元米炒川连　云苓　石决明　煨木香　菟丝子　丹参　川郁金　姜汁炒山
栀　焦神曲　真橘叶

接方：炒於术　炒枣仁　橘白　夏曲　泽泻　茯神　淮山药　荑肉　麦冬

● 【评析】

肝乘脾，亦称木乘土，即肝气郁结，或肝胆热郁横逆犯脾所致的肝脾同
病。当此肝旺脾弱之时，症见脉象紧大，脘腹胀楚，何平子认为当先治肝，即
疏肝气，泄肝热，然后补脾。治肝常用川楝子、瓜蒌皮、山栀、黄连等药，且
疏利苦泄中合以当归、白芍以柔肝。补脾则用白术、茯苓、山药、麦冬等药。

肿

【原文】

脉数浮肿，肝胆热郁。以苦泄分清调治。

川连　黑山栀　生米仁　茯苓　木瓜　生白术　车前　广藿　泽泻　大麦芽

气虚夹风湿，咳逆浮肿。以燥土分理治。

茅术　川附子　赤苓　车前子　木香　炮姜　法半夏　泽泻　淮牛膝

脾虚夹湿，通体浮肿。须避风忌口。

制於术　赤苓　川楝子　木瓜　真茅术　泽泻　厚朴　防己

神色萎黄，肢体无力。恐其浮肿。

於术　白芍　云苓　木瓜　泽泻　归身　菟丝　木香　新会　红枣

类疟后浮肿，表虚夹湿，阳气不利使然。以平胃合二陈法。

真茅术钱半　泽泻二钱　枳壳一钱　川椒目四分　炒车前三钱　法半夏钱半　厚朴一钱　炮姜七分　赤苓三钱　冬瓜子三钱

复：大势无防，不能速痊，须避风节饮，不使反复。

去半夏、椒目、泽泻、枳壳、冬瓜子，加焦於术、川附、白芍、腹皮[1]、砂仁末 (冲)。

第三方：真西党　茅术　黑苓[2]　川附　木香　焦於术　菟丝　赤苓　车前　白芍

病本在肝，气亏夹湿，延至两足肿痛，中州清浊不分。当此湿令，宜用培土分清，佐祛湿法。

制於术　真橘叶　归身　川断　木瓜　半夏曲　炒白芍　泽泻　云苓　五加皮

丸方：熟地　半夏曲　云苓　宣木瓜　川楝子　於术　归身　泽泻　细香附　炒白芍　真橘叶　枸杞子

川石斛煎汤丸。（一方有川断、五加，无川楝子、枸杞）

中虚夹湿，从脚肿至腹满，胃气不开，可见元气预虚，不能分清降湿。六脉细软，舌尖红而脱液，不宜纯用利剂，当从脾肾温补，冀其腹松。

西党　菟丝饼　炮姜　砂仁炒熟地　炒车前　於术　块茯苓　炒白芍　制川附　橘叶三张　炒黄米一撮

火微积湿，兼肝气悒郁，浮肿气逆，并吐蓄血，左脉不甚应指，胸腹恐日渐胀满。此重候也，愈期未许。

炒苏子　郁金　炒白芍　泽泻　真橘叶　云茯苓　炮姜　煨木香　炒车前　冬瓜子

积湿化热，两膝浮肿上逆，以致气喘口干，右脉弦大。病属高年，未敢骤用温补，此方暂服。（年八十）

生於术　云苓　米仁　归身　牛膝　法半夏　萆薢　防己　木瓜　冬瓜子

接方：党参　云苓　菟丝子　车前　鹿角霜　於术　白归身　淮牛膝　宣木瓜

煎米仁汤代水煎药。

气虚夹寒湿，面浮肢肿。病势颇顽，愈期未许。

茅术　炒柴胡　木香　泽泻　广藿　厚朴　茯苓　米仁　木瓜　焦谷芽

两膝肿胀，筋痿无力，此湿邪入络。燥土疏肝，佐和血治。

川桂枝　厚朴　防己　归身　木香　真茅术　槟榔　法夏　小青皮　赤苓

湿侮中宫，四肢浮肿，举动气喘，脉象模糊弦大。补剂尚早，当此湿蒸之令，宜用燥土分清法。

茅术　法半夏　广藿　木瓜　槟榔　於术　茯苓　车前　厚朴

湿邪内陷，骨痛浮肿，举动气逆。恐肿势上冒，莫作轻视。

茅术　归身　赤苓　木瓜　藿香　法夏　桂枝　厚朴　槟榔　青皮

心脾肾交虚，内风煽动，以致浮肿便溏，周身骨痛。病经五载，非煎剂所能奏效。

於术　归身　白芍　茯神　枣仁　石决明　淮牛膝　远志　夏曲　石菖蒲

丸方：洋参　熟地　白芍　枣仁　杜仲　於术　归身　茯神　远志　夏曲

钩藤汤泛丸。

肝风夹湿，两膝酸肿，步履不克利健，并脉象滑数不静。先用分理苦泄法。

於术　川连　赤苓　橘红　栀子　法夏　石决明　刺蒺藜　厚朴　竹茹

接方：於术　归身　刺蒺藜　木瓜　麦冬　首乌　法半夏　茯苓　新会皮

十大功劳

脾虚肺弱，易感肿胀。先用涤痰，然后补脾。

炒茅术　法半夏　川椒目　泽泻　米仁　炒苏子　赤苓　车前　冬瓜子

蒌皮

接方：茅术　川附　干姜　车前子　谷芽　於术　赤苓　冬瓜子　泽泻

中虚湿困，通体浮肿，六脉模糊。通阳分利治。

於术　法夏　泽泻　米仁　厚朴　茅术　赤苓　车前　木瓜

内滞寒湿，通体浮肿，脉不应指。以分清渴解治[3]。

川桂枝　赤苓　川椒目　青皮　冬瓜子　茅术　猪苓　木香　车前　木瓜
生姜

气亏火微，浮肿腹胀。病将一载，必须温补，然愈期未许。
焦白术　法半夏　川附　木香　怀牛膝　西党参　炮姜　茯苓　车前
谷芽

肿胀反复，由气虚又沾寒湿。此方暂服。
於术　防己　泽泻　木瓜　冬瓜子　茅术　赤苓　广皮　川椒目　猪苓

中虚夹湿，脘膈作痛，肢体浮肿，脉来沉弱。当用温胃分理治。
焦於术　法半夏　茯苓　泽泻　川楝子　茅术　淡干姜　炒白芍　防己
橘叶

中虚湿困，统体浮肿，纳饮失输津液，四肢无力。以补火生土，湿邪
自却。
炒西党　煨木香　炮姜　菟丝　冬瓜子　焦於术　炒白芍　茯苓　防己
加焦谷芽三钱。

病经两载，气阴大亏矣。现在肢体浮肿，咳呛便溏，幸胃气未败，扶脾可
望生金。证非轻浅，须小心调治为要。
西党参　炒白芍　云茯苓　煨木香　新会　焦白术　炙甘草　淮山药　菟
丝子

……志火下泄，津液得以供肺也。但右肋痛，肿势未消……
生洋参　刺蒺　蛤壳　杏仁　桑皮　川贝

（肿）营虚失养，气阻失化，便艰而囊足肿满，兼有腹膨之象，脉来艽涩

不扬。肝肾内亏，及命火不旺也。拟养营利水，参以和中。

秦艽　怀膝　车前子　苁蓉　腹皮　陈皮　归尾　胡芦巴　姜皮　枳实
茴香　枸杞　沉香

● 【校注】

[1] 腹皮：即大腹皮。为槟榔的成熟果皮。辛，微温。有行气宽中、利水消肿功效。

[2] 黑苓：即黑茯苓。指未经过度加工的原生茯苓，表皮呈棕色或黑褐色。有较好的利水祛湿、清除热毒的作用。

[3] 以分清渴解治：意指《伤寒论》五苓散法。五苓散方由泽泻、白术、茯苓、猪苓、桂枝等药组成。有通阳利水功效。可治疗因水气内停，津不上承而致口渴，如《伤寒论·辨太阳病脉证并治（中）》："若脉浮，小便不利，微热，消渴者，五苓散主之。"

● 【评析】

本节原病名为"肿"，即水胀、水肿，水溢肌肤为肿。水肿的成因多由寒湿伤中，或脾虚积湿，或肝胆热郁、肝风夹湿，甚则脾肾阳虚而致水气停留，或溢于肌肤，或积于腹内。对肿胀的治疗何平子擅用通补法，五苓散法是为基本，常加入车前子、木瓜、川椒目、牛膝等药，旨在燥土分清，通阳分利，如夹热邪加黄连、山栀，以苦泄分清；肝郁、肝风者加白蒺藜、石决明，以燥土疏肝；脾肾阳虚，阴亏者，用真武汤加党参、砂仁炒熟地，以温补分清。

本节所述病证以水肿为主，亦包含两膝酸肿、两膝肿胀等局部肿胀个案，治以去湿分理、苦泄通络为法。

鼓胀

● 【原文】

肝胆热郁，气虚夹湿，烦渴腹胀，右脉弦数。宜苦泄分理，冀其腹松。

川连　炮姜　米仁　炒车前　泽泻　生白术　木香　腹皮　赤苓　大麦芽　橘叶

气虚火不摄水，胸腹膨胀，六脉沉弱。当用温通利水法。

西党　川附　赤苓　淮膝　法半夏　於术　肉桂　泽泻　车前　橘叶

命门火微，能纳失运，少腹胀楚。以温通润肠治。

瓜蒌皮　煨木香　川楝子　川附子　青皮　瓦楞　生归身　枳壳　赤苓　冲生白蜜

中不胜湿，大腹膨胀。

茅术　赤苓　腹皮　炒车前　冬瓜子　於术　泽泻　香附　煨木香　焦谷芽　橘叶

中虚夹湿，肝络不和，胸腹膨胀。宜疏肝分理。

白术　炒白芍　泽泻　木香　新会皮　茯苓　法半夏　猪苓　川楝　冲砂仁末

下血之后，脉软腹胀。宜分理温通。

西党　炮姜　淮膝　车前　泽泻　於术　补骨脂　木香　赤苓

胸腹膨胀，六脉沉弱。下焦火衰，阳不摄水也，宜温通。

焦於术　川熟附　块茯苓　泽泻　法半夏　西党参　上肉桂　炒车前　淮膝　橘叶

换方：去肉桂、川附、泽泻、淮膝，加茅术、菟丝、炮姜、白芍。

清晨服肾气丸二钱。

少阳热郁，胸腹胀楚，二便不爽，清浊不分。如不分清疏理，恐防腹大。

炒白芍　川楝子　郁金　赤苓　黑山栀　法半夏　厚朴　炒车前　泽泻
冬瓜子

胸膈胀楚，两手脉紧大。恐有蓄血，此方暂服。

金沸草　代赭石　归须　元胡索　法半夏　煨木香　川郁金　炒苏子
杏仁

平昔饮食不节，伤脾夹湿，胸腹膨满，清气不升也。宜温通，佐分理法，
庶几腹松。

制於术　炮姜　炒白芍　茯苓 (带皮)　冬瓜子　茅术　川附　炒车前　木香
(煨) 橘叶

肝胃不和，腰腹胀楚，单腹之渐。疏腑和肝兼治。

法半夏钱半　钩藤三钱　煨木香四分　小郁金一钱　蒌皮三钱　赤苓二钱
苏子三钱　炒白芍二钱　冬瓜子三钱　厚朴一钱

便溏腹胀，脾虚清浊不分也。以疏滞醒脾，自然安适。

於术炭　煨木香　云苓　扁豆　炮姜　厚朴　泽泻　生米仁　冬瓜子

素有肝气，尚可支持，杂病多端，元虚肝剧，脾胃困败，腹胀不松。秋分
节近，恐不能奏效，慎之！

炒黄西党三钱　川附子 (制) 七分　炙五味三分　煨木香四分　炒透於术钱
半　淡炮姜七分　带皮茯苓三钱　泽泻钱半　炒白芍二钱　橘叶三片　焦谷芽
三钱

复：进补腹松，斯属佳境，并余疾俱减。专治腹胀，易以奏效。

炒黄西党三钱　带皮茯苓三钱　炒车前三钱　炙五味四分　炒透於术钱半 炒菟丝二钱　制川附五分　泽泻二钱　赤肉桂_(去皮, 研冲)三分　真橘叶三片　冬 瓜子三钱

疟痢久缠，胸腹膨胀，乃阳本亏而气机不利。宜和阳分清，自然奏效。
於术炭二钱　炒白芍二钱　大腹皮一钱　炮姜一钱　白蔻壳四分　泽泻钱 半　赤茯苓二钱　炒车前三钱　木瓜钱半　冬瓜子三钱

胸腹胀楚，小溲频溺，此中虚清浊不分也。以补气升清治。
於术　萆薢　泽泻　延胡索　蕲艾　香附　白芍　赤苓　小青皮　砂仁末

气痹夹湿，脘腹胀楚。以疏肝涤饮治。
法半夏　泽泻　统当归　煨木香　瓜蒌皮　炒白芍　川楝子　宣木瓜　川 郁金　新绛屑

脾败火微，脉不应指，下焦阳分不运也。防其腹满。
炒西党三钱　炮姜一钱　煨木香四分　云茯苓二钱　炒白芍二钱　焦於术 二钱　制川附七分　炒车前三钱　补骨脂二钱　红枣四枚

阳本亏而不克分清腐谷，以致胸腹作胀，六脉沉弱少力。以快脾涤痰，佐 分理治。
真茅术二钱　淡干姜一钱　江枳壳钱半　炒白芍二钱　姜汁制半夏钱半 带皮茯苓三钱　紫厚朴一钱　瓜蒌皮三钱　煨木香四分　加冬瓜子三钱

腹胀反复，真火衰微，六脉虚软。温通分理主之。
焦於术　炮姜　云茯苓　泽泻　木香　制川附　白芍　补骨脂　车前

平昔嗜酒，中虚夹湿，骤然腹胀，二便不畅。皆因气府受热，脏阴虚寒。

暂以泻心分理，再拟进补。

川黄连　淡干姜　泽泻　炒车前　大腹皮　焦白术　瓜蒌皮　茯苓　炒厚朴　焦谷芽

脾肾气亏，饮食不克蒸腐，以致脉软神困，胸腹作胀。宜用温补。

炒西党　炒於术　块茯苓　法半夏　泽泻　煨木香　干姜

脾泄下血，内伤阴络，延久腹胀，不易脱体。

焦於术　炒白芍　煨木香　泽泻　云苓　大腹皮　白扁豆　冬瓜子

湿郁熏蒸，清不胜浊，小便不利，脘腹胀楚。显系虚中夹邪，未敢骤补。

西党参　川连　茯苓　瓦楞子　煨木香　真茅术　炮姜　炒车前　炒橘核　焦谷芽

火微夹湿，少腹及肾囊胀坠。当用分清温降法。

於术　茅术　木香　赤苓　川楝子　厚朴　橘核　泽泻　苏子　冬瓜子

脾阳虚而积饮为胀。用通阳涤饮法。

茅术　葶苈子　牛膝　莱菔子　橘叶　於术　法半夏　赤苓　冬瓜子　苏子

接方：党参　菟丝　车前　香附　牛膝　冬瓜子　於术　肉桂　苓皮　益智　砂仁末

宿痞侮中，便溏腹胀。因脾阳虚而不克分清气化。不易调理。

茅术　於术　法夏　赤苓　泽泻　炮姜　车前　香附　腹皮　冬瓜子　橘叶

中不胜湿，不克分清腐谷，单腹之渐也。切忌生冷面食。

茅术　夏曲　赤苓　厚朴　姜皮　广藿　猪苓

加姜。

宿痞侮中，腹胀膈痛，久延日甚，胃气困败，正不胜邪之势。恐有蓄血，

何氏四家医案校评

此方暂服。

归须　蒌皮　瓦楞子　元红花　川楝子　桃仁　苏子　元胡索　淮牛膝
橘红　新绛屑

接方：川斛　白芍　代赭　云茯苓　焦谷芽　归身　木香　郁金　益智仁

气逆膈胀，大便不润。肝肺热郁，津失下行，宜润肠健胃治。

全福　麦冬　生归身　郁金　鲜石斛　代赭　广藿　甜杏仁　花粉　白
芦根

脾泄腹胀，月事频来，气血俱虚，内风刑金，津不上承也。脉象弦紧不
柔，此脾土夹湿，先宜苦泄，然后进补（夜瘵自汗，月事一月三至，腹大，口
干，咳嗽）。

川连　生於术　块茯苓　生米仁　橘白　北沙参　冬瓜子　炒阿胶

鼓胀方。上补宗气，下通六腑。

西党参　炙草　枳壳　腹皮　泽泻　生白术　厚朴　木香　赤苓
接方：去朴，加桂木。

中州夹湿，气痹腹胀，右脉弦紧。分理疏腑治之。

瓜蒌皮　赤苓　泽泻　米仁　藿香　炒白术　枳壳　法夏　归身　砂仁末
复：膈次稍松，肾部觉空，命门气不充。宗塞因塞用法。

熟地　白芍　萸肉　云苓　法半夏　归身　菟丝　香附　木香　胡桃肉

病本肝郁膈痛而起，延至腹胀气痹，食不运化。先宜通络，然后宗补火健
土法。

瓜蒌皮　瓦楞子　郁金　法夏　泽泻　木香　归须　赤苓　青皮　绛屑
接方：西党参　木香　川附　法夏　茯苓　於术　肉桂　益智　白芍　橘
叶　谷芽

气痹膈胀，幽关不利，纳饮食不克输津下送，以致二便不畅，停饮上泛，六脉依然沉弱。仍用温润补气，庶几奏效。

西党　茯苓　苁蓉　泽泻　益智仁　於术　肉桂　半夏　紫石英　橘叶　松子仁

阴疟后胸腹渐膨，并下蓄血。气虚阴络受伤，不易理治。

於术　赤苓　防己　白芍　车前　腹皮　泽泻　木香　炮姜　橘叶

肝郁侮土，腹胀而兼塞逆，饮食艰运，营分不调。以疏中涤痰，佐养营法相济调治，恒服有效。

川石斛　茯苓　广皮　川郁金　广藿香　白芍　半夏　苏梗　川楝子

病本肝郁，侮土作胀，久延气虚，宜乎温补。

於术　茯苓　益智　炮姜　白芍　泽泻　冬瓜子　蔻壳　车前　香附

烦渴膈胀，饮食失运。由寒湿伤脾，不克输精上供也。宜扶脾升清治。

於术　半夏　茯苓　泽泻　木香　炮姜　党参　新会　白芍　谷芽

肝强脾弱，纳食不能舒化，非胀即泻，精神不克复元。宜暖脾补气调治。

党参　淮山药　菟丝　木香　茯苓　於术　白扁豆　新会　煨姜　大枣

中下焦火微，不克腐谷分清，腹鸣作胀。诊得六脉虚软，显是无形气所阻。法当温补。

炒西党　蜜炒茅术　茯苓　醋炒紫石英　新会　土炒於术　姜制半夏　肉桂　益智仁　川郁金 (磨冲)

火虚湿困，脾失健运，胸腹膨胀。宜用分清疏滞法。

生白术　泽泻　大腹皮　米仁　冬瓜子　赤苓　木香　枳壳　半夏　车前子

内热膈胀，阳明气不舒，舌本干黄，兼之烦渴。正气虽虚，补剂尚早。

青蒿　半夏　山栀　蒌皮　赤苓　广藿　郁金　通草　生草　冬瓜子

接方：鲜石斛　赤苓　米仁　半夏　广藿　鳖甲　青蒿　广皮　生草　桑叶

咳呛膈胀，饮食日减。此肝郁刑金，中焦气不运也。

全福花　半夏　广藿　郁金　谷芽　赤苓　炒苏子　橘红　桑叶　冬瓜子　藕节

中不胜湿，肝络不和，脘腹作胀，以疏腑分理治。

法半夏　赤苓　广藿　川楝子　泽泻　茅术　炒苏子　草郁金　米仁　橘叶　冬瓜子

肝邪侮胃，膈胀内热，频发不已。健中泄木治之。

於术　夏曲　草郁金　茯苓　瓜蒌皮　石斛　广藿　白芍药　决明　橘叶

膈胀塞逆，四肢不暖，胃阳伤也。当用平胃理中法。

茅术　广藿　代赭石　新会皮　赤苓　半夏　白芍　厚朴　川楝子　鲜佛手

肝强脾弱，胸腹作胀，月事停止。调气和营主治。

制於术　茺蔚子　香附　绵艾　茯苓　苏梗　川楝子　红花　当归　煨姜

丸方：去红花、川楝子、苏梗、煨姜，加半夏、橘叶、紫石英、砂仁。

腹膨食少，脾虚夹湿也。

广皮　茯苓　麦芽　砂仁末　木香　泽泻　厚朴　米仁　广藿

中不胜湿，腹胀脉软。健脾分理治之。
茅术　赤苓　车前　白芍　广皮　於术　川附子　泽泻　炮姜

暑湿伤其气分，寒热腹胀，脉未条达。可见湿热未清，从肝脾通补。
青蒿　赤苓　泽泻　白芍　川斛　米仁　新会　郁金　广藿　谷芽
复诊：去青蒿、广藿、谷芽，加於术、归身、砂仁。

中不胜湿，腹胀脾泄，六脉模糊。恐成单腹。
於术　茯苓　木香　蔻壳　葛花　半夏　泽泻　白芍　厚朴　煨姜

脱力受寒湿，胸腹膨胀，六脉细微。当用通阳分理法。
白术　香附　半夏　泽泻　炮姜　冬瓜子　赤苓　车前　白芍　厚朴　枳
实　谷芽

气虚腹满，屡泄盗汗，六脉并不弦数。用温脾分理法。
於术　泽泻　白芍　扁豆　菟丝　炮姜　茯苓　广皮　大腹绒　冬瓜子
谷芽

膈胀头痛，少阳热郁也。防其腹满。
柴胡　瓜蒌皮　郁金　新会　淮膝炭　石决明　山栀　白芍　泽泻　佛手

大便已通，少腹仍然胀楚。乃膀胱气不和也。
熟地　赤苓　橘叶　肉桂　半夏　车前

肢体重滞无力，少腹胀坠，兼之纳食艰运。此下焦真火微也。
西党参　菟丝　木香　肉桂　大腹绒 (洗去沙) 八分　於术　茯苓　炮姜　破
故纸 (炒)

气虚火微，以致腹胀，饮食艰运，四肢不暖。惟宜温补健中，舍此无策。

於术　茯苓　车前　木香　半夏　川附　肉桂　白芍　泽泻　真橘叶　赤
小豆

烦渴腹胀，甚则痛呕，脉见弦数。此肝胆气郁，脾不输津供肺也。暂用健
中苦泄法。

黄连　於术　半夏　赤苓　猪苓　泽泻　木香　广藿　米仁　橘叶
丸方：去猪苓、木香、广藿、米仁，加车前、白芍、乌梅。

脾不胜湿，少腹胀楚。分理燥土法。

茅术　赤苓　米仁　厚朴　木香　法夏　泽泻　白芍　橘核

脾气素虚，沾染暑湿，以致气滞腹膨，小便不利。属气陷而下焦火微。姑
温脾补气，佐利水法。

炒西党　茯苓　白芍　木香　赤小豆　炒於术　五味　炮姜　车前

少腹胀楚，体倦脉软，二便不畅。此中虚气陷，冲任无火。宜温下焦、升
清治。早服济生肾气丸。

西党参　熟地　川附子　木香　橘叶　制於术　肉桂　云苓　菟丝　炒
黄米

中虚夹湿，火微水气不下泄也。以温脾分理，自然松动。

西党参　茅术　白芍　云苓　煨益智　制於术　半夏　泽泻　炮姜　冬瓜
子　橘叶

腹胀全收，饮食可纳，但肌体不丰，六脉无力。究因脾肾气不充，法当
温补。

西党　益智　菟丝　炙草　巴戟肉　於术　茯神　山萸　白芍　煨姜
丸方：黄芪　党参　菟丝　巴戟　茯神　於术　砂仁　鹿胎（去毛，炙）　枸杞

补骨脂　白芍　河车

　　姜枣汤丸。

　　肝胆热郁，脾土夹湿，膈胀脉紧。当用分清苦泄法。
　　川连　生於术　厚朴　泽泻　茵陈　木香　云苓　广藿　枳壳　冬瓜子
橘叶

　　腹膨食少，脾虚夹湿也。
　　广皮　茯苓　厚朴　米仁　木香　泽泻　广藿　麦芽　砂仁

　　脉滑多痰，膈胀腰痛。先宜疏理，然后养营培本。
　　半夏　炒苏子　茯苓　归身　刺蒺藜　五加皮　新会皮　郁金　杜仲　砂
仁末

　　黎明作胀，口渴脉数。此肝胃火郁也。暂用疏腑苦泄治。
　　川连　赤苓　生米仁　泽泻　猪苓　黑山栀　桑白皮　麦芽　小郁金
橘叶

　　病本肝郁，侮土作胀，久延气虚，宜乎温补。须节饮食，戒气为善。
　　於术　益智仁　白芍　冬瓜子　车前　茯苓　炮姜　泽泻　蔻壳　香附

　　腹胀呕吐，木郁侮脾。惟用平胃分理治。
　　茅术　法半夏　木香　广藿　赤苓　车前　枳壳　厚朴　大腹皮　加水姜
皮　冬瓜子

● 【评析】

　　本节原病名为"胀"，即鼓胀、腹胀，气滞于中，水积于腹。鼓胀以腹部
膨胀、皮色苍黄、脉络暴露为特征，多由饮酒过多、饮食不节、情志所伤、血

吸虫感染等因素所致，现今肝硬化、腹腔内肿瘤、结核性腹膜炎等形成的腹水，都属鼓胀病证。从本节案例阐述看，其病机多为肝胆郁热、中虚夹湿、下焦火衰等，以肝、脾、肾三脏受病，气、血、水瘀结于腹内为病变关键。

何平子所取治法尤多，然以分清疏理为主治，热郁者用苦泄分理；寒湿者用通阳涤饮；肝络不和者用疏肝分理；脾肾阳虚者用温通分理。由于鼓胀属本虚标实之证，多采用虚实兼顾治法，何平子所出鼓胀方，即以上补宗气、下通六腑为旨，方中有五苓散、四君子汤合方，加枳壳、大腹皮、厚朴、木香，以增分理之效，此方可视为治鼓胀的基本方。对于下焦火衰甚者，可早晨加服肾气丸；如瘀阻甚者，加红花、桃仁、玄胡索等药。对于内热腹胀，阳明气滞者，正气虽虚，但补剂不可早用，宜先疏通，再接服养营和理剂。而对于气痹腹胀，命门不充者，经疏腑治疗后，膈次稍松，即以滋补，可谓塞因塞用。由此可见何平子胸有成竹，治法善变，医道高明。

痞

● 【原文】

疟后痞[1]胀，从肝胃通补。

炒白芍　煨木香　厚朴　新会　焦於术　炙鳖甲　茯苓　法夏　泽泻　砂仁末

肋痞不和，耳鸣重听，乃少阳气不舒也。调中疏痞治。

法夏　白蒺藜　郁金　白芍　砂仁末　柴胡　新会皮　池菊　桑叶

肋痞胀楚，久延渐剧，恐有停饮。以燥土分清法，以视动静。

半夏　赤苓　川楝子　郁金　泽泻　麻油炒茅术　瓜蒌皮　木香　藿香　冬瓜子　焦谷芽

复：肝脾气郁为患，非汤药所能奏效，兹用小丸调理。

於术　郁金　白芍　香附　茯苓　橘叶　半夏　木香　当归　山栀　荷蒂

丸方：去茯苓、荷蒂，加茅术、砂仁、泽泻、钩藤，泛丸。

寒入太阴，结痞攻痛，反复不止，元虚脉弱。当用温通疏腑，俾得阳气舒和，清升浊降。

白芍　川楝子　炮姜　木瓜　橘核　木香　紫石英　茯苓　泽泻　肉桂

宿痞侮脾，不克分清腐谷，血气不旺，面无华彩。若不上紧调治，恐交秋腹满。

於术　白芍　郁金　泽泻　炮姜　归身　香附　茯苓　半夏　橘叶

肝胃络伤，曾经呕血，素有痞块，恐日后腹满。

法半夏　苏子　茯苓　白芍　蔻壳　川石斛　橘红　郁金　款冬　谷芽

中不胜湿，肋痞侮脾，便溏腹胀。分理疏腑治。
焦白术　白芍　泽泻　香附　扁豆　木香　车前　广藿　厚朴　冬瓜子

● 【校注】
　　［1］痞：病证名。一指胸腹部痞满，按之不痛的证候。一指胸腹部，主要是腹部有癖块，属积聚一类病证。

● 【评析】
　　本节案例痞证的表现主要有二：一是以胁肋部胀满为主，故责之于肝气郁结，或肝胆郁热，侵犯脾胃而致肝胃不和，或肝脾气郁，或肝郁脾虚，中不胜湿等；二是腹部有痞块，结痞攻痛，或伤络呕血。治疗重在疏肝、调中、消痞，药如白芍、郁金、香附、木香、白术、茯苓、半夏、当归等，寒者加炮姜、紫石英、肉桂等药；热者加山栀、菊花、桑叶等药；痞结者可加鳖甲，以破瘀散结消痞。何平子用药轻灵，旨在调和肝脾，气行邪散而不伤正气。

诸痛

气分不足，肝络不和。以补气养营调治。（劳力则食减，饥则左肋痛，脚麻头痛）

於术　归身　川断　勾子　香附　茯苓　白芍　法夏　枸杞

丸方：西党　归身　川断　茯苓　法夏　熟地　於术　白芍　菟丝　木香　新会　炙草

呕伤阳络，膈塞不通，呼吸背肋作痛。恐有蓄血，此方暂服。

金沸草　归须　青皮　延胡索　炒白芍　法半夏　瓦楞子　桃仁　炒苏子　青葱管

接方：真西党　归身　法夏　木香　茯苓　金石斛　白芍　益智　小郁金

心嘈骨痛，头晕耳鸣。肝肾不足也。宜乎培本。

熟地　焦术　蕲艾　决明　杜仲　归身　川断　香附　胡桃肉　枸杞

气血两亏，胸背作痛。宜调气和肝，徐徐安痊。

炒熟地　郁金　炒白芍　五加皮　制香附　酒炒归身　茯神　炒枣仁　杜仲

肝络不和，气冲肋痛，六脉微数。宜和营降气治。

归身　茯神　柏子仁　苏子　石决明　女贞子　枣仁　郁金　广皮

左肋痛不止，艰于转侧。此络不通也，惟恐咯血。

金沸草钱半　归须钱半　瓜蒌皮二钱　瓦楞子四钱　桔梗一钱　炒苏子三

钱　单桃仁三钱　小郁金一钱　钩藤勾三钱

肋痛不止，中虚阳气不运也。六脉细软少力，惟宜温补。

西党　夏曲　益智　云苓　於术　白芍　炙草　枣仁

加肉桂 _(磨, 冲)。

中虚肝络不和，病久失运，中下焦火微也。用通阳和血。

白芍　半夏　川楝子　瓜蒌皮　淡干姜　吴萸　木香　当归　代赭石

加焦谷芽。

风胜则动，热胜则肿，痛而不仁，皆由乎此。和络养营。

羚角　川芎　豨莶　怀膝　秦艽　独活　郁金　归尾　生草　乳香

● 【评析】

本节案例所述疼痛症状有肋痛、胸背痛、呼吸背肋痛、骨痛等，责其病由，有虚实之分。实者有风热内盛，气滞血瘀；虚者有气血两亏，肝肾不足等；更有虚实夹杂者，如中虚肝络不和。治疗以调气和络为主，药如白芍、当归、郁金、香附等。气滞甚者加青皮、川楝子等药；血瘀甚者加桃仁、乳香等药；阳虚者加干姜、肉桂、吴茱萸等药。《素问·举痛论》说："痛而闭不通矣。"因此，治痛症以通为要，通则不痛。

格

● 【原文】

气痹停饮，膈痛呕吐，饮食不思。中下焦阳气微也。近乎格疾。

西党参　肉桂　炒白芍　代赭　新会　法半夏　乌梅　煨益智　煨姜　茯苓　谷芽

下焦火微，兼之肝郁。水谷不克下达，近乎格疾。

真西党　代赭石　芍药　黑山栀　决明　全福花　法半夏　赤苓　干姜　橘叶

中虚肝郁，气逆膈胀。以健胃和肝调治。

制於术　法半夏　云茯苓　代赭石　橘白　炒白芍　炮姜　炒苏子　香附

膈塞气逆，少寐多痰。乃浊气不降，有腹满之虑。

全福　茯苓　厚朴　苏子　泽泻　代赭　法夏　蒌皮　郁金

朝食暮吐，便艰肉削，此下格也。温润通幽兼治。

蒌皮　代赭　苁蓉　枳实　白芍　半夏　肉桂　泽泻　黄芩

膈塞作痛，兼之呕吐，阳结上焦，津液不能下布，脉不柔软。以通幽导瘀治。

金沸草　瓦楞子　归须　桃仁　柏霜　蒌皮　川郁金　半夏　枳实　新绛屑

中虚肝郁，吞食噎逆。格之渐也，不易脱体。

全福　法半夏　厚朴　蒌皮　茯苓　代赭　炒白芍　郁金　益智　煨姜

复诊：去全福、厚朴、郁金，加桃仁、生归身。

吞食噎逆。

西党参　茯神　法半夏　白芍　广藿　紫石英　於术　冬瓜子　甜杏仁

吞酸膈胀，气喘咳痰，饮食日减。殊非轻恙。（周身肿，咽痛，小便不利，易泄腻汗）川黄连　法半夏　全福花　炒苏子　淡干姜　代赭石　带皮茯苓　炒车前　牛膝

肝脾郁结，腹痛呕逆，粪如羊矢。恐成格疾。

真西党三钱　归身二钱　炒白芍二钱　大麻仁二钱　代赭石三钱　瓜蒌皮四钱　法夏钱半　煨木香四分　小郁金一钱　蔗汁三瓢

复诊：西党参三钱　白芍二钱　甜杏仁（研）三钱　紫石英三钱　苏子三钱　法半夏钱半　云苓二钱　郁金一钱　枇杷叶二钱　蒌皮三钱

又换方：蜜炙西党　法半夏　砂仁炒熟地　益智　甜杏仁　知母

火微停饮，纳谷反逆，六脉细软，格之渐也。当用四君佐理中法。

西党　法半夏　代赭　茯神　炙草　於术　干姜　橘白　益智

气虚上格，脉数神困。宗塞因塞用法。

党参　归身　肉桂　炙草　郁金　於术　白芍　干姜　茯神

命门火微，不克腐谷，致脉沉停饮，朝食暮吐。以燥土温胃，再视动静。

蜜炙西党　炒益智　块茯苓　白芍　炙草　米汤炒茅术　代赭石　广皮　干姜　乌梅

中虚噎塞，甚则呕恶厥逆。以补气温中，佐降逆调治。

西党参　茯苓　炒白芍　代赭石　淮牛膝　法半夏　煨益智　新会皮　炮姜炭

中不胜湿，腹鸣胀楚，反胃之渐。燥土分理治。

茅术　白芍　云苓　川楝子　藿香　半夏　干姜　泽泻　厚朴　橘叶

胃阳气亏，嗳逆吐水，格之渐也。及早调治。
於术　代赭石　云苓　白芍　新会皮　全福　法半夏　益智　干姜

七情郁结，离坎不交，君火内炽，脾失输津四布也。须开怀调治。（眉批云：此人病起五载，神昏呃逆，右肋结痞。初病发用於术、川附、干姜治，今用泻心法，与前不同，是在悟者之领会也）
川连　於术　半夏　白芍　郁金　云苓　木香　代赭　蒌皮　加橘叶煨姜

咳呛呕恶，肝火侮中，肺气不降也。久防格疾。
西党　代赭　枇杷叶　苏子　云苓　全福　橘白　半夏　麦冬　竹茹

久吐伤络，曾经呕血，纳谷依然反逆，中气大虚也。宜甘温纳补，兼分理水道幽关，自觉宽松。
西党　肉桂　紫石英　茯苓　乌梅　於术　车前　益智仁　夏曲　饴糖

下焦火微，中焦停饮，不克腐谷生津，水气不下行也，所以吐后口干，更衣不润，左脉细软，关格之渐。兹用理阴煎法，斯合病原。
大熟地四钱　制川附七分　姜制半夏钱半　化州红七分　制於术三钱　上肉桂 (研，冲) 四分　赤茯苓二钱　代赭石 (煅) 三钱　乌梅肉三分
加炒黄米一撮。

中虚咳呛，兼肺络受伤，胃阳困败，频吐痰血。已成酒格[1]，难以调治。
制於术　北沙参　橘白　牛膝　冬桑叶　苏子　川贝母　米仁　葛花

恶寒膈胀，吞食塞逆，此中虚肝络不和也。惟恐成格。

旋覆　半夏　茯苓　新会　藿香　代赭　白芍　益智仁　炒苏子　郁金

幽关不利，吞食呕逆，水气不得下行，由命门火微，不克腐谷生津，以致肌肉顿削，六脉细弱少神，似乎格疾。惟用温润健中下法，图其奏效。

真西党　夏曲　於术　茯苓　紫石英　益智仁　肉桂　淡苁蓉　新会
加炒黄米。

中下焦火微，幽关不利。衰年患此，大可虞也。
西党　益智　茯神　白芍　郁金　於术　炙草　半夏　代赭
加橘叶、谷芽。

七情郁结，幽关不利，脉象沉弱。温润补气治。
党参　木香　姜皮　枣仁　吴茱萸　生归身　益智　茯神　郁李仁　橘叶
谷芽

换方：党参　吴茱萸　枣仁　巴戟天　半夏曲　白芍　茯神　益智　杏仁
刺猬皮

嗳气咽塞，由肝脾不和，肺气不降。
全福花　茯苓　代赭石　新会　法半夏　广藿　姜汁炒山栀　厚朴　炒白芍　煨姜

● 【校注】
［1］酒格：因饮酒过度所致格疾。

● 【评析】
格，阻格不通、格拒，又指吐逆证。本节格证案例包括噎膈、反胃等病证。噎膈一证多见于现代食管癌、贲门癌、贲门痉挛、食管神经官能症等疾病中。从案中看症以吞食呕逆，水气不得下行，或吞食噎逆，大便艰难，六脉细软为主，多属中下焦阳气微，或中虚肝郁、胃阳困败等，治以温润建中、润燥导瘀等通幽通塞法。何平子还告诫要及早治疗，并须开怀调摄，然多因证情较重，不易调治。

反胃除见于肠胃功能失常的病证中，亦多见于引起幽门梗阻、肠梗阻等疾病中。可见朝食暮吐、膈塞气逆、腹鸣胀楚等症，多因脾胃虚寒，中不胜湿，或肝脾不和，浊气不降所致，治宜温中化湿、健脾和肝。

胃痛

（嘈）

● 【原文】

胃痛不止。

熟地五钱　党参三钱　法半夏钱半　归身二钱　茯神二钱　於术二钱　苁蓉二钱　新会皮一钱　白芍二钱　研冲肉桂三分

脘腹痛久缠，阳分必亏，六脉沉弱少力。乃无形之气不化也，理当温补。

炒西党二钱　炙草四分　茯神二钱　山萸肉钱半　炒白芍钱半　炒於术二钱　益智一钱　枣仁三钱　毕澄茄五分　橘叶　桂圆四枚

下午胃痛，胃底虚寒也。当用理中法。

真西党三钱　法半夏钱半　淡干姜一钱　吴茱萸 (泡) 四分　炙草四分　炒白芍二钱　川楝子 (炒) 一钱　山萸肉钱半　煨木香四分

清晨服安胃丸二钱。

胃痛转剧，营络不舒。当用温胃和血法。

广木香　炒白芍　淡干姜　川楝子　川郁金　淡吴萸　法半夏　益智仁　白归身　橘叶

中虚胃痛，以温通苦泄兼治。

真西党　川黄连　淡干姜　川楝子　广藿　法半夏　淡吴萸　炒白芍　茯苓　伏龙肝

胃痛呕逆，及心悸作酸，此木郁也，究因血不足所致。暂用左金法。

炒川连五分　淡吴萸四分　法半夏钱半　炒白芍二钱　云苓二钱　川楝子一钱　煨木香四分　木瓜钱半　煅赭石三钱

换方：据胃痛稍减，余疾如前，悬拟健胃安神法。

川斛　法半夏　茯神　炙草　橘叶　白芍　煨木香　枣仁　木瓜　谷芽
红枣

木强土弱，胃脘胀痛。宜用丸子调理。

党参二两　茯苓二两　法夏一两五钱　益智一两　木瓜一两五钱　川楝皮
一两　於术四两　炙草一两五钱　新会一两五钱　白芍二两　煨姜一两
红枣三两煎汤泛丸。

胃痛。

党参　炒白芍　云苓　炒枣仁　法半夏　煨木香　益智　川楝子

命门真气不充，胃腑不克快利，诊得六脉细软，当用四君佐温通法。

党参　茯神　法半夏　煨姜　木香　於术　炙草　益智仁　白芍　泽泻
橘叶

胃痛水泛，中虚气亏也。以平胃理中治。

西党　法夏　干姜　新会　乌梅　茅术　白芍　吴萸　猪苓
加炒黄米。

胃脘胀痛，中虚木郁也。暂用左金法。

西党　吴萸　干姜　白芍　川连　法半夏　云苓　郁金

胃痛而脉不柔软，恐络伤动血。宜温润法。

半夏　川楝子　木香　广藿　茯苓　归须　瓦楞子　广皮　郁金　绛屑

胃痛频发，延及胸背不和，兼心悸头晕，少有咳呛。可见先天不足，厥阴
气不舒，宜柔剂调理。

川石斛　炒苏子　杏仁　橘红　茯神　当归　川郁金　半夏曲　白芍
砂仁

久痛伤阳，脉微气瘅，纳谷甚少，形神消铄。此大虚候也，惟宜补火生
土法。
党参　苁蓉　肉桂　白芍　半夏曲　於术　茅术　川附　橘红　炒黄米

厥阴气有余，脾土受湿，中州清浊不利，间作胃痛，六脉模糊。未便骤
补，兹用平胃温胆法。
麻油炒茅术　半夏　赤苓　郁金　白芍　广藿　米仁　新会　枣仁

连年胃痛，日渐转剧，甚至昏厥，左脉弦大。此中虚木邪侮土，疏肝温
理治。
半夏　木香　益智仁　川楝子　归身　白芍　赤苓　紫石英　淡干姜
橘叶

胃痛。
西党参　苁蓉　杏仁　川附　新会　炒熟地　半夏　赭石　木香　肉桂
接方：半夏　木香　干姜　川附　西党参　白芍　新会　於术　茯苓　紫
石英

胃脘作痛，更衣结燥，脏液亏也。疏肝润肠治。
瓜蒌皮　郁金　川楝子　木香　半夏　当归　柏子仁　云苓　牛膝　橘叶

戊土虚寒，纳食艰运，脉细不扬。惟恐成格。
党参　半夏　益智仁　甘草　代赭石　肉桂　白芍药　乌梅肉　茯苓　炒
黄米

（嘈）易饥心悸，膈胀咳逆，此肝胃有火也。暂用温胆法。

川连　法夏　茯苓　丹皮　苏子　广藿　勾藤　石决明　生草

加竹茹。

● 【评析】

胃痛又称胃脘痛，以胃脘部疼痛时作为主症，可伴有泛酸、嘈杂等症。本节胃痛案例的病机多属脾胃虚寒，营络不舒，或肝气郁结，中虚木邪侮土，或肝胃有火等。治以温中健脾益气为主，方如四君子汤、理中汤，佐以和血通络，药如当归、白芍、肉桂等，肝郁有热者合以左金丸、橘叶、川楝子等；肾阳虚者加附子、苁蓉、紫石英等药。

乳癖

● 【原文】

营虚气郁，乳痞[1]胀大。

制首乌　云苓　川郁金　瓦楞子　当归　法半夏　厚朴　制香附　白蒺藜　橘叶

● 【校注】

[1]乳痞：即乳癖。乳中结核之一种，又名乳栗。此核可随喜怒而消长，大小不等，多无痛感，推之可移，不破溃，皮色不变。本病类似于慢性纤维囊性乳腺病。

● 【评析】

乳癖与肝气郁结关系密切，何平子治以疏肝理气、和营软坚，善用郁金、当归、白蒺藜、瓦楞子等药。临证可参。

湿

● 【原文】

中虚夹湿，膈次不克宽利，易受秽湿。暂用平胃分理，接服培本补气。

制於术　茯苓　厚朴　泽泻　缩砂仁　真茅术　法夏　炒白芍　广皮

复诊：制於术　新会皮　小郁金　金沸草　广皮　法半夏　白茯苓　炒苏子　瓜蒌皮　姜皮

内热脉濡，肢节酸疼，胃不思食，便溏溲赤。此湿邪为患，法当分理。

地骨皮　五茄皮　泽泻　秦艽　防己　粉丹皮　青蒿　赤苓　广皮

● 【评析】

湿邪易阻中焦，而致胸闷腹胀、纳呆便溏、身困肢楚，治疗当根据脾虚与湿浊的主次，湿邪寒化与热化的偏胜，权衡而灵活地处理。案一中虚夹湿，湿从寒化，治疗先以平胃散加减燥湿分理，待湿去，再治以培本补气。案二湿邪为患，且有热化之势，故治以清化分理。

疸

● 【原文】

中虚夹湿，遍体黄肿。宜避风节饮食，方许奏效。

生白术　法夏　生米仁　木瓜　赤苓　炒茅术　炮姜　泽泻　橘红　焦谷芽　冬瓜子

肝气悒郁，内蕴暑湿，六脉模糊弦数，神色萎滞。证属黑疸[1]，不易理治。

川连　小郁金　炒车前　江枳壳　广藿　茅术　块茯苓　泡炮姜　法半夏　炒大麦芽

中不胜湿，脾胃薄弱，湿热外越，肌肤发黄。以燥土分清治。

於术　云苓　山药　米仁　茵陈　萆薢　泽泻　扁豆　冬瓜子

产后失调，通体黄肿，气虚营痹。须避风、节饮食调治。

於术　炮姜　归身　泽泻　云苓　白芍　米仁　木香　木瓜　谷芽

脾不胜湿，统体发黄，六脉大而模糊。燥土分理治。

茅山术　生於术　半夏　广藿　生米仁　赤苓　冬瓜子　炒苏子　桑白

● 【校注】

[1] 黑疸：病证名。出自《金匮要略·黄疸病脉证并治》："酒疸下之，久久为黑疸，目青面黑，心中如啖蒜齑状，大便正黑，皮肤爪之不仁，其脉浮弱，虽黑微黄，故知之。"又："黄家日晡所发热，而反恶寒，此为女劳得之。膀胱急，少腹满，身尽黄，额上黑，足下热，因作黑疸，其腹胀如水状，大便必黑，时溏，此女劳之病，非水也。腹满者难治。硝石矾石散主之。"证属肝肾虚衰，瘀浊内阻。

【评析】

据《金匮要略》记载，疸有五种：即黄疸、谷疸、酒疸、女劳疸、黑疸。黄疸是以目黄、身黄、小便黄为主症的病证，一般分为阳黄和阴黄。阳黄者色黄如橘子色，多属湿热胃实；阴黄者色黄晦暗，多属寒湿脾虚。黄疸可见于肝细胞损伤，甚则坏死，各种原因引起的胆道阻塞、胆汁郁滞及溶血等疾病中。黄疸与湿郁中焦，肝胆疏泄不利相关，故治以燥土分利为主，药如茵陈、白术、茯苓、泽泻、米仁等。湿热甚者加黄连、萆薢等药；寒湿脾虚者加炮姜、扁豆、山药、木瓜等药。

疝

● 【原文】

气虚阳微，湿邪下注，遇劳动饥寒随发疝气[1]，六脉沉弱力微。惟宜温补。

党参　焦术　白芍　川楝　橘核　茯苓　炮姜　木香　炙草

命门气亏，腰痛疝坠。青年患此，须保养调治。

炒熟地　川楝子　杞子　杜仲　沙蒺藜　白术　白芍　川断肉　山萸肉

● 【校注】

[1] 疝气：又名疝、小肠气、膀胱气等。历代论疝气包括多种病证，主要有两类：一是指体腔内容物向外突出，并有腹部疼痛，或二便不通的证候；二是指生殖器、睾丸、阴囊部位的疾病，如睾丸或阴囊肿大疼痛，或可兼有腹部症状。

● 【评析】

疝气病变多责之于肝经气滞，多伴有脾肾阳虚，故治从疏肝理气、温通经脉，药如川楝子、橘核、白芍、白术、党参、炮姜、杜仲、杞子等药。

奔豚

● 【原文】

奔豚气胀，呼吸膈塞，六脉虚软，法当纳补。

熟地　茯神　白芍　半夏　枣仁　石决　沉香末　柏子霜　橘叶

肾气不纳，心阳不降。以填补下焦，脘间自快（疟痞用麝香膏贴，致胸膈胀满，食少神倦）。

炒熟地　茯神　枸子　白芍　磁石　法半夏　枣仁　新会　远志

中虚肾气奔豚，腰痛厥逆。上实下虚也，宜用潜阳纳补法。

西党参　川附　郁金　白芍　茯神　熟地　半夏　归身　磁石　枣仁　沉香汁

● 【评析】

奔豚是以气从少腹上冲胸脘、咽喉，发作欲死，复还止，或有腹痛，或往来寒热，病久可见咳逆、骨痿、少气等为主症的病证。其病机《难经》认为是肾之积，属肾虚；《金匮要略》认为"皆从惊恐得之"，属气机逆乱，责之于肝，并出疏肝清解的奔豚汤治疗；《伤寒论》说："烧针令其汗，针处被寒，核起而赤者，必发奔豚。气从少腹上冲心者，灸其核上各一壮，与桂枝加桂汤更加桂二两也。"乃因受寒，从用方看，有心阳受损、气机逆乱之病变。由此可见，奔豚总由气机逆乱所致，其病多责之于心、肝、肾三脏。本节案例以虚证为多，或虚实夹杂，有肾气不纳，心阳不降；有脾肾阳虚，肝气郁结。何平子在治疗中亦注意兼顾心、肝、肾三脏，即温肾纳补、疏肝降逆、宁心定志。

痰

● 【原文】

肝肾不足，火动结痰。以培本化邪，徐徐奏效。

生黄芪二钱　秦艽钱半　石决明（煅）八钱　麦冬三钱　天竺黄一钱　熟首乌四钱　橘红一钱　真川贝钱半　海藻钱半　老桑叶

肝胃热郁，咯痰不利。以清润治。

地骨皮　云苓　知母　生米仁　橘红　桑白皮　麦冬　泽泻　生蛤壳　茅根

营虚络痹，气滞痰阻，以致腰脊及肩板[1]重。先宜疏风豁痰，然后温补奏效。

茅术　防风　刺蒺藜　茯苓　新会　法夏　木瓜　秦艽　米仁

接方：西党　杞子　川断　法夏　狗脊　桑枝　归身　木瓜　刺蒺藜　茯苓　胡桃

湿痰壅肺，调中降气治之。

西党参　代赭　橘红　麦冬　款冬　煨姜　全福花　苏子　杏仁　牛膝　沉香末

中虚气痹，膈胀多痰，六脉模糊。以二陈、平胃治。

法夏　川郁金　赤苓　白蔻壳　厚朴　猪苓　炒苏子　煨姜　橘红

脾虚不克胜湿，多痰气逆，膈次不舒。以燥土分理调治。

焦於术　茅山术　半夏　茯苓　苏子　橘红　川郁金　泽泻　生蛤壳　冬瓜子　麦芽

肝胆热郁，痰蒙清窍。苦泄疏风，自然安适。

川连七分　黑山栀钱半　白蒺藜三钱　法夏钱半　石决明六钱　勾藤四钱
麦冬三钱　川郁金一钱　瓜蒌仁四钱　细菖蒲钱半

● 【校注】

　　[1] 肩板：指肩背。

● 【评析】

　　痰既是某些疾病的病理产物，又是致病因素，可引起多种病患。无论因病生痰，或因痰致病，均与肺、脾二脏密切相关，有"脾为生痰之源，肺为贮痰之器"的说法。从本节案例看，有因肺、肝、肾同病，以致结痰、咯痰不利；或脾虚生痰，湿痰壅肺；或痰阻经络而致腰脊肩背重滞不适；或肝胆热郁、痰蒙清窍等。治分虚实，实者治以清热化痰，或疏风豁痰；虚者以健脾化痰为主，兼以补肾利肺，降气通络。

膈痛

（胸痹）

● 【原文】

呼吸膈痛[1]，阳络不和。从肝肺调治。

白芍　郁金　苏子　木香　瓜蒌皮　归身　蔻壳　牛膝　橘红

中下焦火微，气痹膈痛，六脉细软。以补气佐扶元阳调治。

西党参　白芍　益智　云苓　炙草　於术　半夏　木香　萸肉　煨姜

丸方：党参三两　肉桂八钱　菟丝一两五钱　白芍一两五钱　川楝子一两　橘叶四钱　云苓二两　於术四两　益智八钱　夏曲一两五钱　萸肉一两五钱　炙草五钱

姜枣汤泛丸。

肝气久郁，心烦膈痛。暂用左金法。

川连　法夏　黑山栀　小郁金　泽泻　吴萸　广藿　炒白芍　茯苓

气痹络不和，腰膈作痛。先宜调气。

炒苏子　元红花　川断肉　细香附　金狗脊　统当归　五加皮　小郁金　秦艽　桑枝

木郁侮中，膈塞不通，脾失司化分清，必夹湿痰停饮，神色脉象未现虚态。恐日后大痛，须轻剂理之。

瓜蒌皮　半夏　山栀　吴茱萸　郁金　金沸草　归须　桃仁泥　青皮　橘叶

厥阴气郁，呼吸膈痛，六脉弦紧。恐络失血，须耐烦调养。

归须　郁金　蒌皮　桃仁　新绛　苏子　柏子霜　瓦楞子　怀膝　葱管

络不和而胸次不舒。

归身　白芍　木香　新会　苏子　蒌皮　红花　郁金　广藿　谷芽

胸痹[2]。

瓜蒌皮　柏子仁　石决明　金沸草　青葱管　法半夏　生归身　延胡索
小青皮

病本内伤，肾部及胸膈作痛。防其失血。

生地　地骨皮　米仁　川断　丹皮　郁金　秦艽　苏子

脘肋痛频作，脉形细涩，恐有蓄血。暂用通络法。

归须　郁金　益智仁　云苓　新绛　桃仁　半夏　柏子仁　苏子

肝郁生风，内热膈胀，不思饮食。以通为补。

元米炒川连　广藿　新会　归须　白芍　法半夏　郁金　大麦仁　橘叶
加荷蒂。

络不通而气痹，右胸肋高肿，右寸关脉大。恐肺气痿伤，拟通络化痰，佐
理气法，以图松解。

旋覆花　枇杷叶　牛膝　瓦楞子　钩勾　苏子　半夏曲　橘叶　当归　郁
金　桑枝

身热胁痛。

防风　杏仁　草郁金　金沸草　钩藤　半夏　苏子　橘红　甘菊　冬桑叶
佛手柑

营虚肝郁，膈胀骨痛，元阳气亏，不能饮食。先用降气平肝，继进温
胃法。

全福花　代赭石　炒苏子　炒白芍　茯苓　淡吴萸　川郁金　法半夏　统
当归　橘叶

接方：金石斛三钱　炒白芍钱半　法半夏钱半　茯苓二钱　煨益智一钱　全当归钱半　川郁金一钱　宣木瓜钱半　川楝子一钱

加橘叶、煨熟姜。

气痹膈痛，纳谷艰运，二便不畅……疏肝分理治。

瓜蒌皮　煨木香　法半夏　茯苓　川楝子　川郁金　石决明　炒厚朴　淡吴萸　橘叶

气逆膈胀，艰于平卧，兼六脉代而不利。中焦寒痰所阻，气不归纳也。

生黄芪　全福花　代赭石　炒苏子　法半夏　炮姜　厚朴　茯苓　橘白

冲沉香，另服青麟丸^[3]二钱。

复诊：脉象扬动流利，膈间自觉松快，中焦阳气通达也。

西党参　法半夏　款冬花　炒苏子　代赭石　炮姜　淮牛膝　炒白芍　茯苓　胡桃　沉香　青麟丸

营虚肝郁，及中气不足。如遇劳动抑郁，气痹络阻，膈肋大痛，脉象细软无力。宜用温润法。

西党　熟地　杞子　於术　归身　云苓　苁蓉

加橘叶。

● 【校注】

［1］膈痛：症状名。一指疼痛横连胸膈。一指胸痛。一指胁痛。

［2］胸痹：病名。出自《灵枢·本脏》。一指胸膺部窒闷疼痛的一种病证。《金匮要略·胸痹心痛短气病脉证治》："胸痹心中痞，留气结在胸，胸满，胁下逆抢心，枳实薤白桂枝汤主之；人参汤亦主之。"一指胃痹。《症因脉治》卷三："胸痹之症，即胃痹也。胸前满闷，凝结不行，食入即痛，不得下咽，或时作呕。"

［3］青麟丸：即九制大黄丸。早见于《饲鹤亭集方》。大黄用黄酒拌，于

铜罐中密闭，隔水加热，蒸三昼夜后出罐晒干，为细末，炼蜜为小丸，每服6g。有祛湿热，消滞通便作用。

● 【评析】

膈痛、胸痹证候，其病发部位包括胸、胁肋、胃脘等，涉及脏腑有心、肺、肝胆、脾胃等。从本节案例看，有病在肺，气血不和而见呼吸胸痛；有病在胃，脾虚，或脾肾阳虚而气痹胃脘痛；有病在肝胃，肝气久郁而心烦胁痛，或木郁侮中而脘闷不通；因气滞血瘀，或脉络不和而致心胸疼痛不舒、腰肋作痛、脘肋痛频作等尤为多见。何平子对诸证的治疗多从调气通络入手，即以通为补，如疏肝分理、降气平肝、活血通络、通络化痰，佐理气等治法，对于虚象明显者，则用补气佐扶元阳法，或温润法治疗。

腹痛

● 【原文】

中不胜湿，腹鸣作痛。以温脾分理，自然安适。

焦於术一钱　炒白芍二钱　菟丝子(炒)二钱　云苓二钱　炒车前三钱　煨木香四分　炮姜一钱　益智仁(炒)钱半　泽泻钱半

腹痛久缠，腰膝痿软。此脾肾虚寒，当用温补。

焦於术二钱　香附二钱　延胡(炒)一钱　川楝(炒)钱半　煨木香四分　蕲艾一钱　茯苓二钱　厚朴一钱（一方有官桂）　归身钱半　焦谷芽五钱

又方：焦术二钱　蕲艾(炒)一钱　炒川楝子一钱　炒延胡一钱　川断二钱　归身二钱　苏梗一钱　炒枸杞子二钱　炒杜仲三钱

前用扶元阳补脾法，腹痛稍止，脉象亦见有神，但大便溏薄，举动喘咳。总由土不生金，殊非轻恙。

炙黄芪　炒麦冬　煨木香　炙草　茯神　制於术　五味子　枸杞子　菟丝　枣仁　橘白

接方：人参　於术　炒麦冬　枸杞子　五味　山药　云茯神　炙草

又方：脾肾气亏，腹痛便溏。以升运清阳，恒服奏效。

西党参　云茯神　山药　沙参　燕屑　於术　麦冬　川贝　炙草

丸方：西党参　麦冬　茯神　山药　菟丝　炙草　於术　五味　燕屑　橘白　红枣丸

积湿化热，气滞腹痛，二便不利，肛坠不收，延久表虚，肌肉不暖，但脉象未见细软。此里结外脱，暂用左金法。

西党参二钱　淡吴萸五分　瓜蒌皮四钱　赤苓二钱　归身三钱　炒川连七分　煨木香五分　淡苁蓉钱半　泽泻钱半　橘叶

元阳气亏，腹痛便溏。以温下焦分理，自然安适。

川桂枝　川楝子　法半夏　煨木香　白芍　真茅术　云茯苓　橘核　谷芽　青皮

复：川石斛　川楝子　云苓　煨木香　萆薢　炒白芍　山萸肉　菟丝　生米仁　煨姜

朝食暮吐，腹痛便溏，中虚夹湿也。以温脾平胃治。

茅术　煨木香　代赭石　茯苓　乌梅肉　焦术　炒白芍　炮姜　炒厚朴

身热腹痛，肝脾气郁也。当用香连法。

黄连　赤苓　谷芽　广皮　大腹皮　木香　蒌皮　柴胡　麦芽

腹痛久延，膨胀脐突，乃由命门衰而气不收束。法当温补。

制於术　煨木香　泽泻　白芍　块茯苓　炮姜　川楝子　菟丝　益智仁

攻冲腹痛便浊，脉数，久延元弱，胃阳日败。由伏暑伤阴，肾气奔豚，以通阳镇逆法，以视动静。（此证不治）

旋覆花　瓜蒌皮　白通草　橘叶　冬瓜子　代赭石　川楝子　延胡索　云苓

肝脾郁结，腹痛久延，阳气日亏，饮食渐减，脉象虚软，正不胜邪之候。

炙黄芪二钱　炙甘草四分　北五味炙一钱　炮姜炭一钱　云神二钱　制於术三钱　炒白芍二钱　枸杞子二钱　炒枣仁三钱　炒红枣四枚

肝阴不足，腹肋作痛，频发不已。惟恐筋痹，养营调气主治。

砂仁末炒熟地四钱　归身（炒）二钱　细香附（炒）三钱　山萸肉钱半　白芍二钱　川断二钱　川楝子（炒）钱半　绵艾绒一钱　杜仲（炒）三钱

肝邪侮土，脘腹作痛，脾不统血，肢体痿疼。以疏肝健胃，然后可以进补。

川石斛　白芍　川楝子　法半夏　茯苓　归身　香附　广藿　石决明

加橘叶、谷芽。

骤起腹痛，中虚触寒所致。元气久亏，当用温通启胃法。

西党　半夏　吴茱萸　干姜　瓜蒌皮　木香　橘叶　白芍　米仁　新会　茯苓

脾阳失运，频作腹痛。分理培土。

於术　泽泻　白芍　川楝子　青皮　木香　云苓　扁豆　厚朴　红枣

腹胀作痛，大便不结。属中虚气陷，下焦阳气不运也，宜标本兼顾。

於术　泽泻　川楝子　白芍　瓦楞子　木香　茯苓　炮姜　橘核　冬瓜子

腹痛久缠，饮食日减。乃阳虚气痹，法当和理。

西党　归身　白芍　半夏　代赭　木香　云苓　川楝子　苁蓉

加煨姜、谷芽。

● 【评析】

腹痛以脾胃病证为多，有寒热虚实之分。本节案例多为脾胃虚寒，故治用温补，然亦有积湿化热、气滞腹痛或寒热夹杂者，治用香连丸、左金丸法。由于气滞而不通则痛，故何平子在治疗中尤重视治肝，如疏肝健胃、温通肝胃、和理肝脾等，即使用温补法，亦不忘疏肝气，常在方中加入川楝子、橘叶、橘核、香附、青皮、柴胡等药。

幼科

● 【原文】

后天不足，色脉少神。以健脾保肺，自然复元。

於术　云苓　萸肉　芡实　炙草　炙芪　白芍　泽泻　木香　红枣　焦
谷芽

胎毒[1]未曾透发，元气已虚，脉虚数，而神色㿠白，及骨痿作痛，大便
溏薄。似属虚损，舍补无策。（五岁）

参须四分　於术钱半　五味九粒　云苓钱半　十大功劳钱半　炙芪一钱二
分　淮药钱半　归身一钱　炙草三分　红枣三枚

● 【校注】

[1]胎毒：指婴儿在胎妊期间受母体毒火，而成出生后发生疮疹诸病的病
因。又指遗毒，即先天性梅毒。

● 【评析】

小儿疾病与先天不足，或胎毒影响，以及后天失调关系较大。治分虚实，
实者以祛邪为主，虚者以健脾益肾为主。儿科用药轻清，剂量亦宜减半用之。

卷
四

腰痛

● 【原文】

督脉空虚，阴寒内砻[1]。

川桂枝　五加皮　鹿角霜　茯神　细香附　白归身　香独活　金狗脊　川断　胡桃肉

气逆腰痛，中虚气不归根，不易脱体。

炒生地　淮牛膝　归身　煅决明　款冬花　炒苏子　橘红　川断　冬桑叶　胡桃肉

腰脊痿疼，兼之胃气不旺，六脉无力。先后天俱不足也，须谨慎调治（并患肠红[2]）。

西党参　於术　法半夏　益智　黄肉　茯神　枣仁　杜仲　菟丝

丸方：西党　茯神　菟丝　狗脊　归身　砂仁末　於术　枣仁　杜仲　血余灰　白芍　木香

腰脊酸楚，现已高凸。肝肾虚损之候，莫作轻视。

制於术　归身　木瓜　熟地　杜仲　金狗脊　甘枸杞　川断　茯苓　胡桃肉　桑枝

元气预虚，邪入阴络，左腰作痛。当用温润利气法。

桂枝　防风　瓦楞子　赤苓　川楝子　桃仁　归身　细香附　瓜蒌皮　炒车前

● 【校注】

[1]砻（lóng）：磨。意指稽留不去。

[2]肠红：病证名。指大便出血。

● 【评析】

　　腰痛有虚实之分，实者多为感受外邪所致，虚者与肾虚关系尤为密切。本节案例多属肾虚，或脾肾、肝肾亏虚，治疗以补虚为主，然亦有外邪入侵，或气滞络阻等并存，故配用桂枝、香附、桑枝等活血通络之品，或合以独活、桑叶、木瓜、防风等祛风胜湿药物，以增强疗效。

泄泻

● 【原文】

血痢后脾气下陷，命门火微，以致大便不结，饮食无味。以助元阳，升清培本，肢体自然强健。

黄芪 於术 枣仁 枸杞 炒红枣 党参 茯神 五味 炙草 煨黑姜 煨肉果五分

大便久溏，脉软肉削。健中温补，斯为稳计。

西党 木香 茯苓 淮山药 泽泻 於术 肉果 菟丝 白扁豆 加炒阿胶

脾泄腹痛，色脉少神。

西党参 於术 炙草 茯神 菟丝子 杞子 补骨脂 炒山药 五味 加干河车

心脾不足，少寐便溏。

炙芪 茯神 煨木香 淮山药 炙草 焦於术 枣仁 川郁金 远志 橘叶

气亏火微，纳少脾泄，患此半载，以致六脉软代。须升清温补，弗使深秋病剧。

炒黄西党 炙五味 肉果 炙甘草 菟丝饼 土炒制於术 茯神 白芍 泡炮姜 炒香红枣

水泻不止，四末浮肿，属气虚下陷，火不摄水，六脉沉弱无力。宜用温脾补气，佐升清法，以视动静。

炒西党 块茯苓 肉果 五味 泽泻 炒制於术 炒白芍 炮姜 升麻

触感温邪，身热失血，及呕恶便泻，自汗不止。此邪入太阴，不克分清腐谷，膈胀多痰。用分理和胃，图其安适。

生芪皮钱半　生扁豆三钱　泽泻钱半　生甘草四分　橘红一钱　炒白芍二钱　青蒿钱半　赤苓三钱　生米仁四钱　飞滑石三钱

早凉暮热，呕恶脾泄。肝胃伏热未清，宜用温胆法。

川黄连六分　广藿钱半　枳壳一钱　煨木香四分　焦曲二钱　黑山栀钱半　赤苓三钱　生草四分　连翘二钱　大麦芽三钱　鲜竹茹钱半

复诊：川石斛三钱　黑山栀钱半　生米仁四钱　泽泻钱半　焦谷芽三钱　香青蒿钱半　茯苓二钱　白扁豆三钱　新会一钱　冬瓜子二钱

腹痛水泻，脉数烦渴，并舌本干红脱液。此湿热伤脾，清浊不分，津失上承也，暂用分清化热法。

生於术二钱　茯苓二钱　川楝子一钱　炒车前三钱　归须钱半　炒麦冬三钱　泽泻钱半　生扁豆三钱　北沙参二钱　谷芽二钱　芦根二钱

气亏火微，纳少脾泄，患此半载，以致六脉软代无力。须用升清温补，勿使深秋病剧。

西党参三钱　云苓二钱　炮姜一钱　白芍药钱半　炙甘草四分　土炒於术二钱　五味四分　肉果一钱　菟丝饼钱半　炒香红皮枣

痢后便溏，遇凉寒热，气虚表弱也。温脾分理治。

土炒於术　白芍　广皮　车前　山药　木香　扁豆　炮姜　泽泻　冬瓜子

便溏多痰，属气分不足，心悸骨痛，乃营液有亏，上盛下虚，先清后补。

制於术　北沙参　生黄芪　白归身　麦冬　半夏曲　生米仁　橘红　枸杞子　加细桑枝

暑湿内蕴，大便溏而带积，延久不痊，恐伤阴络。兹拟健中分理治。

於术　云苓　扁豆　藿香　山药

寒热兼脾泄，中虚湿困也。久防腹满。

白术炭　赤苓　炮姜　泽泻　焦建曲　柴胡　木香　白芍　广皮　冬瓜子

● 【评析】

泄泻表现为腹胀便溏，或腹痛水泻，有外感、内伤之别。外感暑湿，或温邪，或寒湿等所致者，治宜祛邪分理，邪去则病愈。如邪气久缠，可损伤脾气，脾失健运，湿浊内生，导致内外合邪，甚则致脾肾阳虚而泄泻迁延不愈，治宜升清培本，有以健脾为主，方用参苓白术散加减；有以脾肾同调，则加入补骨脂、五味子、菟丝子等药。如里有伏热，或湿热未清，则治取分清化热法，或温胆汤法，药如黄连、藿香、茯苓、陈皮、车前、枳壳、竹茹、米仁、滑石等。

便血

● 【原文】

阴络受伤，便血不止，肝失所养，头晕脉数。以和脾苦泄治。

川连　炒黑丹皮　炒白芍　茯神　炙草　焦於术　川断　血余灰　枣仁

腹痛下血，气痹阴络受伤，久防腹胀。

焦术　炒白芍　炮姜　炒扁豆　泽泻　木香　地榆　新会　茯苓　冬瓜子

失血过多，木邪侮土，脉不柔软。以通为补。

川斛四钱　归身二钱　炒苏子三钱　茯苓三钱　炒车前三钱　炒白芍钱半　法半夏钱半　新会皮一钱　泽泻钱半　焦谷芽三钱　冬瓜子三钱

失血过多，气痹阴络伤也。以通为补。

川斛　白芍　炒苏子　茯苓　淮膝　冬瓜子　归身　半夏　车前　新会　焦谷芽

气虚阴络受伤，腹痛下血。须节饮食调治。

焦於术二钱　煨木香四分　鹿角霜三钱　黑地榆一钱　泽泻钱半　炒白芍钱半　云苓二钱　血余灰五分　扁豆三钱　红枣四枚

复：焦於术　炒白芍　炒黑枣仁　炒槐米　血余灰　煨木香　炒白扁豆　炒黑丹皮　炒神曲　红枣

再复：焦於术　川楝子　炮姜炭　云苓　绵蕲艾　煨木香　炒白芍　白扁豆　炒橘核　红枣

又丸方：焦饭滞　白扁豆　鹿角霜　云茯苓　炒白芍　焦於术　炮姜炭　川楝子　建泽泻　煨木香　炙草

何氏四家医案校评

内伤阴络，腰痛便血。以摄阴培本，徐徐安痊。

炒熟地　厚杜仲　川断　黑地榆　炙草　炒丹皮　血余灰　煨木香　炒白芍　红枣

便艰膈胀，更衣下血，乃脏液亏而上焦络伤。以润肠疏肝，佐启胃法，以观动静。

炒生地　柏子霜　煨木香　法半夏　归身　制於术　川楝皮　瓜蒌皮　泽泻　焦谷芽　藿香汤

去血过多，举动气喘。

焦於术　云神　炙五味　炒白芍　炒熟地　煨木香　炒枣仁　黑地榆

胸腹胀楚，更衣下血，脾虚阴络伤也。殊非轻恙（幼年）。

焦於术　炮姜　大腹皮　黑地榆　云苓　煨木香　炒白芍　泽泻　炒车前　焦谷芽

便血后神倦，心脾内伤，面无华彩。当用归脾佐祛湿法。

西党参　菟丝子　木瓜　远志　枣仁　於术　煨木香　白芍　茯神　炙草

丸方：西党参　霞天曲　茯神　归身　菟丝　於术　木瓜　枣仁　远志　枸杞　木香　山药　桂元膏捣丸

气陷络伤，更衣不畅，兼下血作胀。此下焦清浊不分也。拟用升清祛湿，少佐固阴法。（粪细如线，为先下血而后解，解甚痛，粪甚少。）

生於术　升麻　槐米　蒌仁　白芍药　西党参　茯苓　泽泻　血余灰　荷蒂

复：大便稍畅，肛口仍有血注。此中虚湿热伤络，仍用理脾化热法。

生术　龟板　升麻　瓦楞　麦芽　西党　槐米　茯苓　蒌皮　车前

接方：西党　木香　槐米　赤神　甘草　於术　白芍　龟板　枣仁　荷蒂

内伤兼少阳热郁，鼻衄及便溏带血。阴阳络俱伤，须省力调治。

生地炭　白芍　木香　米仁　木瓜　炒丹皮　鳖甲　山药　泽泻

便血半年，举动心逆。此心脾内伤，久防腹满。

西党参三钱　云神二钱　远志钱半　炙草四分　菟丝子钱半　制於术二钱　枣仁三钱　白芍二钱　煨木香四分　红枣四枚

咳呛咽痛，脾泄下血。脾肾两伤，甚属棘手。

於术　云苓　扁豆　人中白　炙草　山药　百合　杞子　橘白　建莲

腹痛肠红，气滞络伤。理脾和血治。

炒白芍　炒荆芥　炒黑丹皮　煨木香　焦曲　焦白术　泽泻　茯苓　炒槐米　冲砂仁末

复诊：焦於术　炒荆芥　炒丹皮　泽泻　焦建曲　血余灰　煨木香　炒槐米　茯苓

内热盗汗，更衣下血。此内伤表虚，及早调治。

生黄芪　白芍　泽泻　白扁豆　新会红　川石斛　茯苓　五味　黑地榆　红皮枣

复诊：焦白术　炒白芍　茯苓　白扁豆　泽泻　川石斛　黑地榆　炙草　淮山药　红皮枣

便溏带血，心悸呕恶。此中虚少阳热郁也，从心脾调治。

炒黄连　云神　远志　炙草　血余灰　於术　枣仁　白芍　木香　红枣

下血过多，阳气易浮，稍遇劳动，心悸脉数。用滋肝肾、养心法。

炒熟地　茯神　白芍　怀牛膝　五味子　制於术　枣仁　石决明　血余灰

肝络受伤，胃痛下血。以固阴健中，自然安适。

熟地炭　於术　茯神　炙草　地榆　淮山药　木香　山萸肉　新会　红

皮枣

阴络受伤，便血不止，命门火微，通体浮不应指。殊非轻恙。

焦於术　川附　茯苓　车前　木香　炮姜　白芍　泽泻　五味子　冬瓜子

暑湿伤脾，腹痛下血，咳嗽多痰。恐胃气败坏，症非轻渺。

於术　云苓　新会　炙草　血余炭　半夏　白芍　扁豆　炒荆芥　红枣

便溏下血，脾肾两伤也，兼之气逆自汗，六脉无力，颇有厥脱之危。

於术　茯神　白芍　菟丝　炙草　黄芪　枣仁　五味子　山药　红枣

伏暑伤阴，腹痛气虚下陷。以补气合香连法（苔白，未服连）。

人参　木香　白芍　扁豆　炙草　川连　茯苓　炒丹皮　於术　荷蒂

脾络受伤，腹痛下血。以固阴健中调治。

於术　地榆　炙草　芡实　木香　川断　山药　茯苓　槐米　侧柏叶

血痢久缠，形瘦腹膨，脾肾两伤也。法当通补。

於术　白芍　扁豆　广皮　鳖甲　泽泻　茯苓　地榆　焦曲　砂仁末

连日畅解，粪色带黑，可知内滞宿血，所以肋痛不止，腹胀脉滑。三日以来诸恙虽减，然补剂未敢轻投。

生洋参　当归　陈阿胶　郁金　茯神　橘红　白芍药　钩藤　苏子

● 【评析】

便血既指症状，即血经肛门而出，又指病证，即以便血为主症的疾病。便血可见于消化性溃疡、某些急性传染病、血液病，以及结肠、直肠、肛门等疾患。《金匮要略》将便血分为近血，即先血后便，多病在大肠，或肛门；远血，即先便后血，多病在小肠，或胃。本节案例有属近血，如先下血而后解；亦有属远血，如粪色带黑，即黑大便，乃上消化道出血的表现。便血有虚实之分，实者多为湿热、热毒所致，便血经久不愈，则脏气内损，气血两亏，本节所述案例以虚证为多，如脾虚、阴络内伤；肝失所养、阴络受伤；心脾内伤；脾肾两伤等。亦有属实证者，如木邪侮土；内滞宿血，或虚实夹杂，如气滞络伤；内伤兼少阳热郁等。何平子治便血重在治脾，常以归脾丸加减，且崇尚以通为补的治法，药如当归、苏子、泽泻、冬瓜子、牛膝等。在用地榆、槐米、血余灰等止血药时，常配用丹皮、芍药、木香等药，以理气通瘀。方中还常配用焦谷芽、焦饭滞、焦曲等以和胃、护胃。

痢

● 【原文】

心脾肾不足，咳嗽下利。须避风忌口，自然安适。

炙芪　炮姜　法半夏　地榆　五味　於术　橘白　炒白芍　淮药　云苓

接方：咳呛轻减，腹痛未除。此脾阳不足也，以温脾肾调治。

西党参　云苓　炮姜　煨木香　淮山药　制於术　炒白芍　五味　半夏曲
红枣　桑叶

脾肾两虚，已成休息。乘此土令，上紧调治。

焦於术　炒白芍　云苓　煨木香　黑地榆　炒熟地　炮姜炭　乌梅肉　猪
苓　炙草

血痢不止，腹鸣气坠，左脉细软，络伤气不舒也。宜黑归脾佐分清治。

焦术　炒黑丹皮　炒阿胶　炒枣仁　远志炭　熟地炭　炙黑草　云茯神
炙升麻

素有血症，近患痢疾，气逆腹胀。甚属棘手。

石斛　木香　苏子　谷芽　白芍　茯神　广藿　米仁　冬瓜子　泽泻　白
扁豆

久痢不止，六脉虚软，脾肾气亏。法当升清温补。

炙黄芪二钱　炙甘草四分　北五味 (炙) 一钱　炮姜炭一钱　云神二钱　制
於术 (炒) 三钱　炒白芍二钱　枸杞子二钱　炒枣仁三钱　加炒红枣四枚

寒热缠绵，神衰肉削，腹痛下痢，脘闷胃呆。殊非轻恙。

瓜蒌皮　神曲　广皮　厚朴　泽泻　木香　查肉　焦谷芽　山栀　炒银花

久痢不止，火微气陷。用温中升清法。

西党　熟地　枸杞　茯神　禹余粮　於术　五味子　枣仁　升麻　炮姜

久痢脉微，脾肾皆亏。必须温补。

党参　茯苓　白芍　补骨脂　淮山药　於术　炙草　炮姜　五味子　加红枣

复诊：去炙草、炮姜，加煨肉果、升麻。

暑湿伤脾，腹痛红痢，延久不痊，食少腹胀。下焦清浊不分，健脾固阴兼治。

於术炭　赤苓　扁豆　地榆　藿香　木香　白芍　泽泻　炒银花

元气素虚，又兼下痢。命门火微，以致腹胀。六脉细软，法当温补。

西党　茯神　车前　补骨脂　广皮　於术　川附　炮姜　泽泻　白芍

湿热伤脾，便溏兼痢，气喘脉数。以分理化热治。

於术　白头翁　赤苓　泽泻　扁豆　秦皮　芍药　木香　地榆　椿根皮炒

便溏带血，胸腹膨胀。此中虚木郁，清浊不分也。殊非轻恙。

於术　木香　赤苓　大腹皮　川楝子　半夏　白芍　泽泻　车前　橘叶

积湿伤脾，腹胀下痢。须节饮食避风，庶几奏效。

茅术　木香　泽泻　神曲　冬瓜子　白术　车前　赤苓　扁豆

血痢久缠，又兼气喘脚肿。均非轻恙。

制於术　云神　木香　白芍　泽泻　熟地　枣仁　远志　木瓜　煨姜

暑湿伤脾，内热下痢，四肢浮肿，殊非轻恙。

白术炭钱半　炒白芍钱半　炒扁豆三钱　煨木香四分　黑猪苓二钱　赤苓三钱　焦曲三钱　焦谷芽三钱　炒柴胡七分　通草八分

换方：焦白术二钱　炒扁豆四钱　白芍二钱　云苓三钱　米仁四钱　泽泻钱半　冬瓜子三钱　木香四分　焦谷芽五钱　广皮钱半

● 【评析】

杂食不洁，感受外邪是痢疾发生的主因，症见下利便脓血，久则导致脾虚下陷，阴液内亏，甚则脾肾阳虚。何平子治痢疾较重视顾护中气，方中常用白术、茯苓、白芍、白扁豆、地榆等药，如证属湿热，则加入白头翁、秦皮、椿根皮、车前子等药；如属虚证，则加黄芪、炮姜、熟地黄、补骨脂、五味子、升麻等药，阳气虚者，亦用附子，以助温运。

脱肛

● 【原文】

气营俱亏，更衣肛脱，六脉无力。宜用升清甘温法（此人从胃气痛起，病已经年）。

西党参三钱　淡苁蓉钱半　煨木香四分　炒白芍二钱　炙芪一钱二分　炙升麻四分　清炒归身钱半　云茯神二钱　化州红五分　焦谷芽三钱　胡桃肉二枚

间日服。

● 【评析】

脱肛，即肛门脱出，以老年、素体虚者易患。多因中气不足，气虚下陷，或湿热下注大肠所致。本案治用健脾补肾、益气举陷，方以补中益气汤加减。此种慢性疾病，何平子采用间日服，可取持久恒效之功，可参。

尿痛

● 【原文】

频解溺[1]痛，左脉细软，乃少阴亏而膀胱夹热也。以滋肾治。

大熟地四钱　萆薢钱半　盐川柏一钱　赤苓三钱　柏子霜钱半　上肉桂四分　炙升麻四分　丹皮钱半　生草四分　研冲琥珀屑三分

气腑夹湿，攻动作痛，其邪无处疏泄，致成囊漏，但胸腹仍未舒快，反多溺痛。久防尿血，暂用滋肾法。（小便数十遍，腹吊痛，先患过尿血）

熟地　川柏　车前　琥珀　块茯苓　肉桂　萆薢　川楝　草梢　橘叶

时疾后失调，君火内炽，咽干溺痛。以交心肾理肺，不致延入本元。

炙芪二钱　茯神二钱　萆薢钱半　沙参二钱　人中白一钱　麦冬二钱　枣仁(炒)三钱　橘红一钱　莲须一钱　枇杷叶二钱

又方：粗玉竹三钱　莲须钱半　橘红一钱　百合三钱　牡蛎三钱　沙参二钱　萆薢钱半　米仁四钱　麦冬二钱　桑叶钱半　梨肉五钱

又方：去玉竹、莲须、橘红、桑叶、梨肉，加地骨、茯苓、生地。

又丸方：西党参三两　云苓二两　沙参二两　麦冬二两　湘莲三两　生地四两　龟板(炙)四两　牡蛎三两　百合三两　萆薢一两　米仁三两　黄柏七钱

肝胆热郁，并真火衰微，以致下注溺痛，小溲解而不畅，诊得脉象右弦左软，宜用温润苦泄法。

川连　萆薢　苁蓉　柏子霜　泽泻　肉桂　赤苓　升麻　甘草梢　冬瓜子

复：脉象紧大不柔，并腹鸣脾泄，无疑木火内炽也。仍用苦泄分理法。

炒川连　云苓　甘菊　甘草梢　小青皮五分　萆薢　生牡蛎　炒车前　白扁豆　冬瓜子

又复：气府夹热。

生於术　黑山栀　赤苓　生扁豆　秦皮　萆薢　炒苏子　生米仁　小郁金
白莲须

又复：上焦积热，右脉紧大，便溺不爽。宜升清泻热，徐徐安痊。

生洋参　块茯苓　琥珀屑　小郁金　淡黄芩　生於术　炙升麻　生米仁
海金沙　白螺蛳壳

小便频解尿痛，由中气虚而湿邪下注。以分清和理治。

於术　泽泻　甘草梢　夏曲　冬瓜子　琥珀　萆薢　云苓　米仁　升麻
橘叶

● 【校注】

［1］溺：同尿。

● 【评析】

尿痛可见于淋证，淋证又分气淋、石淋、血淋、膏淋、劳淋等，辨治当分
虚实。实者多由湿热下注、肝郁气滞引起，虚者多因气虚、阴虚所致。本节案
例多为虚实夹杂，如肾阴虚、膀胱夹热，肾虚、肝胆热郁下注，中虚、湿邪下
注等，治宜虚实兼顾。扶正以补肾益气为主，药如熟地黄、苁蓉、黄芪、洋参
等；祛邪以清泄湿热为主，药如萆薢、黄柏、琥珀、车前、泽泻等。何平子善
用分清和理法，如在大剂苦泄利湿药中配用升麻，以升清气、泻浊气，降中有
升；在苦寒药中配用肉桂，使下焦真火不衰，寒中有热。

尿浊

● 【原文】

久浊不止，肾部痿痛。分清温润治。

西党参　赤神　苁蓉　生归身　沙蒺藜　熟地　萆薢　牡蛎　生杜仲
湘莲

便浊腰痛，督脉受伤。以固精补气治。

熟地　龙骨　芡实　川断　归身　金樱子　杜仲　狗脊

向有遗泄，近患溺浊。此湿热为患，暂用分理法。

泽泻　赤苓　龙胆草　黄芩　米仁　莲须　草梢　萆薢　川柏　荷梗四寸

久浊不止，尚有溺痛，此湿火未清也。法当分理。

细生地　泽泻　生牡蛎　萆薢　白莲须　米仁　赤苓　黄芩　车前　冬
瓜子

烦渴浊注，形衰脉细，津液下陷。恐盛暑病剧。

大熟地　麦冬　云苓　山药　牡蛎　於术　五味　沙参　泽泻

湿邪下注，肾丸[1]胀大，小尿不清。以温通分理治。

生白术　莲须　赤苓　川楝子　香附　萆薢　米仁　泽泻　炒橘核
临卧用艾汤洗下部。

上焦热郁，小溲不得快畅，六脉弦紧。宜用分理苦泄法。

川连五分　泽泻钱半　米仁四钱　川柏一钱　冬瓜子三钱　赤苓三钱　萆

萆一钱　丹皮钱半　麦冬二钱

上焦热郁，烦渴不止，津液下陷，小便浑浊。宜用甘寒固摄法。

玉竹　天冬　麦冬　萆薢　牡蛎　泽泻　厚生地　沙参　知母　芦根

换方：鲜生地　升麻　五味　制洋参　丹皮　天冬　麦冬　牡蛎　萆薢
芦根

● 【校注】

[1] 肾丸：指睾丸。

● 【评析】

尿浊不清的辨治分虚实两端。实者以湿热下注为多，治宜苦泄分理，药如
黄柏、龙胆草、黄芩、萆薢等；虚者多责之于脾肾亏虚，治宜温润、固精、补
气，药如熟地、苁蓉、杜仲、金樱子、党参、茯苓、芡实等。虚实夹杂者，治
当兼顾。

尿血

● 【原文】

尿血兼浊，频解溺痛，左肋不和。恐有蓄血，此方暂服。

归身　制军　萆薢　赤苓　川连　元胡索　瓦楞　生草

膀胱络伤，溺痛下血。暂用分清去瘀，再视动静。

川连　元胡索　萆薢　单桃仁　归须　制军　炒车前　赤苓　生甘草　白莲须

● 【评析】

尿血作痛，称为血淋，常伴有瘀热。何平子治取分清祛瘀法，在利尿通淋药中加入制大黄、当归、延胡索、桃仁等药以活血祛瘀。

遗精

● 【原文】

离坎[1]不交，惊恐自汗，近兼精滑，精气神俱亏，脉空虚无力。须重剂频补。

炙芪三钱　麦冬三钱　茯神二钱　五味四分　贡干一两　山药三钱　熟地八钱　牡蛎五钱　枣仁四钱　川柏一钱　湘莲七粒

复：虚风内炽，气怯惊惕，六脉虚数无力。当用潜阳固摄法。

炙芪三钱　熟地八钱　茯神三钱　龙齿二钱　炒川柏一钱　五味四分　西党四钱　麦冬二钱　枣仁四钱　枸杞子二钱　湘莲七粒

煎汁去渣，入胖海参一两，收，分两次服。

又改：内风不息，四肢震动。

西党参　虎骨　枸杞　杜仲　五味　桑枝　大熟地　龟板　茯神　麦冬　湘莲

丸方：西党参　熟地　枸杞　黄柏　茯神　於术　归身　虎骨　枣仁　金狗脊　白线胶　杜仲　金樱膏杵丸

精关不固，肾水亏而木火上炎，以致咽肿腐痛。宜潜阳固阴法。

熟地　阿胶　牡蛎　麦冬　橘白　川斛　人中白　沙蒺藜　料豆皮　莲须

内热精滑。

元生地　地骨皮　煅牡蛎　莲须　云苓　生米仁　粉丹皮　炒白芍　泽泻　芦根

心肾交虚，心梦遗泄。总因操劳不节，耗血伤神，是以疲倦，兼纳食无味。宜用归脾加减。

西党参　麦冬　枣仁　五味　白芍　玉竹　茯神　女贞子　莲须

丸方：西党参　於术　麦冬　五味　茯神　枣仁　熟地　枸杞　白线胶
柏子仁　金樱子　湘莲肉

心肾不交，多梦遗泄，素有便血。宜黑归脾调治。

制於术　白茯神　金樱子　麦冬　泽泻　炒生地　枣仁　莲须　五味

丸方：西党　於术　白茯神　五味　湘莲肉　龟板心　熟地　枣仁　金樱
子　牡蛎　麦冬　川柏

精关不固，下体无力，脉象两尺空软。从脾肾调治。

西党　五味　淮山药　枸杞　茯神　牡蛎　湘莲　於术　炙草　菟丝子

接方：去党参、菟丝、牡蛎，加人参。

阴精不固，气火不潜，稍为劳动，四肢痿倦，并目视少光。皆属肝肾不
足。从三阴培补。

真西党　女贞子　枣仁　煅牡蛎　川柏　元生地　茯神　丹皮　金樱子
湘莲肉

● 【校注】

　[1] 离坎：指心肾。

● 【评析】

　　遗精又称失精、遗泄，多因烦劳思虑过度，房室不节，损伤心肾所致，或
因湿热下扰精室导致。本节案例多属心肾不交、肝肾不足、水亏火动、脾肾两
虚等，故治疗以滋阴潜阳、益气固摄为主，药如地黄、麦冬、白芍、五味子、
枣仁、党参、黄芪、茯神、山药、金樱子、牡蛎、莲子等；对于热较甚者，加
黄柏、人中白、丹皮等药。

痿

● 【原文】

下焦阳气不充，两足跗浮肿不退，时带麻木，左手脉模糊无力。以温脾肾，佐祛湿法。西党参　於术　枸杞子　云茯苓　归身　川附子　茅术　鹿角霜　巴戟天

丸方：炙黄芪　鹿茸　於术　法半夏　炙草　西党参　虎骨　茅术　补骨脂　归身　枸杞子　五味　云苓　煨肉果

以新会皮炒米仁汤泛丸。

失血兼精滑，肝肾虚损，筋拘而坐卧不宁，六脉细软无力，属下虚而血不养肝，并泄自汗。此大虚候也，须重剂培补。

炙芪二钱　金狗脊钱半　茯神二钱　麦冬二钱　枸杞子二钱　熟地五钱　煅龙齿二钱　枣仁三钱　五味四分　川郁金 (磨冲) 一钱

中不胜湿，四肢麻痿，气体丰厚。宜四君佐二陈法。

生於术　白茯苓　刺蒺藜　归身　广藿　西党参　法半夏　新会皮　宣木瓜　竹茹

气痹络伤，须营养。

熟地　柏子霜　枸杞　狗脊　川断　归身　生虎骨　茯苓　杜仲　五加皮

腰膝痿痛，右腿瘦削不仁。非浅候也。

熟地三钱　金毛狗脊 (去毛) 钱半　炒归身二钱　炒杞子二钱　五加皮一钱　於术二钱　杜仲 (炒) 二钱　炒香附三钱　炒木瓜钱半　桑枝 (酒炒) 五钱

阳本亏而营分不充，以致左脉沉弱，右足无力。以温补元阳治。

西党参四钱　枸杞子 (炒) 二钱　杜仲三钱　川附七分　茯神三钱　熟地五

钱　炒归身二钱　淡苁蓉钱半　川断二钱　胡桃肉二枚

丸方：西党参三两　炙虎骨四两　枸杞子二两　川断二两　巴戟肉一两
大熟地五两　白归身二两　炒杜仲三两　沙苑二两　黑芝麻(炒)三两　白茯神
二两　胡桃霜三两

桂圆肉熬膏打丸。

又拟方（因脾泄）：西党参三钱　炒熟地四钱　炒山药二钱　补骨脂钱半
炙草四分　制於术二钱　炒菟丝二钱　炒杞子二钱　云茯神二钱　红枣(炒)
四枚

心脾肾俱亏，以致神不守舍，足痿肉削，便溏脉弱。以培土扶元阳主之。
西党参三钱　炒白芍钱半　炒归身钱半　茯神二钱　半夏钱半　制於术二
钱　炙五味三分　炒菟丝二钱　枣仁(炒)三钱　红枣四枚

换方：炙黄芪二钱　炒菟丝二钱　炒归身钱半　北五味四分　炙草四分
制於术三钱　炒枸杞二钱　炒枣仁三钱　茯神二钱

加煨姜、红枣。

精关不固，髓亏风动，腰膝无力，阳不交阴也。症属虚痿，从三阴培补。
炒熟地五钱　煅龙齿二钱　炙龟板五钱　云神二钱　柏子霜钱半　赤麦冬
三钱　石决明(煅)五钱　炒归身钱半　枣仁(炒)三钱　带心莲子七粒

换方：炙黄芪二钱　川断二钱　云神二钱　煅龙齿二钱　炒归身钱半　炒
熟地五钱　山药二钱　枣仁(炒)三钱　远志(泡)钱半　桂圆肉　细桑枝

改方：去川断、远志，加制洋参钱半，麦冬二钱。

又换方：炙芪二钱　炙五味四分　云神二钱　麦冬二钱　炒杞子二钱　熟
地(炒)六钱　炒归身二钱　枣仁(炒)三钱　金樱(去毛)钱半　桂圆肉五枚　酒炒
桑枝四钱

又换方：炙黄芪二钱　麦冬二钱　法半夏钱半　茯神二钱　炒归身二钱
制於术三钱　五味四分　新会皮钱半　枣仁(炒)三钱　冬桑叶一钱　红皮枣

丸方：炙黄芪三两　西党参三两　煅龙齿二两　金狗脊(去毛)二两　茯神

二两　炒熟地五两　炙五味一两　炙龟板五两　炒杜仲三两　枣仁（炒）三两
湘莲肉三两　炒枸杞三两

研末，煎桂圆胶捣丸。

制於术　麦冬　归身　炒枣仁　川断　炙黄芪　五味　杜仲　煅牡蛎　茯神　橘白　湘莲

淡蜜水泛丸。

气痹筋痿，艰于步履，六脉细软。宜温补。

於术　狗脊　归身　阿胶　杜仲　熟地　虎骨　杞子　川断　五加皮桑枝

两膝酸楚，朝收暮肿。肝肾内虚，不宜纯用利剂。

炒熟地四钱　白归身（炒）二钱　鹿角霜二钱　木瓜钱半　块茯苓三钱　焦白术二钱　生米仁三钱　枸杞子二钱　泽泻钱半　酒炒桑枝四钱

上下焦络脉不和，腰腹及环跳[1]牵掣而痛。恐成虚痿。（先曾失血）

苏子　延胡索　小青皮　木瓜　杜仲　统当归　淮牛膝　川断　茜草藕节

复诊：郁金　炒杜仲　五加皮　熟地　楝子　川断肉　金狗脊　归身　木瓜　胡桃肉

两膝肿胀，筋痿无力。此湿邪入络，以燥土分理和血法。

川桂枝五分　半夏钱半　归身（酒炒）钱半　槟榔一钱　赤苓二钱　茅山术二钱　防己钱半　炒厚朴一钱　木瓜钱半　炒青皮一钱

复诊：生白术　归身　广皮　赤苓　防己　茅山术　杜仲　木瓜　米仁

左手足痿而不仁，营虚络痹也。以祛风柔肝治。

熟地　归身　木瓜　法半夏　元红花　首乌　杞子　川断　白蒺藜　甘菊花　细桑枝

肝风夹湿，两膝酸肿，步履不克利健，并脉象弦滑不静。先用分理苦泄法。

生於术　川连　法半夏　石决明　厚朴　白蒺藜　橘红　黑山栀　赤苓　竹茹

内风夹湿，筋痹足痿。

法夏　秦艽　赤苓　羚羊角　归身　防风　木瓜　蒺藜　防己

两膝酸楚，营虚夹湿也。

生白术　宣木瓜　猪苓　川断　防己　归身　赤苓　秦艽　桂枝

换方：生於术　米仁　木瓜　泽泻　厚朴　归身　防己　赤苓　新会　冬瓜子

筋骨酸楚，胃气不开，营虚夹湿也。燥土祛湿治。

生於术　宣木瓜　秦艽　桂枝　赤苓　白归身　五加皮　橘红　泽泻　细桑枝

左半体麻痿，营虚络痹。宜用温补。

於术　杜仲　木瓜　五加皮　炒鹿角胶　归身　杞子　川断　茯苓　广蛤蚧　桑枝

● 【校注】

　[1] 环跳：即环跳穴。在臀部，股骨大转子最凸点与骶管裂孔连线的外1/3 与内 2/3 交点处。

● 【评析】

　痿证是以四肢痿软无力，尤以下肢痿废，甚则肌肉萎缩的一种病证。《素问·痿论》谓因五脏之热，以皮、肉、脉、筋、骨分属五脏，而有肺热叶焦，则皮毛虚弱急薄，着则痿躄；心气热脉虚，则生脉痿；肝气热筋急而挛，发为筋痿；脾气热肌肉不仁，发为肉痿；肾气热骨枯而髓减，发为骨痿等说。可见，痿证与五脏均有关，从本节病案看，多责之于肝肾虚损，筋骨失养，或脾虚，湿邪入络，或肝风夹湿等。何平子治痿证的主要治法是健脾燥湿、分理和血，此正合《素问·痿论》"治痿独取阳明"说，常用四君子汤加当归、桂枝、木瓜、五加皮、桑枝等药。如肝肾虚者加杜仲、枸杞、熟地黄、狗脊，偏阳虚者加附子、鹿角霜，偏阴虚者加龟板、麦冬等药；如肝旺动风者加白蒺藜、白芍、羚羊角、山栀等药。

痹

● 【原文】

气痹络痛，正气日衰，坐卧不安，六脉无力，可见气血俱困。以温润培本治。

西党参　吴茱萸　广木香　茯神　白芍　归身　淡苁蓉　半夏曲　枣仁

加橘叶。桂圆。

复诊：气分阳和，形骸流利，痛势渐减，胃气当自然开益。

西党参　巴戟肉　苁蓉　杞子　茯神　砂仁炒熟地　山萸肉　归身　枣仁

加橘叶、桂圆。

湿风袭络，手足麻痹。以祛湿养营兼治。

丸方：首乌　归身　秦艽　生米仁　川断　於术　茅术　牛膝　炒杞子

木瓜　刺蒺藜　豨莶草

熬鹿角胶捣丸。

中不胜湿，阳痹使然。以疏风泄木，自然安痊。

炒白芍　瓜蒌皮　煨木香　厚朴　小青皮　川楝子　猪苓　细香附　橘红

煨姜

风湿入络，四肢肿痛，阳本素亏，两膝不暖，并有遗泄。虚痹之渐也。

於术二钱　秦艽钱半　莲须一钱　甘菊一钱　云苓二钱　归身钱半　川断

二钱　苡仁三钱　五加皮钱半　十大功劳二钱

丸方：熟地四两　归身二两　川断二两　刺蒺藜二两　山药二两　於术三

两　龟板四两　湘莲三两　石决明三两　菊花一两　金樱一两五钱　木瓜一两

细桑叶煎汤泛丸。

腰膝痿痛，六脉软弦，痛痹之渐也。以助元阳养水治。

炒熟地　归身　杞子　狗脊　沙蒺藜　川附子　菟丝　杜仲　木瓜　细桑枝　胡桃肉

复诊：去川附，加西党参。

丸方：西党参　於术　归身　枸杞子　湘莲肉　大熟地　杜仲　山药　巴戟肉　胡桃霜　金狗脊

蜜丸。

内风不潜，胸突骨楚，左脉弦数。近乎虚损。

羚角片　制首乌　宣木瓜　钩藤勾　海风藤　白归身　刺蒺藜　五加皮　生杜仲　十大功劳

湿邪入络，骨痛兼麻肿，六脉洪大不柔。当用疏风祛湿治。

生於术　归身　木香　防己　五加皮　羚羊角　秦艽　米仁　赤苓　桑叶

风寒湿三气为患，久防风痹。

川桂枝　归身　豨莶草　枸杞子　防己　生於术　木瓜　赤苓　川断

● 【评析】

痹症是以肌肉、筋骨、关节酸痛、麻木、重着，甚则关节肿大、僵直、畸形为主症的病证。初期多以祛邪通络为主，久病则多合以滋养固本。《素问·痹论》云："风寒湿三气杂至，合而为痹也。其风气胜者为行痹，寒气胜者为痛痹，湿气胜者为着痹也。"可见痹症总与外邪侵袭经脉、肌肉、骨节相关，故及早祛除病邪、宣通经络十分重要，何平子常用白术或茅术、茯苓、桂枝、秦艽、当归、木瓜、豨莶草、防己等药以祛风散寒，胜湿通经。痹症日久则伤阴损阳，治当温补滋阴，兼以祛邪通络。

调经

● 【原文】

经候腹痛，冲任虚寒。以温经疏腑治。

焦於术　白芍　香附　元胡索　蕲艾　归身　苏梗　官桂　茺蔚子　姜

丸方：熟地　归身　杜仲　枸杞子　香附　延胡索　於术　白芍　官桂　紫石英　茺蔚　炙草

经停腹痛，嗳气脉数，此肝郁而脾不统血也。当用逍遥法。

酒炒柴胡一钱　焦於术二钱　厚朴八分　茺蔚子二钱　苏梗一钱　统当归二钱　元胡索一钱　红花四分　青皮七分

经阻腹痛，不时寒热。当用逍遥法。

焦於术　元胡索　归须　猪苓　青皮　煨木香　炮姜　茺蔚子　柴胡

中虚冲任络伤，经败不止，六脉无力。以升清固阴主治。

炙黄芪　焦於术　茯神　杞子　炒白芍　炒熟地　炙草　枣仁　五味　桂圆肉

经行腹痛，温通健脾主之。

焦於术　蕲艾　元胡　茯苓　香附　统当归　炮姜　青皮　苏梗　冲砂仁末

经败不止，中虚营络空也，以致腹膨心悸。暂用泻心苦泄。

炒川连　炒丹皮　茯神　北五味　炒阿胶　炒白芍　炒枣仁　乌贼　远志炭

加荷蒂。

接方：制於术　茯神　木香　炒白芍　杞子炭　熟地炭　枣仁　远志炭
冲炒阿胶

丸方：西党　熟地　茯神　白芍　四制香附　於术　五味　枣仁　血余灰
黄绢灰

桂圆肉汤泛丸。

阴亏夜热，月事未通，脉象右弦左软。久防咳呛，以育阴调气兼治。
炒生地　香附　炒条芩　茯苓　红花　当归　元胡　茺蔚子　新会

经候不通，饮食艰运，此经寒脾不统血也。宜丸子调理。
焦於术　炒白芍　细香附　广藿　延胡索　川石斛　白归身　云茯苓　绵
芪　砂仁末

经阻腹胀，清窍不利。以调气渗湿，自然腹松。
瓜蒌皮　青皮　苏梗　厚朴　车前子　法半夏　细香附　黑山栀　赤苓
冬瓜子　淡姜皮

接方：白归身　川石斛　茯苓　炮姜　泽泻　炒白芍　细香附　川楝子
於术　焦谷芽

复：月事已通，腹胀亦愈。现在气血两虚，法当温补。
焦於术　茯苓　白芍　车前　菟丝子　上肉桂　香附　腹皮　泽泻　冬瓜
子　煨姜

经停腹痛，大便溏薄，属气虚夹湿。以温经分理治。
焦於术　炒白芍　绵蕲艾　云苓　茺蔚子　白归身　煨木香　泽泻　延胡
煨姜

经停腹痛，咳呛气逆，脾胃困败，乃脾不统血，津失供肺也。甚属棘手。
制於术　炮姜　白茯　淮山药　白扁豆　统当归　款冬花　炒苏子　新会
红　冬瓜子

加盐水炒砂仁二粒。

经停半载，腹胀浮肿，气郁夹湿也。分理破瘀治。

归须　元胡索　青皮　桃仁　瓜蒌皮　苏木　细香附　赤苓　法夏　泽泻

又方：全归　香附　苏梗　赤苓　川郁金　泽泻　木香　茺蔚　冬瓜子　紫石英　橘叶

复诊：瓜蒌皮　单桃仁　归须　元胡索　淮膝炭　炒厚朴　细香附　瓦楞子　大腹皮　元明粉

月事停止，少腹胀及脚肿，脉来细软，属中焦寒湿所阻。温通分理治。

茅术　於术　统归　块苓　炮姜　防己　香附　猪苓　艾绒　冬瓜子　橘叶

复诊：西党　茅术　於术　茯苓　肉桂　统归　红花　香附　焦谷芽　荷蒂　橘叶

腹腰作痛，月事不调，频发夜热……气郁而营络伤也。宜归脾法。

炒生地　白芍　归身　枣仁　茯神　白薇　乌贼骨　香附　沙苑　湘莲

（崩漏）向患崩漏，元气久虚，迩来骨节酸软，手足发肿，脉少沉。此关中虚不能运化，并不能摄下也。拟扶中佐固摄为治。

绵芪　山药　生草　茯神　川断　杏仁　远志　於术　牡蛎　扁豆　橘白　归尾　冬瓜子

● 【评析】

本节案例月经不调的表现有痛经、经闭、崩漏等。痛经属冲任虚寒为多，治以温经健脾疏腑，药如桂枝、艾叶、香附、当归、延胡索等。月经闭阻与气血不调有关，如肝郁、脾不统血，经寒、脾不统血，治宜健脾疏肝，方如逍遥散加减；或为气虚夹湿，气郁夹湿，治宜调气渗湿，药如青皮、瓜蒌皮、香附、车前子、茯苓等，待湿去再温补；或为阴亏气郁，气郁营络伤等，治宜养阴血调气，药如生地、白芍、当归、香附等。崩漏者有属气虚不摄，治宜扶中佐固摄，方以归脾丸加减；有属中虚夹热，而血热妄行，经败不止，则暂用泻心苦泄，热去再议补益。

瘕

● 【原文】

腹瘕^[1]作痛，中虚肝郁也。以分清理气治。

桑白皮　瓦楞子　法半夏　小青皮　炮姜　归须　延胡索　炒苏梗　厚朴

经停结瘕，频频胀楚。病经年余，恐成单腹。

统当归　木香　赤苓　紫石英　五灵脂　法半夏　香附　元胡索　川楝子
橘叶　煨姜

少腹结瘕，痛兼腹胀。由上年经败患此，无疑虚寒凝结，以温理疏腑治。

於术　归身　香附　官桂　猪苓　橘叶　木香　白芍　蕲艾　茯苓　郁金

产后结瘕，少腹胀楚。此肝肾络虚，腰膝筋拘，非有形物所阻。况盗汗屡
泄，六脉无力，未可攻下，以健胃温通主治。

党参　香附　车前　川附　橘叶　肉桂　茯苓　苁蓉　郁金　谷芽

肝肾不足，结瘕冲厥，六脉细软。以肝脾肾调治。

砂仁炒熟地　紫石英　芍药　茯苓　橘叶　制於术　肉桂　香附　黄肉

丸方：照方加枸杞、枣仁、柏子霜。

钩勾汤泛丸。

● 【校注】

[1] 瘕：病证名。《诸病源候论·瘕病候》："瘕病者，由寒温不适，饮食
不消，与脏气相搏，积在腹内，结块瘕痛，随气移动是也。言其虚假不牢，故
谓之为瘕也。"

瘕，常统称为癥瘕，是指腹腔内结聚成块的一类病证，如肿块坚硬不移，痛有定处的称为癥；肿块聚散无常，痛无定处的则为瘕。本病可见于腹腔内肿瘤，或炎性包块等疾病。本节案例有属肿瘤病证，如"经停结瘕，频频胀楚。病经年余，恐成单腹"；有瘀阻寒凝所致；亦有因肝肾络虚、经脉阻滞引起等。治从肝脾肾调治，重在分清理气，常疏、补兼用。

带

● 【原文】

带下不止，腰膝痿痛。营养经脉，自然渐安。

熟地　狗脊　乌贼骨　枸子　白薇　归身　杜仲　川续断　五味

脾土夹湿，久而化热，热甚则淋带不止，腰腹作痛。以培土分理治。

於术　厚朴　白莲须　泽泻　苏子　归身　乌贼骨　赤云苓　香附　橘叶

● 【评析】

带下一证有虚实之分。实者多为湿热下注，或热伤血络，而见带下腥臭色黄，或赤白带下；虚证多为脾虚肾亏、带脉失约、任脉不固所致，症见白带量多，兼见神疲、面黄、腰痛等。本节案例一属虚证，故治从补肾固摄；一属虚实夹杂，治以健脾分理祛湿。

胎前

（十七岁^[1]）经停三月，无寒热，诊脉大，系恶阻^[2]减食。

淡芩　知母　橘红　生白芍　苏梗　砂仁　当归

怀妊将三月，肝气攻冲，胁痞呕吐红痰。

淡芩　川楝　蒌皮　夏曲　橘红　竹茹　生芍　生姜

（二六岁）殒胎每三月，是肝虚。

人参　阿胶　当归　白芍　川芎　桑寄生

（三九岁）上年夏产，过月经转。今经停四个月，左脉弦滑流动，乃为妊象。此气急脘痞咳嗽，热气上乘迫肺之征，形肉日疲，热能烁阴耗肺气。议清金平气，勿碍于下^[3]。

桑叶　川贝　桔梗　广皮　山栀　地骨　茯苓　甘草

血液仅仅养胎，春阳升举，上焦易燥，喉呛心嘈，皆液亏阳亢。

鲜生地　茯苓　扁豆　元参　川斛

始而热入阴伤，少腹痛溺不爽，秋暑再伤，霍乱继起。今不饥不食，全是胃病，况怀妊五月，胎气正吸脾胃真气，津液重伤，致令咳逆。

人参　知母　麦冬　木瓜　茯神　莲皮

怀妊五月，得热病，久伤阴液，身中阳气有升无降，耳窍失聪，便难艰涩。议用仲景复脉法^[4]，以生津液。

炙草　人参　麦冬　生白芍　阿胶　天冬　麻仁　生地炭

怀妊将百日，丙丁养胎，胎热从戌亥时升，耳前赤痱刺痛。当养阴制火。

生地　茯神　桑叶　钩藤　生芍　建莲

脉右虚左弦，身麻肢冷，胎冲胀闷。五六月当脾胃司胎，厥阴内风暗动，不饥吞酸，全属中虚。

人参　枳壳　半夏　桔梗　姜汁

怀妊六月，阳明司胎，闪动络脉，环跳痛连腰臀，最防胎气。

归身　桂木　杞子　炙草　茯苓　羊胫骨

气逆壅热于上，龈肿喉痹，胸闷腹肿。七月太阴司胎，法宜宣化清上。

川贝　连翘　杏仁　菊花　大力　苏梗　花粉　橘红

娠八月，胎动不安，脘闷不饥。宜凉血调气，可以安适。

淡芩　知母　橘红　当归　生芍　砂仁

娠八月，形寒气逆，神烦倦无寐。乃肝阳乘中之征，拟进息风和阳法。

淡芩　归身　生芍　橘红　茯苓　生牡蛎

肝风眩晕，麻痹少寐。

首乌　杞子　白芍　女贞子　茯神　料豆皮

先寒后热，咳呛，是春月风温肺病，风为阳邪，温渐变热，客气着人，即日时气。怀妊九月，足少阴肾脉养胎，上受热气，肺痹喘急，消渴胸满，便溺不爽，皆肺与大肠为表里之现，症状如绘矣。芎、归辛温，参、术守补，肉桂、沉香辛热，皆胎前忌用，致大热烦闷，势属危殆。议以清肺之急，润肺之燥，俾胎得凉则安，去病身安，自为不补之补，古人先治其实，实者邪也。

淡芩　知母　鲜地　花粉　阿胶　天冬

复：喘热减半，四肢微冷，腹中不和，胎气有上冲之虑。昨进清润之方，絷絷有汗，可见辛燥耗血，便是助热。今烦渴既止，问初病由悲哀惊恐之伤，养肝阴、滋肾液为治，稳保胎元，病体可调。

炙草　人参　生地　阿胶　麦冬　天冬　知母　淡芩

脉右涩小，左弦促，纳食脘胀，常有甘酸浊味，微呕吐清涎，旬朝始一更衣，仍不通爽。询知病起情怀抑郁，由气郁化热，如《内经》五志过极，皆从火化。就怀妊恶阻，按徐之才逐月安养，亦在足少阳经，正职清热养胎，况肝胆相火内寄，非凉剂无以和平。古人治病以偏救偏，本勿畏虚以贻患。

金斛　茯苓　夏曲　橘红　枳实　山栀　竹茹

恶阻本欲恶心厌食，今夹时邪，头痛身热，当先清热。
竹叶　连翘　生草　淡芩　花粉　苏梗

交节上吐下泻，况胎动不安，脉虚唇白。急用理中法。
附子　人参　於术　茯苓　白芍

病中怀妊泄泻。
焦术　炒白芍　炒黄芩　炒广皮

怀妊若患时症，古人重在保胎。今者喜暖恶寒，升则厥痛坠微，便痛绕腹，暖胎须避络伤，以及奇脉畏虚，胎坠难挽，辛香温柔之补，冀其止厥。
鹿角霜　淡苁蓉　川杞子　柏子仁　归身　川沙苑　川大茴　茯苓

固护胎元，诸症俱减，惟心嘈觉甚，阴火上升，营虚之征。
人参　桑寄生　熟地　阿胶　丝绵灰　当归　茯苓　香附　淡芩　白芍

● 【校注】

[1] 岁：原无此字。疑漏。下同。

［2］恶阻：病名。即妊娠呕吐。指妊娠早期出现的恶心、呕吐、择食或食入即吐等症。

［3］下：指胎儿。

［4］仲景复脉法：指《伤寒论·辨太阳病脉证并治（下）》所载炙甘草汤法。炙甘草汤一名复脉汤，方由炙甘草、生姜、人参、生地黄、桂枝、阿胶、麦冬、麻仁、大枣等药物组成。有补益心脏之气血阴阳的功效。

● 【评析】

何平子治胎前病擅用清热养胎法，药如黄芩、白芍、苏梗、阿胶、桑寄生等。如恶阻减食，加竹茹、半夏、生姜、山栀等药；肝旺风动，加首乌、枸杞、牡蛎等药；外感时邪，头痛身热，或咳呛喘急，加知母、生地黄、连翘、桑叶、花粉等药。对于患时证喜暖恶寒而厥者，用辛香温柔法，药如鹿角霜、苁蓉、大茴香等；如闪动络脉腰痛者，用温通之当归、桂枝、羊胫骨等药；如患吐泻，证属虚寒者，治用温中散寒化湿法，药如附子、人参、白术等。可见对于虚寒络阻者，温阳、活血药亦为适用，然常配以阴柔之品，如枸杞、柏子仁、白芍等药，以免温暖动胎。

产后

【原文】

偏产[1]后，月事频来，筋骨痿痛，胸腹膨胀。此血不养肝，木来侮土也。宜用黑归脾加减法。

砂仁炒熟地　炙五味　白茯神　白归身　远志　制於术　炒白芍　炒枣仁煨木香　橘叶

丸方：西党　於术　五味　白芍　归身　橘叶　熟地　茯神　枣仁　木香桂圆汤泛丸。

素禀不足，兼产后营虚，阴络不和，以致下焦气滞，少腹结痞，时作痛楚，甚则寒热，正不胜邪之势。以和营卫培本为急。

真西党　白归身　茯神　金狗脊　炒香附　炒松熟地　炒白芍　枸杞　宣木瓜　红枣　橘叶

自偏产以来，虚热日甚，脾败肉削，可见营液内亏，气虚下陷，并神色㿠白，脉细少力，惟恐成怯。

真西党参　菟丝子　制术　茯神　麦冬　元米炒川连　炙草　五味　枣仁建莲

产来几及二旬，恶露不下，结痞作痛，自汗频泄，兼之不食脾泄。防其虚脱，姑拟扶正温通，佐破瘀法，图其奏效。

炒黄党参三钱　带皮茯苓三钱　煨木香五分　统当归二钱　土制於术二钱炮姜一钱　炒橘核钱半　瓦楞子五钱　炒车前三钱　益母草二钱

复诊：焦白术　元胡索　茯苓　煨木香　粗苏叶　全当归　瓦楞子　泽泻川楝子　冬瓜子

产后腹痛，腰痿神倦，胃气日减，脉来细软。损怯之渐。

焦白术三钱　归身(炒)二钱　益母子二钱　草郁金钱半　焦谷芽三钱　细香附(炒)二钱　白芍(炒)二钱　小青皮一钱　新会皮钱半

接方：鲜石斛三钱　肥知母钱半　甜杏仁三钱　石决明(煅)五钱　生归身钱半　川郁金一钱　麦冬(去心)二钱　生米仁四钱　新会红一钱

加枇杷叶二张。

胎前浮肿，产后脾泄，脉数，口干咳呛。此营阴亏而湿化为热，先以分理苦泄，然后补脾奏效。

川连　泽泻　木香　枣仁　新会　麦冬　米仁　茯神　北沙参

产后咳呛，脾泄腹痛，兼之自汗不已。可见表里大败，恐其虚脱，姑投补剂，以图万一。

熟地　黄芪　麦冬　五味子　枸杞　淮山药　茯神　枣仁　橘白　红枣

偏产后恶露颇多，又兼气郁，肝虚侮土，腹鸣脾泄。此中州清浊不分也，先理后补。茅术　半夏　泽泻　炮姜　炙草　於术　茯苓　香附　白芍

丸方：去茅术、半夏、香附、炮姜，加西党　菟丝　枣仁　归身　砂仁末川石斛汤泛丸。

产后失调，复兼下痢。须节饮食避风，庶几奏效。

於术　木香　云苓　五味　炮姜　泽泻　山药　菟丝　白芍　加红枣

（产后）胎前先曾寒热，产后复多气升，兼以耳鸣心悸，神色不充，脉软不振。此关营阴内亏，真气浮越也。《经》曰：塞因塞用。拟养营为主，佐以和中。

熟地　首乌　萸肉　枣仁　苏子　归身　枸杞　白芍　陈皮　瓜蒌皮

【校注】

［1］偏产：病证名。即儿头先露的异常分娩。有仰顶生、垂头生、左㖞、右藉、胀后产、前蹯等名称。

【评析】

产后诸证的表现虽各有异，然主要有以下几种。一是新产后恶露不下，或恶露多而不净；二是少腹作痛；三是脾泄；四是寒热，或虚热不止；五是自汗频泄。究其病因，不外气滞血瘀和气虚营亏。何平子治疗重在健脾和中、养营温通，方如归脾汤、四君子汤加减。气滞者加橘叶、香附、青皮等药；血瘀者加益母草、益母子等药；阴亏甚者加熟地黄、白芍、麦冬、山茱萸等药。因产后多虚，故治疗多取虚实兼顾，或先理后补。又产后宜温，故慎用寒凉，且常配以炮姜同用，以温通气血，扶正达邪。

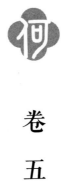

卷
五

王少侣重症十一诊

● 【原文】

九月初十日初诊：

盛泽[1]王少侣症：素体不充，茶饮夹湿，咳痰气升，频频发作，脉来芤软带涩，不甚柔和。细审症情，由来渐矣，仰骚坛[2]著作宏深，神思易于困顿，初不自觉其稍耗，而原神已渐虚矣。窃谓人生有三宝，即精、气、神是也。三者本相为依附，旺则俱旺，虚则俱虚，今神有所伤，即精与气亦形牵掣，而不能相安，渐致诸症并现，而有淹缠之虑也。更以症论之，如肌体瘦削，即系神衰，咳痰喘急，关乎气伤。至脐中痛楚，非营精虚惫所致乎？大象恐延虚损，诸宜静养，勿烦为要。拟方候明家裁正。

生桑皮　炒生地　百合　川贝　郁[3]金　腹绒　杏仁　炒瓜蒌皮　生甘草　炙龟板　生蛤壳　枳壳　枇杷叶

廿二日复方：前月初旬，趋候道安，曾经诊视一番，拟降肺养营，据服甘余剂，虽无不合，亦属平平。至今月有余旬，大象略同，而气急较甚，按得脉至右芤涩，而左细软，似乎略分虚实矣，再推其由，总不外乎血涩气阻所致也。因思血统乎气，气不和则血无以养；气附于血，血不旺则气无所归。当夫食后作胀，胸腹不舒，而欲气急上升者，实因营阴之亏于下也。《经》曰：肺主出气，肾主纳气[4]。其气能出而不能纳之状，即责之肾虚可也。况下半日属阴分，阴虚于下，则气越于上，目前之急，责此故耳。拟养阴为主，而以降气佐之。

炒原生地　枸杞　陈皮　归身　枣仁　瓜蒌皮　山萸肉　川贝　腹绒　焦芍　生草　加沉香片

廿四日又复：五日前偶感新邪，随发随止，当置之不论。至其宿患，前于八九月间，连次经诊，初以为精气神受伤，拟投和理，继因气血偏虚，接用养血，均服十余剂。虽脐痛气升略减，余症亦属依然，其故何与？今试以寒热虚实言之，《经》曰：寒者温之，热者清之[5]，虚者实之，实者虚之[6]。此古法也，如症之暴而浅者，不难以法取效。乃视此症，为时已久，为患较深，或以为寒，而固非寒因，或以为热，而固非热因。盖攸关乎内虚内损之故，而无实象也。夫虚之甚而为之谓损，所以不易复耳。尝考《儒门事亲》一书，每病总以汗吐下三法为主，而此断不可用，只宜以景岳八阵中之补阵、和阵相参用之，最为妥当。惟天气渐寒，寒邪易于相侵，在善为保护者，谅不须多嘱耳。拟方候酌。再案所详，于何知其内虚？曰脉细少神；于何知其内损？曰神倦肌瘦，痰多肢软，气不归根也。又及。

人参七分　大生地六钱　麦冬五钱　川斛二钱　炙草三分　山药二钱　天冬二钱　枸杞钱半　茯神二钱　橘白八分　玉竹二钱　川贝钱半

加橘叶八片。

十月廿二日三复：近数日来，虽胃气略开，夜寐尚可，而痰涎过多，易于发呛，呛甚每致气升喘急，肺肾交亏矣。现诊脉象，右关较顺，而软涩不和，兼以舌黄形瘦，非即所谓内虚内损之象乎？夫内损为虚之甚者，亦不可不辨。尝考《经》曰：损于肺者益其气，损于心者调其营卫，损于肝者缓其中，损于脾者调其饮食，适其寒温，损于肾者益其精[7]。以此推之，作损之要备。而于心肝脾三经犹可缓，惟此症本属金水两亏，病关肺金先损，肺气内郁，生痰化热，失其清肃之令，久则金不生水，肾阴下亏，气喘上逆，失其蛰藏之职。故以鄙见治之，仍以前案所详之精气神三宝为先，尚属不谬，盖于肺，宜益其气；于肾，宜益其精。在三者中，又必先滋补肺肾之精气，而后充养心脏之元神，合此三宝，亦脱不离金水两经补摄，自无不妥，而于出纳气机，自无不利矣。惟是元虚痰胜，有标胜于本之虑，不得不于扶养剂中扶土即所以生金保肺，参以清降，降肺即所以生水纳肾，以为标本兼顾也。所拟之方，未知或有一得否？须候贵即高明裁正。

炒原生地六钱　川贝母二钱　生蛤壳四钱　川石斛三钱　枸杞子二钱　料豆皮钱半　肥玉竹钱半　煅牡蛎四钱　生桑皮钱半　京元参一钱

加参须七分另煎冲。

要之肾与心脉本属水火相济，断不相离；即肝与肾脉又为乙癸同源，亦无偏置，盖其中有统论之者，举一可以概三，有分言之者，举三可以反五，而治损之要，不离乎此。以是推治，必先滋补肝肾之真阴，而后可以充养心脏之元神，而更以上中焦之即肺脾气机，稍加栽培，亦无不妥也，盖培土即有生金得水之义耳。

三月十八日四复：近日天令郁蒸，非时之热未至而至，阴亏之体，最易生热，肌肤汗出，津液重伤，不独气火煎熬，不生津液，而生痰矣。就所生之痰，或从嗽来，或从咯出，稠韧不利，每交午后，中宫不舒，渐渐气从上逆，痰随上升，喉间黏腻不爽，舌心干燥不泽。真阴亏于下，浮火升于上，化燥烁金，肺与大肠为表里，肺气失于肃降，以致肠痹便艰。诊脉右部小弦，左部细弱，阴液日亏一日，自然不耐炎蒸。夫痰为有形之火，火为无形之痰，涤痰、消痰、豁痰等法，仅治其标，自当育阴降火，治痰之源。前方轻可去实，权从牙疳后旧恙立法，此时滋燥顾本，从天时阳旺阴衰设想，冀其夏至一阴生是本。宗仲圣肺痿例，用复脉汤增损，参以东垣润下法，候正。

生地　北沙参　炙龟板　炙甘草　蒌仁　杏仁　阿胶　麦冬　麻仁　人中白　川贝　盐水知母

加铁瓮琼玉膏[8]一调羹入。

三月廿六日五复：从前所患诸款，未见轻减，近增浮肿，阴损及阳之象，纳后艰运闷饱，饮食渐减，中土无权，后天不振，舌苔又黑，右脉小弱，左部细微。水为万物之源，真阴久损而不复，虚阳蒸灼，金失清肃；土为万物之母，中宫渐弱而失运，津液不升，痰更胶滞。所进药饵，水投如石，虚处益著其虚，虚极难复谓之损。上损从肺，下损自肾，久则损及元阳，中焦不主腐熟，自然非坦境也。拟用参麦六味法，补三阴，通三阳，未识是否。候高明裁正。

参须　熟地　茯苓　山药　丹皮　泽泻　麦冬　川贝　山萸肉　生蛤壳

加香麦芽。

四月初三日六复：虚者补之，损者益之，法非不备，而救虚仅无近功，治损鲜有实效，可知虚者损之渐，损者虚之甚，防其渐而预策之，与追其甚而始图之，病之浅深，药之难易，不待智者可决矣。今喘逆久，而渐致二便不适，始由损在肺肾，纳降为之失权，继且损及大肠膀胱，由脏及腑，通补两难。脉左略见浮弦，水不涵木，木失养而化风，夹水上升，肺令不行于上，金不制木，内而横逆，似痞非痞，上而升亢，似火非火，真阴消耗于无形。考古治法，惟壮水以制阳光，于病情差合，拟宗其意，参用降逆之法。候。

大熟地　怀山药　山萸肉　茯苓　泽泻　白杏仁　牛膝　川柏　知母（三味盐水拌炒）　川贝母　旋覆花　赭石三钱

加冬瓜皮三钱。

经云：肺者，相傅之官，治节出焉[9]。肺热叶焦，则皮毛虚弱，而生痿躄[10]。遂致久呛不已，甚且气冲如喘，内热口渴，腹中喜按揉为快，肌肉日见消瘦，而手足反肿，右不得卧，舌苔焦燥。良由肺居至高，主一身之气，属金而畏火，其脏本燥，火来就之，失其治节清肃之常，而津液不能敷布，蒸成浊痰上泛也。夫久病以纳谷为宝，俾土生金，而精华上供罔缺，今纳食极少，胃气渐馁，中州之握枢以运者，亦不足恃矣。再肺与大肠相表里，同主津液，肺经气液难以下逮，则大便因之闭结。肺又与膀胱通气化，肺金已失气化，则小便自然不利。参之以脉，左部沉细涩，右部细涩不沉，寸关略数，两尺下垂无力，可知肾阴久亏，元海不固，肺之出气，肾失于摄纳也。前用补纳下焦，如水投石，想因胃关既弱，不能飞渡耳。为今之策，莫如保肺为第一义。宗新方四阴煎。候高明正之。

淮百合四钱　淡天冬二钱　金石斛三钱　蛤壳六钱　黑芝麻（生研）三钱
马乳拌云苓　东白芍钱半　海南参三钱　小麦冬　天花粉　嫩茅根（去衣心）四钱
松子肉二十粒　甜梨汁一小杯　燕窝屑（绢包）三钱

四月初十日七复：生痰之源有二，有从脾生者，是脾湿所化也，有从肾生者，是肾虚所致也。贵恙由肺传肾，是属肾虚，但肾主少阴，有阴中之阳虚，而水泛为痰，是无火之痰，痰稀而薄；有阴中之阴虚，而火炼为痰，是有火之痰，痰稠而腻。贵恙又属肾水下虚，津液化痰，良由始病在肺，肺肾为子母之脏，金虚不能生水，母病而累及子，久而久之，火上刑金，咳嗽不已，近更加剧。而且脾主中央土，土为金母，从前当冀其土旺生金，近则饮食渐减，纳或作胀，肌肉疲削，大便时结时溏，非脾土无权而何？脾肾两经均从足起，足跗浮肿，足跟且痛，先后天并亏，非足胫肿曰水之例，右脉小弦不柔，左部细弱无力，舌上少津，苔微灰，元阴元阳枯竭，草木偏驳，气味断难再投，惟有扶元气，救元阴，不无小补耳。

人参 (另煎冲)　麦冬　生地　茯神　巴戟肉　海蛤壳一两　麋茸 (去毛, 切片, 酥炙, 另煎冲, 渣同煎)　怀山药　萸肉　花粉

加放胖海参一两。

四月十七日八复：入夏以来，喘急如前，肿势较甚，想见气不归元，下焦气化失司，譬之河道浅阻，潮汐不至，支港为之枯塞，腹痞胀而二便不适，亦犹是也。与气不化湿，湿胜则浮者，当有虚实之分。脉细神衰，此时急宜峻补肾元，不得以纳谷减，而防其妨胃也。拟候高明裁用。

大熟地　怀山药　茯苓　丹皮　杏仁　苏子　牛膝　山萸肉　肉桂　泽泻　五味子　山楂　冬瓜皮　青铅

五月初九日九复：肾主水火二脏，水亏则火为亢阳，火衰则水为寒水，阳亢则肺金被烁，水寒则关门不利，病始咳喘频仍，降纳失其常度，元阴损及元阳，始由阳浮上盛，渐致水邪僭逆，上泛即为痰，分溢即为肿。考古治法，皆以《金匮》肾气丸为主，温养水火二脏，俾与生俱来之真水真火，各安其位。又复寓通于补，俾分溃之寒水，折而使之顺流而下，脾土得火而温，肺金得水而清，咳喘肿泄，无不兼顾，其神妙不可尽述。贵恙由喘而肿而泄，势渐增剧，必俟肺金清肃，然后温补，恐金寒火息，药之不及，较之诊兄之臂，而劝之姑徐徐者，殆尤甚也。刻按脉象沉细已甚，肾命下虚自无可疑，急者先之，

当急投温补为合。

制附子、大熟地、山萸肉、茯苓、泽泻、车前、艾绒五分

上肉桂、怀山药、怀牛膝、丹皮、於术、川桂枝七分

五月二十日十复：病始金伤及水，继复阴损及阳，由咳喘而肿胀便泄，正自上损下，下复损中之时，上工亦唤奈何，况在粗工。而榆仲先生以为所急在肺，泻肺之后，补始有功。昨晚至今汗大泄，而肢清神倦，午后汗止，神亦稍振，自觉胀闷喘急。诸气膹郁，皆属于肺[11]。泻肺以利气机，自是源源之论，但恐泻之而气仍上壅，势必肿逆日增，则所急又在下，而不在上矣。将交夏至，一阴在下，阳日上浮。鄙见姑先扶本为主，余不敢知。

人参 冬术 白芍 香附 茯苓 泽泻 川桂枝 附子 牛膝 艾绒 冬瓜皮 川椒目

所急在肾，而不顾肾阴者，以阳分一分不绝，则不死，扶阳尤急于救阴也。如今明汗不复溢，仍加进炒熟地四钱。

● 【校注】

［1］盛泽：指盛泽镇。属江苏省苏州市吴江区。位于江苏省的最南端。

［2］骚坛：指诗坛。引申为文坛。

［3］郁：原为"一"字。疑误。

［4］肺主出气，肾主纳气：《素问·经脉别论》："经气归于肺，肺朝百脉，输精于皮毛。毛脉合精，行气于府，府精神明，留于四藏，气归于权衡。权衡以平，气口成寸，以决死生……气归于肾，宜治其经络，泻阳补阴。一阴至，厥阴之治也，真虚痏心，厥气留薄，发为白汗，调食和药，治在下俞。"后世对此原文引申理解"气归于权衡"，即指肺肾，肺属上焦，主呼气、出气，肾属下焦，主吸气、纳气；肺主降，肾主升，上下升降，不使断续间歇。

［5］寒者温之，热者清之：语出《素问·至真要大论》："寒者热之，热者寒之，微者逆之，甚者从之，坚者削之，客者除之，劳者温之，结者散之，留者攻之，燥者濡之，急者缓之，散者收之，损者温之，逸者行之，惊者平之，

上之下之，摩之浴之，薄之劫之，开之发之，适事为故。"

［6］虚者实之，实者虚之：语出《素问·宝命全形论》："今末世之刺也，虚者实之，满者泄之，此皆众工所共知也。"

［7］尝考《经》曰……损于肾者益其精：语出《难经·十四难》："损其肺者，益其气；损其心者，调其营卫；损其脾者，调其饮食，适其寒温；损其肝者，缓其中；损其肾者，益其精。此治损之法也。"

［8］琼玉膏：出自《洪氏集验方》卷一引申铁瓮方。有养阴益肺功用。方由生地、茯苓、人参、白蜜组成。

［9］肺者，相傅之官，治节出焉：语出《素问·灵兰秘典论》。

［10］肺热叶焦……而生痿躄：语出《素问·痿论》："故肺热叶焦，则皮毛虚弱急薄著，则生痿躄也。"

［11］诸气膹郁，皆属于肺：语出《素问·至真要大论》。

● 【评析】

本例病人患肺病，以咳痰、喘逆频作为主症，共有11诊，初诊时病已深重，伴有神衰，肌体瘦削，脉来芤软带涩等症象，故何平子断此证属精、气、神三者俱损。他对病证的分析尤为精到，认为病关肺先损，肺气内郁，生痰化热，失其清肃之令，久则金不生水，肾阴下亏，气喘上逆，失其蛰藏之职。治疗必先滋补肺肾之精气，而后充养心脏之元神。又元虚痰胜，有标胜于本之虑，当于扶养剂中扶土即所以生金保肺，参以清降，降肺即所以生水纳肾，以为标本兼顾也。故治取降肺滋肾扶脾法，药如桑白皮、川贝母、生蛤壳、生地、枸杞、麦冬、山茱萸、人参或参须、茯苓、山药等。以此法出入治疗维持了半年余，自第六诊起，患者出现浮肿、纳减脘闷、二便不适等症，何平子认为此乃阴损及阳之象，始由损在肺肾，纳降为之失权，继且损及大肠膀胱，由脏及腑，通补两难。又脉左略见浮弦，水不涵木，木失养而化风，夹水上升，肺令不行于上，金不制木，内而横逆，似痞非痞，上而升亢，似火非火，真阴消耗于无形。治惟壮水以制阳光，参用降逆之法，仿六味地黄丸法，加杏仁、牛膝、川贝母、旋覆花、代赭石、冬瓜皮等药。因病已五脏俱损，故治难痊愈，且脾胃虚弱，补纳填精难以受用，何平子一度治以保肺为要，用药轻清，如百合、石斛、天冬、蛤壳、茯苓、白芍、梨汁等。

自第九诊起喘急如前，然肿势较甚，病由喘而肿而泄，病渐增剧，脉象沉细已甚，此乃肾阳亏虚，急宜峻补肾元。何平子告诫此时治疗当遵急者先之，急投温补为合，不得以纳谷减，而防其妨胃，或必待肺金清肃，然后温补等理由而延误急救，因"阳分一分不绝，则不死，扶阳尤急于救阴也"。此真知灼见足证何平子医术高超。经用《金匮》肾气丸为主，温养水火二脏后，病人症情趋于稳定，虽经他医误治，出现汗大泄等危症，然阳气得存，汗自止而神亦稍振，下一步如阳气不再外越，而不见大汗泄，则可阴阳并调而固本。

对于此证的防治、辨证方面，何平子亦有一些独到见解，如本病寒邪易于相侵而诱发，天气渐寒时尤需保护；当天令郁蒸之时，阴亏之体，最易生热，气火煎熬，不生津液，而反生痰，大凡水泛为痰，是无火之痰，痰稀而薄，而火炼为痰，是有火之痰，痰稠而腻；此症为时已久，为患较深，或以为寒，而固非寒因，或以为热，而固非热因，盖攸关乎内虚内损之故，而无实象也。由此可见，大凡病情深重者，多为寒热虚实夹杂，治宜和理调补，不宜过用寒凉或温热祛邪，以免更伤正气。

详论医案八例

● 【原文】

（胃痛）《经》言：中焦如沤[1]。谓阳明胃腑司传化之职，以下行为顺。若胃气失其旋转之司，饮食便无力以化，停顿中宫，脘痛乃作，业已多年，或甚或不甚，甚则冷汗呕吐。所谓痛则不通，胃失下行，反致上逆也。右寸关脉缓大，余部濡弱，症久中气自伤，不能腐熟水谷，且久痛入络，转输乏力，故投益气补中之品而稍缓，然究不易除根。拟以扶元理中气、温中通络之法。

参须（另煎冲）七分　半夏　范志曲[2]　茯苓　制香附　制朴五分　苏梗　高良姜　陈皮　旋覆花　鲜佛手

（肝风）《经》言：风气通于肝[3]，湿气通于脾[4]。风邪侵上，痛从风池[5]、风府[6]而直上至颠顶，甚则泛泛欲吐不吐，不时举发。是风邪深入肝家，内风附和为患，所谓外风引动内风也。又足太阴脾经为湿而困，湿邪留恋络中，腿部酸重异常，亦历多年，脉濡带弦。治以育阴息风，通痹利络，然症久，未易速效。

制首乌、制蚕、白芍、当归、蒺藜（去刺）、牛膝、半夏、西羌活、独活、黄菊、川芎、木瓜、荷叶、苦丁茶三分

（肝风）情志郁结之火，不能条达，风自火生，痛从项间延及颠顶，渐至满项都痛，耳后项侧为甚，抽动难忍，业经旬余。考厥阴经与督脉会于颠，少阳经行颈之侧，肝胆之火内郁，郁则生风。头为诸阳之会，风属阳邪，两阳相搏故痛，是内风也。其痛有时休止，有时增剧，甚于夜而缓于昼者，阴虚不得涵木也，甚于昼而缓于夜者，阳主动，风以动之也。或则呕吐，纳少无味，大便不实，肝胆顺乘脾胃，木凌土位显然。心宕神疲嗜睡，元气日乏，不克支持之象。右脉浮弦无情，重按则空，左弱带弦，舌尖红，苔淡黄而腻。年逾花甲，真阴自亏，风从火而生，肝胆之阳不潜，正气难支，何恃而不恐？痛剧防

厥，管见姑拟壮水以涵木，育阴以息风，药宜静，不宜动。未审当否？候正

蛤粉炒生地四钱　羚羊角（镑）钱半　丹皮钱半　桑叶钱半　白芍二钱　杭黄菊钱半　怀山药三钱　台参（另煎,冲）六分　川贝二钱　决明（盐水煅）一两　茯神（辰砂拌）三钱　钩勾四钱

加苦丁茶三分。

（咳嗽）素体阴虚内热，肝木失养，痛胀呕吐，由来屡发，且操劳过度，外感乘之，春间咳嗽而起，痰艰缠绵，交夏令而嗽减。良以肺主皮毛，《经》所谓得寒则凝[7]，得热则泄[8]也。今岁秋燥异常，肺经当旺不旺，嗽乃复增，至一阳初回，血从上冒，数次统计，有成盆盈碗之象。是久嗽金不制木，又不能生水，于是龙雷之火[9]上炎于肺，血随火动矣。既止之后，嗽仍加剧，痰稠不利，喉痒，侧右难寐易嗽，肺经已损，甚至动即喘促易汗，神烦蒸热，肾脏真阴大伤，本实暗拨。再水为万物之元，土为万物之母，真水既难骤长，中土必须振作，无如纳谷极少，且不知味，大便或溏，是堤防失职。越人云：上损之症，传及中宫，则难治是也[10]。脉象浮芤，右部更不耐重按，舌苔浊腻满布。现交冬令蛰藏之际，尚未能阴平阳秘，最虑阴下竭而阳上脱，其何恃而不恐？殊为险重棘手，草木岂易获效。勉拟一方，以尽人事。候裁

海石粉炒熟地四钱　大生地四钱　天冬钱半　麦冬钱半　川贝二钱　炙甘草四分　北沙参三钱　龟板六钱　茯神（砂拌）三钱　牡蛎七钱　生蛤壳一两秋石三分

加枇杷叶三钱，甜梨肉一两。

（崩）素体不足，操劳乳哺，营分愈亏，经事本来参前，陡然暴崩成块，甚至肢冷且麻，形寒发痉，几乎厥脱之象。止后未及一月，正值经行，虚象又作，心悸寐不安神，神烦喜静，头眩且痛，口淡纳少，腹素有瘕聚，大便易溏，右脉渐弱，左细濡。《经》言：阴虚阳搏谓之崩[11]。冲为血海，经来则一身之筋脉均失所养，萃于血海而下，故遍体酸楚，左腿尤甚，肝不藏血，脾不统血，致奇脉亏损，必须静养勿劳，但非旦夕所能恢复。

高丽参　大生地（砂仁拌炒）　制冬术　制香附　归身　砂拌茯神　焦白芍　盐水炒枣仁　黄菊　甘草　谷芽

（吐血）劳心过度，君火易动，肝阳亦随之而升，正值酷暑时令，血得热而妄行，一旬之内失血十六次，每吐数口，色鲜红，间有紫血凝结成条，恐系守藏之血，至夜烦热，寐不安神，纳减少味，舌右旁黄腻，脉右弦滑数，尺部略细。平时略有咳呛，此时似甚，痰薄不利，肺气失于清肃，火上刑金也。当此血热沸腾之际，且以清营为主，然须静养，不致藏血上冒，乃为妥耳。

磨冲香犀角（用尖）七分　蜜炙桑白皮二钱　辰砂拌茯神三钱　川贝钱半　蛤粉炒细生地三钱　盐水煅石决明一两　盐水炒怀膝钱半　橘络一钱　炒黑丹皮钱半　旱莲草三钱　地骨皮钱半　淡秋石三分

加枇杷叶（去毛）三钱，白茅根（去心）一两，鲜藕节四枚。

（痰）去年曾有类中之象，系虚风内扰，投剂即安，皆补养中气之品也。今春来善饥少寐，体丰气怯，心跳神烦。古人云：心下有水气，则筑筑然跳动。由此推之，所谓水气即系痰邪。心为君主，不受邪侵，中宫沉积饮成痰，包络岂能安然自适无恙耶？又说肥人多痰，今日渐体肥，是痰之验于外者也；脉滑属痰，按脉滑大而浮，是痰之审诸内者也。惟痰饮过多，则精营转形不足，拟将旧方益气之品，转而为养血为君，加以化痰佐之。拙见未知有当否。

熟地　归身　远志　白芍　半夏　枣仁　陈皮　黄肉　甘草　姜皮　腹绒　苡仁　冬瓜子

（久痢）素来好饮，总多积湿，下痢至今，几及两载矣，昼夜仍有数行，小溲不利，有里急后重之兆，神色较减，时觉疲软，脉来右细微，而左关尺更属不扬。种种症情，初起靡不由湿邪内侵，中气受伤，继而肠液频下，营血不充，久则命火益衰，失于蒸化，以此推之，是脾命肾三经同受困也。刻下饮食起居须和，调中气，保摄元神，加以填补气阴之剂，育其阴精，三者相济，方可渐臻佳境也。未知前意然否。

熟地　於术　山萸　枣仁　吴萸　茯神　肉果　补骨脂　山药　甘草　五味　陈皮　附片

● 【校注】

[1] 中焦如沤：语出《灵枢·营卫生会》："上焦如雾，中焦如沤，下焦如渎。"

[2] 范志曲：即建曲。由六神曲加味制成。

[3] 风气通于肝：语出《素问·阴阳应象大论》。

[4] 湿气通于脾：语出《素问·天元纪大论》："厥阴之上，风气主之；少阴之上，热气主之；太阴之上，湿气主之；少阳之上，相火主之；阳明之上，燥气主之；太阳之上，寒气主之。"《素问·至真要大论》："诸湿肿满，皆属于脾。"

[5] 风池：经穴名。属足少阳胆经，是足少阳、阳维之会。位于项后枕骨下两侧，当斜方肌上端和胸锁乳突肌之间凹陷中，与风府穴平高。

[6] 风府：经穴名。属督脉，是督脉、阳维之会。位于项正中线，入后发际1寸，当枕骨粗隆下两侧斜方肌之间凹陷处。

[7] 得寒则凝：语出《素问·离合真邪论》："夫邪之入于脉也，寒则血凝泣。"

[8] 得热则泄：语出《素问·举痛论》："寒则气收，炅则气泄。"炅，热。

[9] 龙雷之火：指寄藏于肝肾等处的相火。

[10] 越人云……则难治是也：指《难经·十四难》论损至脉的病证，损脉的病由肺到肾，是从上向下传变的，故称上损；至脉的病由肾到肺，是从下向上传变的，脾属土，位居于中，无论病由肾到肺，抑或由肺到肾地传变，大凡传过于脾胃，病已不浅了，如五脏传遍，则是死证。

[11] 阴虚阳搏谓之崩：语出《素问·阴阳别论》。

● 【评析】

本节案例均理法、方药兼备，尤其是辨证分析引经据典，论说甚详，是为典范。胃痛案，何平子认为痛则不通，胃失下行，反致上逆，且久痛入络，转输乏力，虚实夹杂之证，故治拟扶元理中气，温中通络之法。

头痛案，痛从项间延及颠顶，多因风动所致，因头为诸阳之会，风属阳邪，两阳相搏故头痛乃生；又风气通于肝，故主病在肝，然风气或从外来，或从内生，何平子认为症久总由内风附和为患，且久病真阴自亏，风从火而生，故治宜滋水涵木、育阴息风，药如何首乌、生地黄、白芍、菊花、苦丁茶、羚羊角等。

咳嗽案，证情已久，感寒则作，咳嗽痰稠，动则喘促易汗；肺经已损，且金不制木，又不能生水，肝肾不足，相火妄动，上炎犯肺，血随火动而咯血甚多；肺损及脾，脾失健运，湿浊内生，故纳少便溏，舌苔浊腻。多脏累及，病情深重，虽治难取效，何平子仍出一方，重在滋肾降肺益脾，以观后效。

吐血案亦病在肺，证以肺失清肃，木火刑金为主，虽有阴亏失养之虚，然当此血热妄行之际，应以清降肺气、清营平肝为治，并需静养，以制动血。此乃急者先治之范例。

血崩案，经行超前，量多如崩，因血去过多而见阳虚厥脱之象，并心失所养而神志不宁。此证责之于肝脾二脏，即肝不藏血，脾不统血。此外，与奇经之脉亦有关联，冲任不固，血下无度。治疗重在健脾益气、滋肝养血，方用四君子汤合四物汤加减，和理肝脾为要。

痰证案，患者以心悸、神烦、少寐为主症，辨为痰饮所致病，其依据有三：一是体丰肥胖，大凡肥人多痰湿；二是脉滑，脉滑属痰；三是心悸筑筑然跳动，与心下有水气多有关联，然此点的成立，需与第一、第二点同见，则较为可靠。痰饮病当责之于脾，然病人善饥而脾虚不运症不显，而心神不宁症突出，故何平子分析此乃痰饮过多，则精营转形不足，心失所养，故治疗拟将旧方益气之品，转而为养血为君，加以化痰佐之，旧方当指归脾汤。此思路与证情颇合，临证可参。

久痢案，症见下痢几及两载，虽无便脓血，但有里急后重之兆，且有神疲乏力，脉来细微等虚象。何平子认为初起靡不由湿邪内侵，中气受伤，营血不充，久则命火益衰，失于蒸化，是脾、命、肾三经同病，即不仅脾肾阳虚，阴精亦亏。治用调中温肾、填补阴精，三者相济，并饮食起居须和，定能渐入佳境。

附:《何平子医案》校读记

在这一年余的时间里,我校读了《何嗣宗医案》《何元长医案》《何书田医案》《何鸿舫医案》,今又校读《何平子医案》,得到一些启示和体会。今请先谈启示:

何氏医学延续八百四十余年,历二十八代,基本上都是以"父殁子继,兄终弟及"的形式相继的。其间,父未老而子已长,则分室而诊,从其医学史迹来看,是很少间断,总是"一脉相承","蝉联"和可以"衔接"的。例如,以同一地区言,我祖父一代是二人,先父从事盲哑教育,没有行医,但叔父辈有二人为医。我学医于祖父,而十一岁时祖父去世,我乃入上海中医学院习读,十七岁临床,距我祖父之卒而中断者六年。由我祖父以上溯,可以说没有间断。

先代成为名医,留有医案者,我收藏有七人,其中二人为旁支,故从何嗣宗以下,得五人,今考其年代:

何嗣宗,第十九世,公元1662至1722年;

何元长,第二十二世,公元1752至1806年;

何书田,第二十三世,公元1774至1837年;

何平子,第二十四世,公元1802至1858年;

何鸿舫,第二十四世,公元1821至1889年。

其间第二十世何王模,公元1703至1783年;第二十一世何北海,公元1729至1776年,其医学极盛,足以上承何嗣宗,而下启何元长,但没有医著和医案(当时称为"诊籍""病案""方案""药薄"等)流传下来,何以故?曾经洪杨起义,转徙之间,可能丢失了。所以何鸿舫以上的四人医案能够保存下来,和幸免于十年动乱之劫,从我们医务工作者的责任感而言,有予以整理出版的必要。

这"一脉相承",从何嗣宗的中年,即公元1690年算起(医家的成熟、成名,一般都在中年以后),至何鸿舫之卒,即公元1889年,相当于二百年间的五部医案，如果从一家医学史和一地区疾病史的角度来研究，或许有很多资料可供参考。

一、多发病种

首先这五本医案中，吐血和肿胀、痞积三个病种，所占的病案最多。从何嗣宗居于奉贤庄家行镇，到何元长居于青浦重固镇，以下都没有迁移，由于医家接近农村，可知这都是农村人民的多发病种。不能否认，如何嗣宗、何书田二人晚年由于官僚上层阶级的邀请，疲于应命，但其在家应诊时，总是四乡劳动人民的病例为多。

二、吐血

致成吐血病例特多的原因，大都是强力负重，其劳动量超过了负荷，挫伤了阳络，像《何鸿舫医案》中对这些病例，都指出是"气屏力伤"。从而可认识到农村劳动是辛苦的。

三、肿胀痞积

肿胀和痞积，在程度上可以认为是轻重之别，同时也可认为是：胀是病的量变，是属于感觉的，肿是病的质变，是外形可见的；痞积则器质的重变，触按而后可察，以目前条件言，是须经过科学诊断而定其性质的。

何以这类病种多发于农村？医案中有的记录是疟疾不解，致成疟母（痞积），但是这个所谓"疟疾"的诊断，当时的条件，没有疟原虫可查，那么会不会是血吸虫病的寒热？我看很有可能。就青浦县重固镇地区，先祖在世时，常有西乡（一般是指太湖边区）病人坐船来诊，住入我家后院的屋中，一般都是鼓腹凸肚，满面灰黄而来，住上几天，增加些营养，然后大泻（因我幼时，后院是玩乐之区，对这些病人以好奇心常去看看，了解是服了我祖父开的泻药了），泻后逐渐进补，待腹平黄退而去，这样大都是半个月的疗程。因为侍奉病人食用之事都是我祖母干的，日子稍多，她就要咕哝了。从何嗣宗（假定为1690年）的医案中鼓胀病已多，到我祖父，还常有鼓胀病来求诊（先祖何子愚，公元1869年至1926年），可以设想血吸虫病猖獗区域之广且久矣。

四、肿胀痞积治法

再谈我校读《何平子医案》数过后的体会：平子先生治疗肿、胀、痞

（《医案》中分为三症），真可谓"多法善变"，这个"善变"乃是因疾病之多变，而相应处理的多种方法。从《医案》一百十三例中，可归纳为下列诸法，而分为四类。

第一类，泻法。一是[1]苦泻分清；二是苦泻分理（分理与分利同）；三是燥土分清；四是燥土分理；五是燥土疏肝；六是疏邪分利；七是疏邪分清；八是疏腑分理；九是疏腑苦泄；十是疏肝涤饮；十一是泻心分理；十二是平胃分理；十三是快脾涤痰；十四是醒脾流滞；十五是温降分清；十六是疏中涤痰。

第二类，补泻并施法（补中有泻）。一是健中苦泄；二是健中泄木；三是调中疏痞；四是健脾分理；五是温脾分理；六是补脾涤痰；七是培土分清；八是温胃分理；九是补气分清；十是补气通腑；十一是润肠健胃；十二是疏腑和肝；十三是温通利水；十四是温通疏腑；十五是温通分理；十六是通阳涤饮；十七是温解分清；十八是和阳分清；十九是通阳分利；二十是温通润肠。

第三类，通补法（补而能通，通中有补）。一是肝胃通补；二是肝脾通补；三是温补健中；四是补火生土；五是补火健土。

第四类，补法。一是扶脾升清；二是温下升清；三是温脾补气；四是暖脾补气；五是温润补气；六是补气养营；七是调气和营；八是养营培本；九是塞因塞用；十是脾肾温补。

通过这五十一法之提出，大约治疗肿胀、痞积的方法，是比较全面的了，至于具体用药，可结合医案以得之。

五、润泽脾胃

顾观光称赏平子先生的脾胃论："东垣论土，以气言，专主升清，则是燥土。意欲因其法而参以养营，则为润泽之土，土润泽，木斯发荣矣。"我首先理解的是，言土一般是指脾土，是阴土，但也应连念到阳土；言脾，更当连念及胃，虽纳、化异能，刚、柔异性，但"脾与胃以膜相连耳，而能为胃行其津液"，我们不会忽视脾胃在消化工作上是一致、合作，而不能分开的。试在《医案》中胃痛、肿胀二门找这一类治法，看来还是以"燥土"方法为适宜。而吐血一门，既为农村人民的多发病，又在《医案》中占有全书各病种的最多例数，一百三十九案，是较有代表性的。其提出的有关脾胃的治则，得八法：一是补脾救肺；二是肺脾兼培；三是和脾保肺；四是培土宁金；五是健土宁金；六是补气保肺；七是和胃救肺；八是从肺脾调治。从而筛选出有关润泽肺、脾胃的药物，有如下者：米仁、山药、麦冬、洋参、川贝、党参、於术、沙参、百合、茯苓、石斛、生芪、阿胶、红枣、扁豆、花粉、玉竹、炙草、莲子、芦根、生甘草、五味子乌梅肉、盐水炒砂仁、麻油炒茅术、马乳拌茯苓。

六、胎前病治法

《医案》共有一千一百方案，其中妇科总才五十四例，而胎前病有二十三例，试就此论之。

（一）喜以淡芩、知母安胎，有同用者五方，单用淡芩者又有三方，一味子芩丸、一母丸，皆古法也。

（二）善用鹿角、阿胶、桑寄生、熟地以安胎，非深于《神农本草》者不能解此。

（三）丹溪以淡芩、白术安胎，源出于《金匮》妊娠常服之当归散，有很多人畏白术之燥，而以茯苓代之，其实白术生用则不燥。茯苓和脾去湿而不燥，又能降浊淡渗，是其优处，但与淡芩相合，则苦与渗合，为胎前所忌，亦为一弊。《医案》用茯苓方者八，而用白术者仅一方，可以见其思路。

（四）以鹿角、苁蓉、杞子温补奇脉以固胎，胎既固而阴火上升，发现心嘈，即改用桑寄生、阿胶、熟地、淡芩等，可见其症变法随之敏，此症原已恶寒喜暖，腹痛且坠了。

（五）吐泻而致胎动不安，脉虚唇白，急用附子理中、真武，而不用姜。

（六）怀孕九月，春月风温，前医用芎、归、参、术、肉桂、沉香，既不作汗，而大热烦闷。改用地、冬、胶、芩、知，而得汗出津津，手眼实是不凡。续用加减复脉汤法。

（七）液亏阳亢，又值春阳升举，喉燥心嘈，乃用鲜地、玄参、石斛、扁豆、茯苓养肺而仍滋脾燥。

（八）殒胎每在三月，审为肝经之虚致不能养胎，用仲景芎归胶艾汤，去艾、甘，加人参、桑寄生，化裁古方，可称善用之者。

七、略举较好病例

（一）"痢后便溏，用温脾分理法"。痢后必致脾虚，故用土炒於术、扁豆、山药、炮姜以温脾；因便溏故用车前、泽泻以分利。方治贴切。

（二）"便溏多痰，属气分不足（包括脾肺气虚）；心悸骨痛，乃营液有亏（指血不养心，血不养筋）。"用芪、术以补脾；沙参、麦冬以补肺；半夏、橘红以化痰；枸杞、归身以养血；桑枝以通筋络。案语方药，何等轻灵。

（三）"病经两载，气阴大亏，肢体浮肿，咳呛便溏（虚败之象已见于内外上下，为虚损传变之末步危候）。幸胃气未败，扶脾可望生金。"这两句，辨证何等简明扼要。

（四）"杂病多端，元虚肝剧，腹胀不松，脾胃困败。"症势如此严重，可说为鼓胀之重症，乃用真武汤为基方，加党参、木香以健脾；五味、白芍、橘叶以和肝；泽泻配带皮苓以泄水。一方而腹松，余症俱减，以入佳境，疗效是特异的。

（五）"少阳阳明为病，呕逆烦闷，身不壮热，脉细不扬，颇有内陷之势。"用泻心、承气合法，一剂而得大便，烦躁身热减，脉象扬而有力，可见阳明之气舒转。此例颇见眼明手捷之妙。

（六）呕逆咳呛，诊为停饮，肺气不降。用覆赭二陈汤法。

（七）膈胀呕恶，诊为肝胃郁火。用温胆法。

（八）吞食呃逆，心烦脉数，诊为肝火侮中。用平胃合泻心法。

（九）呕恶口干，诊为胃液亏。用甘寒生津合平肝肃肺和胃法。

（十）不时呕吐，水食上泛，诊为木侮土中。用於术、益智温脾；代赭、橘叶平肝；芍药、乌梅、木瓜酸涩制木；苁蓉、柏子仁咸润。酸、润合法，颇见思致。

上引六例呕逆，为此门提供了不同的证治，尚有复杂或单纯病因治例不少，可谓美不胜收。

八、血肉有情药

如补肺：燕窝；补肝：贡干（即淡菜）；补肾固精：白线胶；补腰脊：羊

胫骨；补血：鳝鱼肉、霞天曲；补肾起痿：鹿角胶、蛤蚧、虎胫骨、龟板心、干河车、生羊肾。

九、制丸法

制丸之法，变化既多，又具巧思，如：米仁、陈皮汤丸，桑叶汤丸，淡蜜水丸，砂仁汤丸，桑枝汤丸，钩藤汤丸，石斛汤丸，桂圆膏丸，阿胶丸，鹿角胶丸，捣熟地为丸，红枣汤丸，党参膏丸，金樱子膏丸，海参捣丸（按：当是先以海参煮烂成膏，然后捣合为丸），湖藕汁丸，藕粉汤丸，煨姜汤丸，姜、枣汤丸，广藿汤丸，焦饭滞汤丸，黄粟米汤丸。其中当以淡蜜水泛丸（或称法丸）及水泛为丸为最普遍。又有用炒黄米或米仁煎汤代水煎药者，读之可以令人化出不少方法。

十、炮制法

其炮制法亦很多具有相辅相成之妙者，如麻油炒茅术、麻油炒於术、土炒於术、马乳拌茯苓、盐水炒枣仁、盐水炒石决、盐水炒牡蛎、蛤粉炒生地、盐水炒怀膝、盐水炒砂仁，虽不甚多，思路均细致可喜。

以上仅是在我校读中偶然发现的几个题材，惜未深研，故言之不能尽，不足谓有得也。

何时希

1984 年 1 月于东吴客次记

● 【校注】

[1] 一是：原作"一，"。今纠正。下同。

清·何平子处方墨迹

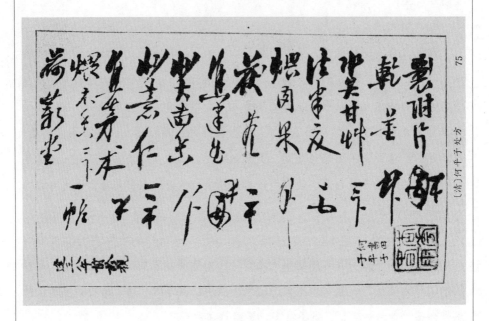

荷薪堂（何平子室名斋号）逢三八午前诊视

制附片一钱　干姜五分　水炙甘草三分　法半夏钱半　煨肉果四分　茯苓二钱　焦建曲一钱　炒大茴香八分　炒薏仁三钱　焦茅术一钱　煨木香三分

一帖

何书田子平子

何端叔医案

清·何端叔 著

何时希 编校

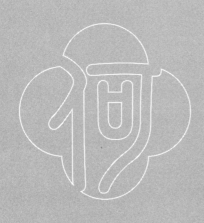

本书提要

　　何端叔（1810—1863），名昌龄，是何氏自南宋以来的第二十四世医家。他秉承了伯父何其伟（书田）、父亲何其章（小山）二位名医的传授。在道、咸年间，有名于吴江县之苏家港，求治者盈门（见于《吴江县志》）。

　　本书收录的医案计有220余则（不包括复诊），涉及的病证有40余种，包括外感、心脑、肺、脾胃、肝胆、肾膀胱等内科疾病，以及某些耳、鼻、喉、口腔等病症，其中尤以肺系、脾胃、肝胆病证为多。从医案记载看，何端叔医学理论精深，功底扎实，经验独到，他于表里虚实、标本先后的辨治，肝脾两脏病变相关的理论，以及和理肝脾的治法等均有独到之处。诊治既有原则，又不乏灵活应变，其用药精细，轻清灵动，讲究炮制。剂型以汤药为主，亦配用膏、丸、散剂等。医案阐述简洁明了，二十八世何时希称有"如观掌上螺，如索图中骥"之妙，是临床医师和医学生不可多得的学习典范。

校评说明

　　《何端叔医案》为家藏抄本，经二十八世何时希编校，于 1985 年 4 月由学林出版社影印出版。原书收录的医案每在案首标注病证名，不按目录病证归类、排列，而目录病证命名不规范，且凌乱无序，书中舛误、错编亦较多。本次编校作了修正，主要有以下方面。

　　1.病证名与归类：原书目录病证名有外感、温病、湿温、暑风等门，现合并为"外感"门。原心跳、心宕二门合并为"心悸"门。因便血门案例少，故与呕血（原称咯血）合并为"呕血、便血"门。

　　原有失血门，其案例有属咳血、呕血、便血等，分别归入相应病证门中，故删失血门。原风门中仅 1 例，据症以齿肿痛为主，故归入"齿症"中，删风门。原劳伤门仅 1 例，据症属咳血，故归入"咳血"门，删劳伤门。原恶门仅 1 例，据症归入"呕"门，删恶门。原嗳血门仅 1 例，据症归入"呕血、便血"门，删嗳血门。原颈肿门仅 1 例，据症归入"喘"门，删颈肿门。

　　原湿热门改为"湿阻"门，因有寒湿中阻者。原咯血门共有 2 案例，据症均属呕血，为与咳血门区别，改为"呕血"。原衄门中案例多属鼻衄，故改为"鼻衄"门。原多汗门改为"汗证"门。原二便门据症改为"二便难"。原鼓门改为"鼓胀"门。原肿门，据症改为"水肿"门。原头眩门据症改为"眩晕"门。原目录以舌、咽、齿、目等命名者，后均加症，即分别改为"舌症""咽症""齿症""目症"等门。

　　2.医案归类与修正：原外感门中有"时邪之后，气阴两伤，腹膨脉细……"案，已非外感，故移入"鼓胀"门。原虚损门中有"失血后咳呛咽痛，动即喘急……""喘咳音闪，脉数不调……"二案，据症均移入"喘"门。原衄门中有齿衄案，归入"齿症"门。

　　3.原书中双排小字用括号标记。

4.原何时希"《何端叔医案》校读记"的第一部分是"作者考略",因资料大都归入"何端叔生平传略",故删去。

5.错字、通假字、异体字改正不出校注。

目录

何端叔生平传略

何端叔，名昌龄，是何氏自南宋以来的第二十四世名医。《青浦谱》有载："其章第三子。字端叔，号厚斋。邑庠生，议叙县佐。善医。嘉庆十五年庚午生，同治二年癸亥卒（1810—1863），葬重固陈华浜口。"《吴江县续志·寓贤》记载："元长孙。青浦人。尝旅寓邑之苏家港最久。何氏之医，自宋至今，代有闻人。昌龄为人豪宕自喜。"

从史料可见，何端叔从医是继承家业，祖父何元长，名世仁，是清代乾隆时，江苏省青浦县（今上海市青浦区）名医，何氏自南宋以来世袭传承主要有五支，何元长是青浦重固支的始祖，著述颇多，可参见《何元长医著八种校评》。父亲何其章，号小山，工诗词，精医理，亦是青浦名医。其伯父何其伟，字书田，更是一代名医，誉满大江南北，著书亦多，另有《何书田医著八种校评》可参。《青浦县续志·艺文》说："何氏世神于医，至书田、小山兄弟，二十三世矣。书田自以体弱，就诊者分日而视，远方延致，俾小山应之。……"何其章医德高尚，为医学事业鞠躬尽瘁，死而后已，即如何书田《乔生斋文集·亡季弟小山行略》中所说："凡远近之以疾见招者，不论贫富亲疏，有无酬报，随请随赴，即徒步数往视，不以为劳，人皆便之。丁亥（1827）夏，天炎旱，多时疫，百里内外踵门求治者无虚日，弟意不忍，有恃禀气素强，辄掉小舟冒暑而出，出必逾夕归，归不逾时即复出，旬余不遑寝处。外感内损，神色顿瘁，然犹勉力以支，口不言病。七月初二日早起，有人急邀之嘉定，将行矣，忽四肢恶寒，时方对客处方，告罢而卧，卧即发热，才七日而懵然逝矣……年仅四十有三。"

《吴江县志》说何端叔："医克承家学，性豪迈，行道吴江，求治者盈门。"可见他医术精湛，疗效甚佳，深得病家信任，这在他的医案中有尽致反映。他的医学理论精深，对疾病的认识和辨证分析透彻确切，治疗用药有其独到之处，可以说他既继承了祖辈的学术思想和经验，又融入自己的见解和体会，从而发展了何氏医学，何端叔功不可没。

何昌龄著有《何端叔医案》。

——何新慧编写

何端叔医案

外感

● 【原文】

受寒发热，有汗不解，眠食均减，脉浮弦而舌苔^[1]微白，腰痛殊甚。暂以和解，参以宣络。

苏叶八分　炒柴胡七分　炒归尾钱半　法半夏钱半　枳壳一钱　蒌仁三钱 荆芥钱半　秦艽钱半　绵独活钱半　光杏仁三钱　赤苓三钱　竹茹一钱

寒热少寤，舌苔白腻，而寒甚于热，营虚夹感。宜先祛寒，参以和营。

苏叶一钱　柴胡 _(炒) 六分　炒归身钱半　枳壳一钱　赤苓三钱　生姜一片 荆芥钱半　秦艽钱半　绵独活钱半　瓜蒌仁钱半　生甘草四分

脘胀脉细，本属中虚，发热殊甚，舌掉不灵。但脉症不和，暂从清理。

老苏梗一钱　炒枳壳一钱　煨木香 _(后入) 五分　勾勾藤二钱　炒竹茹钱半 瓜蒌皮钱半　光杏仁三钱　麦芽三钱　羚羊角钱半

素患咳呛，近夹风邪，投以疏化，虽得畅汗，而络楚神倦。营分已虚，宜理参和营法。

炒苏子三钱　炒小朴八分　炒归尾钱半　瓜蒌皮钱半　紫菀钱半　生姜一片　光杏仁三钱　大秦艽钱半　炒枳壳一钱　桑白皮钱半　荆芥一钱

形寒发热，舌苔白不渴，太阳表邪未化，虽兼鼻衄，难偏清理。

川桂枝三分　桑白皮钱半　瓜蒌皮钱半　木通五分　知母钱半　荆芥钱半 炒柴胡七分　炒枳壳一钱　赤茯苓三钱　丹皮钱半　炒黄芩钱半

时热之后，寒热日发，胃气未醒。营虚兼夹湿热，毋早补养。

荆芥钱半　炒归尾钱半　川石斛三钱　瓜蒌仁一钱　香青蒿二钱　秦艽钱半　大麦冬三钱　炒枳壳一钱　赤茯苓三钱　鳖血炒柴胡六分

复诊：身热已减，大便未行，腹拒按，而口疳作嗳。阳明湿热仍未清也，病在上中二焦，尚须清疏两顾，总以腑气通畅为妥。

广藿香钱半　炒枳壳钱半　木通五分　广陈皮一钱　瓜蒌皮钱半　元明粉钱半　炒黄芩钱半　赤茯苓三钱　地骨皮钱半　川贝母二钱　光杏仁三钱　佩兰叶钱半

寒热不解，头痛呕恶。风邪外袭，气机内滞，暂先疏和，以觇[2]进退。

苏叶一钱　大力子三钱　枳壳钱半　蒌皮钱半　荆芥钱半　生姜二片　防风钱半　光杏仁三钱　小朴八分　赤苓三钱　生甘草四分

复诊：寒热解而腹痛便泄，色带火黄。风从热化，气为热滞，宜照前方，参以清理。

大力子二钱　炒枳壳一钱　炒黄芩钱半　生甘草四分　茯苓三钱　杏仁三钱　前胡一钱　煨木香(后入)五分　炒白芍钱半　神曲钱半　泽泻钱半

风袭于外，食滞于内，寒热厥逆[3]，纳即呕吐。宜先疏达，以觇进退。

牛蒡子二钱　小朴一钱　炒枳壳一钱　赤苓三钱　炒麦芽三钱　生姜二片　柴胡八分　勾勾藤三钱　槟榔一钱　半夏钱半　生甘草四分

热经半月，有汗不解，夜少寐而苔白未化，湿热互阻，故脉来不见数象，兼发咳呛。治宜泄肺化热，参以清利。

大力子三钱　光杏仁三钱　炒黄芩钱半　连翘钱半　桑白皮钱半　炒苏子三钱　炒枳壳一钱　茯苓三钱　制小朴八分　象贝母三钱

寒热久缠，时发白㾦[4]。营虚气弱，暂先温养。

川桂枝四分　炒归身钱半　茯苓三钱　制首乌三钱　生甘草四分　生姜二片　炒白芍钱半　绵独活钱半　炒柴胡五分　枣仁三钱　秦艽钱半

复诊：营虚发热，兼夹风邪，头痛鼻衄。宜照前方，参以清解。

软防风钱半　湖丹皮钱半　地骨皮钱半　炒柴胡六分　瓜蒌皮钱半　秦艽钱半　青蒿二钱　生白芍钱半　生甘草四分　炒枳壳一钱

时热之后，日晡潮热[5]，纳胀苔腻。热因虚生，气由热滞，先从肝胃清理。

羚羊角钱半　炒枳壳一钱　青蒿一钱　甘草四分　瓜蒌皮钱半　生白芍钱半　炒麦芽三钱　炒山栀钱半　炒柴胡五分　生枣仁三钱

寒热吐泻，神昏苔白，伏邪夹新感并发，脉象浮数而细，质亏恐难逐邪。暂从在表在上两顾，参以分利。

炒柴胡八分　制小朴一钱　炒川连五分　茯苓三钱　广皮钱半　竹茹一钱　煨葛根钱半　法半夏钱半　生草四分　泽泻钱半　枳壳一钱　生姜二片

始本营卫不和，不早解肌，致咳衄并作，形寒而时发热。外寒未化，热益内壅，仍宜解肌，参清化法。

川桂枝五分　杏仁三钱　桑皮钱半　枳壳一钱　大力子三钱　川贝母三钱　苏子霜三钱　紫菀钱半　生草四分　蒌皮钱半　连翘壳钱半

音哑脉弦，虽不咳呛，究属肺金受风。治宜疏表。

大力子三钱　玉桔梗一钱　瓜蒌皮钱半　白杏仁三钱　桑白皮钱半　炒枳壳一钱　象贝母三钱　炒苏子三钱　生草四分

复诊：前投养营清渗之剂，虽无不合，而音闪不清，肺金必有风热。宜照前方，参以泄肺。

制首乌三钱　香青蒿二钱　玉桔梗一钱　秦艽钱半　桑皮钱半　瓜蒌皮钱

半　炙鳖甲四钱　牡丹皮钱半　生甘草四分　连翘一钱　杏仁三钱

三诊：音闪而胸膈不利，肺气膹郁者多。治先清疏。

玉桔梗四分　薄荷 (后入) 八分　白杏仁三钱　木香 (后入) 五分　瓜蒌皮钱半 槟榔八分　生甘草四分　瓦楞子四钱　老苏梗一钱　全福花 (包) 钱半　连翘 钱半

发热见疹，咳呛殊甚。本属温邪犯肺，治宜清解。

大力子三钱　光杏仁三钱　炒蒌皮钱半　连翘仁钱半　丹皮三钱　嫩前胡 一钱　玉桔梗一钱　炒枳壳一钱　桑白皮钱半　肥知母钱半　炒苏子钱半

始因伏邪，兼感新凉，至发寒热，继则但热不寒，鼻衄脊热，腹胀舌白。 营分已伤，湿热未化，脉左所由扎数也，恐久经反复，而延虚逆。

鳖血炒柴胡七分　地骨皮　赤苓三钱　枳壳一钱　桑白皮　炒山栀　香青 蒿二钱　瓜蒌皮钱半　大麦芽三钱　生白芍钱半　香附三钱　通草五分

热已旬余，舌黄而纳谷作胀，脉旺于左。少阳亦已受邪，不独阳明湿热内 蒸也。治宜和理为主，得热势即减为佳。

炒柴胡七分　炒条芩钱半　荆芥钱半　通草五分　蒌皮钱半　桑皮钱半 煨葛根钱半　秦艽钱半　赤苓三钱　枳壳一钱　杏仁三钱　骨皮钱半　磨冲尖 槟榔五分

复诊：昨从少阳阳明清化，湿热未除，而时见干恶[6]。气为湿滞，热因湿 蒸，舌黄腻而脉反右涩，不速减，必致正不胜邪，而延虚逆。

煨葛根钱半　小朴一钱　杏仁三钱　桑白皮钱半　荆芥钱半　炒竹茹一钱 淡黄芩钱半　炒枳壳一钱　赤苓三钱　瓜蒌皮钱半　生草四分

始本温邪犯肺，寒热咳呛，经旬以来，热势缓而咳逆不减，耳听失聪，时 复凛寒发热，脉仍浮弦未和。宜从肝肺清解，冀咳利热化为妙。

牛蒡子二钱　桑白皮钱半　前胡一钱　川贝母二钱　羚羊片一钱　连翘钱

半　枳壳一钱　桔梗五分　勾藤（后入）二钱　光杏仁三钱　瓜蒌皮钱半　荆芥钱半

复诊：咳热已减，纳谷尚少，脉象浮弦。温邪虽化，肺胃气机未利，再从上焦清理。

大力子三钱　紫菀钱半　杏仁三钱　甘草四分　炒肥知钱半　枳壳一钱　桑皮钱半　川贝母二钱　蒌皮钱半　连翘钱半　生蛤壳四钱

寒热久发，舌白口渴。症关暑风[7]外袭，治宜疏化。

防风钱半　炒柴胡六分　炒蒌皮钱半　广藿香一钱　焦神曲三钱　荆芥钱半　炒枳壳一钱　赤苓三钱　羌独活钱半　六一散（包）三钱

复诊：咳不利，而晡热殊甚，舌白未化，暑风外袭，阴气内伤，虽失血止，而脉浮芤。但宜清泄，毋早滋阴。

大力子二钱　川贝母二钱　青蒿二钱　炒苏子三钱　生甘草四分　橘白七分　玉桔梗七分　桑白皮钱半　飞滑石三钱　光杏仁三钱　地骨皮钱半

三诊：发热已解，胸闷不舒，舌苔白垢。气为湿阻，宜参疏和。

苏叶八分　姜半夏钱半　炒麦芽三钱　生姜二片　炒枳壳八分　甘草四分　小朴一钱　赤苓三钱　光杏仁三钱　槟榔八分　蒌皮钱半

始本暑风外袭，发热少寐，舌垢腻而胸膈不舒，脉象略见沉数。不早疏利，势必邪从内传，宜照前方，参用达原法[8]。

小朴一钱　法半夏钱半　赤苓三钱　炒条芩钱半　瓜蒌皮钱半　广皮钱半　槟榔二钱　炒枳壳一钱　六一散（包）三钱　炒柴胡八分　炒麦芽三钱　竹茹一钱

● 【校注】

[1]舌苔：原作"舌"。今纠正之。下同。

[2]觇（chān）：看；窥看。

[3]厥逆：厥，手足厥冷。《伤寒论·辨厥阴病脉证并治》谓："凡厥者，

阴阳气不相顺接，便为厥。厥者，手足逆冷者是也。"

[4]白㾦：皮肤上发生的白色水疱。又名晶㾦、白疹。多因湿热郁于肌表，不能透泄而发。

[5]日晡潮热：晡，申时，黄昏时。指黄昏时发热增高。

[6]干恶：指干呕。

[7]暑风：此指中暑。如《医碥》卷一："中暑，或名暑风，以与中风相似也。"又指中暑而兼昏迷、搐搦者，或指暑月身痒赤肿的病。

[8]达原法：指达原饮法。达原饮出自《瘟疫论》卷上方，原名达原散。方由槟榔、厚朴、草果、知母、芍药、黄芩、甘草等药组成，有开达膜原、辟秽化浊功效。

● 【评析】

本节外感病多因感受风寒之邪所致。发病初期，症见恶寒甚于发热，或有汗不解，何端叔主张治以散寒，参以和营宣络，药如苏叶、桂枝、荆芥、柴胡、独活、当归、秦艽等。如兼咳呛，可加桑白皮、杏仁、紫菀等利肺化痰药；兼鼻衄，则加知母、丹皮、黄芩等清理药；兼食滞，加麦芽、槟榔等疏达消滞药。表邪不解，病传阳明，治宜清疏、通腑，如症见口疳作嗳，可用黄芩、木通、元明粉等药；如发热、汗出不解、咳嗽，治以泄肺化热，可用大力子、黄芩、桑白皮、连翘等药；如日晡潮热，治从肝胃清理，药用羚羊角、山栀、青蒿、白芍等。如营虚兼夹湿热，日发寒热，或寒热久缠，时发白㾦，何端叔告诫"毋早补养"，治以清疏和营为主，可用鳖血炒柴胡、桂枝配芍药、生姜配首乌、荆芥配石斛、秦艽配麦冬、青蒿配当归等法，祛邪而不失扶正，扶正而不恋邪。

因感受温热病邪所致的温病，何端叔主张要尽早疏利，不尔邪必内传生变，如久经反复，可延为虚逆。他常用的治法是清解，或清肺化痰，或清化少阳阳明，或清理肝肺，或清泄暑湿，方以小柴胡汤、泻白散加减出入。大凡治外感病，何端叔常喜用瓜蒌皮、枳壳、牛蒡子等药以散邪利气，疏达表里。

湿阻

● 【原文】

中虚不能化湿，苔白泛青，虽尚能纳，而右脉浮弦。防肝木乘虚来侮，治宜健中渗湿。

土炒白术一钱　煨木香 (后入) 五分　制小朴八分　白茯苓三钱　全福花 (包) 钱半　生姜二片　法半夏钱半　焦冬术钱半　炒青皮一钱　桂枝尖五分　代赭石三钱　砂仁末 (后入) 四分

复诊：始本肝木犯中，腹痛呕吐，近虽均减，而力困形寒，中虚已著。治宜补中。

焦冬术钱半　淡干姜一钱　煨木香 (后入) 五分　远志肉一钱　砂仁末 (后入) 四分　白茯苓三钱　法半夏钱半　炒白芍钱半　制香附三钱　甜桂枝五分　大枣二枚　炙甘草四分

三诊：中虚艰运，纳不下咽，少进即呕。前投扶健，既减复增，脉转迟涩。阳虚已甚，难以见功。

熟附子一钱　法半夏钱半　白茯苓三钱　全福花钱半　枸杞子二钱　瓦楞子四钱　淡干姜一钱　益智仁一钱　泽泻钱半　煅赭石三钱　甜安桂八分　广木香 (后入) 五分　砂仁末 (后入) 四分

伏热久经内蕴，复感新寒，发为类疟，近虽已止，而脉浮弦未和，肌肤时发痒瘰[1]。阳明湿热尚未全清，宜养营，参化湿热。

秦艽钱半　地骨皮钱半　归身钱半　天花粉钱半　生苡仁三钱　甘草四分　桑白皮钱半　生白芍钱半　炒淡芩钱半　荆芥钱半　防风二钱

复诊：脉弦已减，右部尚浮，阳明湿热仍未全清，胃主肌肉，诸痒属火，痒瘰时发，热淫于外之象。再宜清化，但在久经寒热之后，养营亦不可缓。

秦艽钱半　白芍钱半　桑叶钱半　防己二钱　甘草四分　归身钱半　川石斛三钱　天花粉钱半　地骨皮钱半　鲜首乌三钱

[1]痒瘰：指皮疹瘙痒。

● 【评析】

本节案例一属寒湿，一属湿热。寒湿多与脾气虚，甚则脾阳虚不能化湿有关，治宜健中渗湿，甚者温阳化湿。湿热多因阳明热蕴，气滞不化所致，治当清化，如缠绵日久，可伤及营分，治宜兼顾。

疟

● 【原文】

类疟之后，潮热舌粗，脉象浮洪。阳明湿热未清，故纳少而热不解也，宜清理主之。

煨葛根钱半　炒枳壳一钱　通草五分　桑白皮钱半　炒麦芽三钱　芦根四寸　炒黄芩钱半　赤苓三钱　地骨皮钱半　瓜蒌皮钱半　青蒿二钱

复诊：舌苔淡黄而身热口渴，泛恶未除，阳明湿热内蒸，但脉象左弦，少阳亦已受邪。宜解肌，参清渗主之。

软柴胡七分　淡芩钱半　制小朴八分　赤苓三钱　光杏仁三钱　地骨皮钱半　煨葛根钱半　炒枳壳钱半　瓜蒌皮钱半　木通六分　生甘草四分　芦根六钱

始本类疟，昨则但热不寒，舌苔白腻而夜少寐，脉大兼咳呛。阳明湿热内郁，肺金被其薰灼。治宜清燥，参利肺热。

煨葛根钱半　杏仁三钱　炒枳壳一钱　地骨皮一钱　片通草五分　炒条芩钱半　赤苓三钱　瓜蒌皮钱半　嫩前胡一钱　桑白皮钱半

复诊：热化而纳谷不佳，此因气机未利，非脾虚也。宜理热，参养胃阴。

白苏子二钱　　地骨皮钱半　　赤苓三钱　　蒌皮钱半　　生甘草四分　　川石斛三钱　　大麦芽三钱　　枳壳一钱　　生苡仁三钱　　炒青皮五分

三诊：寒热后湿热未清，血得热而妄行，气遇湿而阻滞，齿、鼻衄，所由频发也，兼之纳谷作胀。治宜清理为主。

生石决四钱　　炒子芩钱半　　青蒿二钱　　赤苓三钱　　生麦芽三钱　　炒苡仁三钱　　北丹皮钱半　　秦艽钱半　　枳壳一钱　　通草五分　　生白芍钱半

● 【评析】

类疟，指发作不典型的疟疾。疟疾《内经》称疟、痎疟，乃因感受疟邪所致，多发于夏秋季节及山林多蚊地带，症以寒战壮热、休作有时为特征。临证辨治当根据寒热的偏胜、轻重程度，以及阴阳盛衰、邪正消长等决定。本节案例均属阳明湿热内蕴，或犯少阳，或灼肺金，治疗以清理为主，药如葛根、枳壳、通草、黄芩、桑白皮、地骨皮、瓜蒌皮、茯苓等。邪犯少阳，加柴胡、青蒿；熏灼肺金，加前胡、杏仁。

咳

● 【原文】

久咳脉细左数，金水两亏。近在产后，重虚其阴，恐增骨热[1]，而延虚损。

炙紫菀钱半　　川贝母二钱　　枳壳一钱　　白杏仁三钱　　生蛤壳四钱　　炙桑皮钱半　　地骨皮钱半　　蒌皮钱半　　炙鳖甲四钱　　生甘草四分

纳胀便泄，脉细数，而咳呛音闪。肺脾并伤，最易成怯[2]，暂先清金，续参和健。

桔梗一钱　　桑白皮钱半　　光杏仁三钱　　白茯苓三钱　　制香附三钱　　丹皮钱

半　甘草四分　紫菀钱半　枳壳一钱　大腹皮钱半　牛蒡子钱半

咳呛脉数，肺失清肃之权，水津不能下溉，故两足作酸也；微兼腹痛者，肺气不宣，脾气失运行之职也，最易延成虚怯。

紫苏子三钱　炒枳壳一钱　桑白皮钱半　福花[3]钱半　生苡仁三钱　白前一钱　光杏仁三钱　紫菀钱半　川贝母二钱　海浮石三钱　怀牛膝钱半

复诊：脉浮弦，左较乳细，水亏不能制火，金被火刑，清肃失令，痰黄，肢软欠温，皆由乎此。宜从金水滋养，慎勿偏燥。

大生地四钱　秦艽肉钱半　麦冬二钱　炒丹皮钱半　西洋参一钱　生白芍钱半　制鳖甲四钱　生归身钱半　生枣仁三钱　橘红一钱　怀山药三钱　瓜蒌皮钱半

疟久表虚，咳嗽大发。宜先温化，续商和解。

桂枝四分　葶苈子一钱　小朴八分　桑白皮钱半　苏子三钱　生姜一片　大力子钱半　生甘草四分　紫菀钱半　象贝母三钱　光杏仁三钱

复诊：咳减纳增，外感已化，惟脉弦未和，肺气究属失利。质本阴虚，尚宜加意静养。

嫩白前一钱　杏仁三钱　瓜蒌皮钱半　紫菀钱半　嫩勾勾(后入)二钱　桔梗片四分　枳壳一钱　川贝母二钱　桑白皮钱半　生甘草四分

● 【校注】

[1]骨热：病证名。以低热长期不退为主症，是骨蒸的前驱症状。《普济方》卷三百八十四载："阳气偏盛，水不足，脏腑积热，熏灼肌体，盛则消烁骨髓，是为骨热之病，久不已，变成骨蒸。"

[2]怯：即怯证，指虚劳。虚劳指虚损、劳伤，是由气血、脏腑等正气损伤、久虚不复所致的虚弱证，以及某些具传染性、表现为虚弱证的疾病。

[3]福花：指全福花。即旋覆花。

● 【评析】

本节咳嗽案例多属虚实夹杂，即肺有邪干，宣肃失司，同时又有金水两亏，或肺脾并伤，或卫表气虚。对此等病证，何端叔总以先治肺为策，待肺气清利，再议补脾滋肾，或和解肝气。清肺化痰利气，何端叔常用紫菀、贝母、杏仁、枳壳、桑白皮、蛤壳、瓜蒌皮等药，如寒气偏胜，可加桂枝、苏子、生姜等药；肝阳偏胜，可加钩藤。

喘

● 【原文】

纳不健运，动即喘急，脉弦细，而时兼干咳。先天既亏，肺脾亦复并伤，不节慎，易于延怯也。拟健脾为主，参以保肺。

焦冬术钱半　潞党参钱半　款冬花钱半　炙五味三分　怀膝钱半　焦六曲钱半　煨木香 (后入) 五分　干百合三钱　炙甘草四分　炮姜一钱　山萸肉钱半　炒归身钱半　砂仁末 (后入) 五分　大枣一枚

失血后咳呛咽痛，动即喘急。肺金失令，津不上承，气不下降，高年得此，已成虚损。

元参二钱　西洋参一钱　杏仁三钱　瓜蒌皮钱半　炙桑皮钱半　丹皮钱半　生甘草四分　川贝母二钱　橘白一钱　炙紫菀钱半　海浮石四钱

喘咳音闪，脉数不调，肾失降纳之权；先曾失血，近更多汗，气不下化，津液外竭。虚损垂成，药力难恃。

大熟地四钱　丹皮钱半　紫菀钱半　福花钱半　光杏仁三钱　海石[1]三钱　炒怀膝钱半　桑皮钱半　葶苈一钱　赭石三钱　枳壳一钱　胡桃肉一枚

复诊：咳减喘平，音亮，肺金渐复清肃之权，惟脉尚浮弦未调，再从滋降兼施。

大熟地四钱　紫菀钱半　全福花（包）钱半　浮石三钱　杏仁三钱　枳壳一钱　炒怀膝钱半　桑皮钱半　煅赭石三钱　川贝母二钱　苏子二钱　白前一钱　湖丹皮钱半

金令不行，风痰上壅，颈粗喘急，脉象浮弦。先宜理肺降逆。

大力子三钱　瓦楞子四钱　炒苏子三钱　象贝母三钱　炒蒌皮钱半　昆布三钱　葶苈子一钱　炒枳壳一钱　白杏仁三钱　焦蚕[2]二钱　嫩白前一钱

● 【校注】

［1］海石：指浮海石。即海浮石。

［2］焦蚕：蚕，当指僵蚕。有祛风化痰作用。

● 【评析】

喘证以呼吸急促，甚则张口抬肩、鼻翼煽动为特征，可见于多种急慢性疾病中。本节案例喘促多伴有咳呛，甚者有咳血史，因此当属肺系病证。辨证分虚实两端，有属病情久缠，反复发作，高年体弱等，故证情深重，即案中所说虚损已成，多为虚实夹杂之证；有属风痰上壅，肺失肃降而成，为邪实之证。何端叔治疗此等喘证，总不离疏降肺气，药如杏仁、贝母、款冬花、桑白皮、旋覆花等。如属实证，则加强疏风化痰之力，可加牛蒡子、葶苈子、苏子等药；如属虚损，则参以健脾、补肾、益肺等法。

哮喘

● 【原文】

哮喘大发，血随气升。暂先理降。

石决明五钱　杏仁三钱　炒小朴七分　象贝母三钱　旋覆花钱半　炒苏子三钱　桑白皮钱半　炒枳壳一钱　葶苈子一钱　煅赭石三钱

复诊：哮喘频发，肺虚易感所致，但肌消瘦而脉浮芤，已有肺损传肾之象，难以充复。

葶苈子一钱　炒怀牛膝钱半　福花 (包) 钱半　桑白皮钱半　炒枳壳一钱　海浮石三钱　沉香炒熟地三钱　炙五味二分　赭石三钱　淡干姜四分　炒苏子三钱　杏仁三钱

肺虚哮喘，肾虚骨蒸[1]。宜从金水补养，以备调理。

生西芪钱半　大麦冬二钱　怀山药三钱　牡丹皮钱半　杏仁三钱　炒蒌皮钱半　中生地四钱　炙五味二分　山萸肉钱半　川贝母二钱　炒枳壳一钱

哮喘受寒即发，肺虚易感。治宜温化。

川桂枝五分　炒枳壳一钱　炒苏子三钱　嫩紫菀钱半　全福花 (包) 钱半　象贝母三钱　甜葶苈一钱　嫩白前一钱　杏仁三钱　桑白皮钱半　煅赭石三钱　浮石三钱

复诊：肺主皮毛，肺虚则皮毛不固，寒邪易凑，哮喘所由频发也。际此痰气平顺，宜保肺为主。

干百合三钱　炙五味二分　白杏仁三钱　炒枳壳一钱　嫩白前一钱　海浮石三钱　款冬花钱半　炒苏子三钱　淡干姜四分　桑白皮钱半　全福花 (包) 钱半

哮喘频发，肺虚易受，虽在盛夏，凛寒不除，腠理之不密可知也。宜温经，参以理降。

川桂枝四分　嫩白前一钱　白杏仁三钱　桑白皮钱半　福花 (包) 钱半　象贝母三钱　北细辛三分　炒苏子三钱　紫菀钱半　炒枳壳一钱　赭石三钱

复诊：哮喘初平，肺金尚未清肃，痰气仍未爽利。再拟温理。

川桂枝三分　炒枳壳一钱　杏仁三钱　桑白皮钱半　白芥子钱半　代赭石三钱　白前一钱　炒苏子三钱　紫菀钱半　连翘壳钱半　全福花 (包) 钱半　海浮石三钱

三诊：哮喘之后，头眩脉芤，肝阴与肺气两伤。治宜和养。

何首乌三钱　干百合三钱　款冬花钱半　嫩勾藤 (后入) 二钱　瓜蒌皮钱半　杏仁三钱　生黄芪钱半　生蛤壳四钱　桑白皮钱半　炒枳壳一钱　炒苏子三钱

哮发于夏，腠理不密，外袭易袭也。治宜保肺固表，参以理化。

生绵芪钱半　款冬花钱半　白杏仁三钱　嫩白前一钱　海浮石三钱　白及八分　干百合三钱　炒苏子三钱　炒枳壳一钱　桑白皮钱半　瓜蒌皮钱半　生姜二片

复诊：肺主皮毛，皮毛不固，夏令汗泄，重虚其表，故易致哮咳也；脉细微弦，宜保肺为主。

干百合三钱　川桂枝三分　杏仁三钱　炙紫菀钱半　炒枳壳一钱　浮石三钱　款冬花钱半　炒苏子三钱　象贝母三钱　桑白皮钱半　福花 (包) 钱半

始本哮喘，近则咳多头汗，鼻衄。金令不降，浮阳易升，拟清降主之。

甜葶苈一钱　石决明四钱　炒枳壳钱半　炒苏子三钱　紫菀钱半　勾藤 (后入) 二钱　羚羊角片钱半　全福花钱半　煅赭石三钱　杏仁三钱　桑皮钱半

哮喘频发，舌光如镜，肺气与肾阴并伤；但在肺为实，在肾为虚。际此痰气未利，宜降纳兼施。

炒苏子三钱　嫩白前一钱　盐水炒怀牛膝钱半　福花 (包) 钱半　海浮石三钱　广橘红一钱　白杏仁三钱　沉香炒熟地四钱　川贝母三钱　代赭三钱　炙桑皮钱半　盐水炒胡桃一枚

哮喘频发，肺虚易感所致。急则宜治其标，降肺为主；缓则宜治其本，保肺为主。

干百合三钱　白前一钱　杏仁三钱　福花 (包) 钱半　桑白皮钱半　生姜二片　冬花钱半　苏子三钱　川贝三钱　浮石三钱　炒枳壳一钱

上药服后，如痰气较利，加生黄芪三钱；受寒哮发，去百合，加赭石三钱。

始本肺虚哮喘，渐致伤及肾元，降纳失其常度，动即喘急，舌粗而纳拒，脉数。虚多实少，势尚未定。

青盐炒熟地四钱　葶苈子一钱　光杏仁三钱　旋覆花(包)钱半　小朴八分生甘草四分　青盐炒牛膝钱半　炒苏子三钱　炒枳壳一钱　煅赭石三钱　生石膏四钱

受寒肺气被束，哮咳，舌白拒纳；痰有秽气，寒从热化，延久蒸痈，及早疏化。

苏叶八分　葶苈子一钱　桑皮钱半　蒌皮钱半　代赭石三钱　连翘钱半白前一钱　光杏仁三钱　枳壳一钱　全福花(包)钱半　象贝母三钱

● 【校注】

[1]骨蒸：病证名。形容其发热自骨髓蒸发而来。又指痨瘵。

● 【评析】

哮证是一种经常发作性的疾病，以呼吸急促、喉间哮鸣为特征。本病多有宿根，外邪、饮食、情志、劳倦等均可诱发。病发日久，则肺气耗伤，甚则累及脾肾，故多本虚标实之证。治疗当分发作期与缓解期。何端叔认为急则宜治其标，降肺为主；缓则宜治其本，保肺为主。降肺常用苏子、桑白皮、白前、旋覆花、代赭石、杏仁等药。如热偏胜，则用清降法，热在肺加连翘；热在胃加石膏；热在肝加石决明、羚羊角、钩藤等药。如寒偏胜，用温化法，可加桂枝、生姜等药。保肺常用黄芪、百合、麦冬等药，如并有肾虚阴亏，可加地黄、五味子、山茱萸等药。何端叔还巧用炮制法，如沉香炒熟地、青盐炒牛膝、盐水炒胡桃等，以增强降逆补肾等功效。

咳血

● 【原文】

咳呛痰多，时复见血。肺肝两伤，节劳为要。

紫菀钱半　枳壳一钱　知母钱半　蒌皮钱半　炒苏子三钱　桑皮钱半　石决明四钱　丹皮钱半　杏仁三钱　羚羊片钱半

脉象浮洪，先曾鼻衄，继增咳血。暂从阳明有余主治。

熟石膏五钱　冬桑叶钱半　枳壳一钱　瓜蒌皮钱半　泽泻钱半　大麦冬二钱　怀牛膝钱半　光杏仁三钱　中生地四钱　知母钱半

失血咳呛，音闪，脉弦带数。有木火刑金之象，及早清化，否恐延损。

玉桔梗一钱　紫菀钱半　桑皮钱半　丹皮钱半　杏仁三钱　润元参钱半　生草四分　川贝母二钱　鳖甲四钱　连翘钱半

复诊：症本阴虚近损，投以清化，虽音清而咳呛未除，脉仍弦数。先曾失血大发，水不制火，肺金被烁，故时觉咽痛也。宜照前方参以清养，总以骨热少减为妥。

洋参一钱　鳖甲四钱　川贝母钱半　炙桑枝钱半　生草四分　蒌皮钱半　中生地四钱　炒丹皮钱半　紫菀钱半　玉桔梗一钱　杏仁三钱

咳久未除，先曾见血，虽属肺络受伤，而脉象未见扎数，不作内伤治也。仍宜理气化痰。

玉桔梗八分　枳壳一钱　紫菀钱半　瓜蒌皮钱半　炒苏子三钱　嫩白前一钱　桑皮钱半　川贝母三钱　光杏仁三钱　炒丹皮钱半

复诊：拟柔养心肺，作咳血后调理。

北沙参二钱　生枣仁二钱　生甘草四分　瓜蒌皮钱半　生蛤壳四钱　紫菀钱半　川贝母钱半　炒枳壳一钱　干百合三钱

始本寒邪咳呛，渐致风从热化，肺络受伤，痰中见血，幸脉数未甚。宜先清解，得风热化而痰即利为佳。

大力子二钱　荆芥钱半　蒌皮钱半　枳壳一钱　桑皮钱半　连翘钱半　玉桔梗八分　丹皮钱半　杏仁三钱　紫菀钱半　川贝母二钱

复诊：咳呛频发，先曾失血；脉左数，阴虚已生内热；肺金清肃失令，势将音闪而延喉瘖[1]，颇难见功。

中生地四钱　川贝母二钱　桑皮钱半　蒌皮钱半　橘白一钱　枇杷叶二片(刷去毛)　牡丹皮钱半　紫菀钱半　杏仁三钱　鳖甲四钱　生蛤壳六钱

咳呛见血，纳不贪而经络酸楚。宜从肝肺胃和理，得咳减纳增，再商调补。

大秦艽钱半　炒白芍钱半　光杏仁三钱　炒枳壳一钱　荆芥钱半　瓦楞三钱　炙鳖甲四钱　炒苏子三钱　绵独活钱半　瓜蒌皮钱半　福花(包)钱半

复诊：寒热、咳血均减，脉左略见芤数，风热化而阴分受伤。宜照前方，参以清养。

炙鳖甲四钱　粉丹皮钱半　杏仁三钱　枳壳一钱　生草四分　元参钱半　中生地四钱　川贝母二钱　瓜蒌钱半　桔梗八分　百合三钱　桑叶钱半

咳血音闪，脉芤数。阴虚木火刑金，将成喉瘖，非浅恙也。

炙紫菀钱半　川贝母二钱　石决明四钱　橘白一钱　光杏仁三钱　炙桑皮钱半　炙鳖甲四钱　粉丹皮钱半　炒苏子三钱　炒蒌皮钱半

咳呛时带紫血，脘痛，频至呕吐。肺胃两伤，肝木无制，治宜和理为主，但高年阳分就衰，脉反浮芤带数，久延噎膈[2]，药力难恃。

旋覆花(包)钱半　煨木香(后入)五分　瓦楞子五钱　光杏仁三钱　蒌皮钱半　砂仁(后入)四分　煅赭石三钱　制小朴七分　苏子二钱　炒枳壳一钱　姜半夏钱半　生姜二片

咳吐痰秽，兼以溢血。肺失降而血随上壅，势将因热而化痈，不可忽也。

中生地四钱　葶苈一钱　瓜蒌皮钱半　肥知母钱半　光杏仁三钱　紫菀钱半　炒丹皮钱半　炒枳壳一钱　石决明四钱　川贝母二钱　生甘草四分　桑皮钱半　皂荚三钱

肺为华盖，失于清肃，则气火易于上升，咳逆多痰，先曾见血，脉右较为浮大。治宜清金为主，参以滋水。

冬桑叶钱半　川贝母二钱　肥知母钱半　润元参钱半　枳壳一钱　紫菀钱半　中生地四钱　光杏仁三钱　瓜蒌皮钱半　生甘草四分

咳久带血，脉带浮芤。始本受寒，不早疏化，致伤肺气，延久即损，不可忽也。

大力子二钱　炒枳壳一钱　紫菀钱半　苏子三钱　丹皮钱半　海浮石三钱　嫩白前一钱　象贝母三钱　桑皮钱半　杏仁三钱　荆芥钱半

咳血紫多鲜少，肝肺络伤所致；虽兼便泄，究以清理为合。

石决明四钱　杏仁三钱　新绛屑一钱　川贝母二钱　炙紫菀钱半　藕节二枚　炒苏子三钱　全福花 (包) 钱半　湖丹皮钱半　枳壳一钱　炒蒌皮钱半

复诊：咳呛痰黄带红，时复凛寒头痛。风邪袭肺，郁热为患，宜照前方，参以清泄。

荆芥一钱　薄荷 (后入) 八分　冬桑叶钱半　瓜蒌皮钱半　石决明四钱　桔梗八分　丹皮钱半　光杏仁三钱　大连翘钱半

三诊：咳血之后，继以寒热，近虽减而胃气不醒，舌白痰薄。肺胃气机失利，尚非妥候。

炙紫菀钱半　老苏梗钱半　枳壳一钱　制小朴八分　生甘草四分　丹皮钱半　炙桑皮钱半　广藿梗钱半　瓜蒌皮钱半　杏仁三钱　川贝母二钱

咳痰带血，脉右尺旺于寸，已有火盛刑金之象，非外感风寒为患也。宜清

　　何氏四家医案校评

养肺胃，参以降气，气降则火自归元矣。

桑白皮钱半　白杏仁三钱　知母二钱　马兜铃一钱　瓜蒌皮钱半　海浮石四钱　川贝母二钱　炒苏子三钱　丹皮钱半　新会皮一钱　全福花(包)钱半枇杷叶二片(刷去毛)

复诊：脉来两手均见浮弦，微带数象，肝肺阴液内伤，化源渐乏。前投滋清，尚无不合，再守前策，得神力充旺为佳。

中生地四钱　大麦冬二钱　茯神二钱　炙紫菀钱半　橘白一钱　杏仁三钱天门冬二钱　鳖甲四钱　生枣仁三钱　炙桑皮钱半　瓜蒌皮钱半　枇杷叶二片(刷去毛)

咳血之后，耳听失聪，胸次不宽，时复泛泛欲呕，脉象迟弦。肺失降令，胸胁有水气。宜降热化痰，参以利水。

炒苏子三钱　制小朴八分　石决明四钱　川贝母二钱　木香(后入)五分白杏仁三钱　茯苓三钱　勾藤(后入)二钱　法半夏钱半　桑皮钱半

咳呛痰红，脉象尢细。素质先天不足，子令母虚，久蒸骨热，即成怯候。

炙紫菀钱半　炒苏子三钱　川贝母二钱　炒蒌皮钱半　海浮石三钱　炙桑皮钱半　白杏仁三钱　炒枳壳一钱　全福花(包)钱半　生甘草四分

咳呛音闪，近复见血，脉象浮数。风邪外袭，渐从热化，肺络受伤。治宜清泄。

薄荷(后入)八分　大力子三钱　光杏仁三钱　枳壳一钱　炒丹皮钱半　生草四分　桔梗一钱　紫苏子三钱　肥知母钱半　连翘钱半　瓜蒌皮钱半

咯血[3]频发，时兼咳呛。表虚血热，保肺参清主治。虽年逾五旬，而脉不见尢软，质本气血两充，补剂可缓。

百合三钱　丹皮钱半　生地四钱　秦艽钱半　枳壳一钱　款冬花钱半　决明钱半　鳖甲四钱　青蒿二钱　杏仁三钱

咳久见血，肺络已伤，近兼跗肿，渐有肾虚水逆之势；脉象浮芤，损势日甚，难以脱除。

炙紫菀钱半　炒苏子三钱　沉香炒熟地四钱　炒丹皮钱半　川贝母二钱　香附子三钱　炙桑皮钱半　光杏仁三钱　炒怀牛膝钱半　白茯苓三钱　海浮石三钱　冬瓜皮三钱

失血，频发寒热而兼肛痛，脉来弦数不调。阴虚火炽，肺金被伤，久难免怯。

大生地四钱　炙鳖甲四钱　川贝母二钱　赤芍钱半　杏仁三钱　大秦艽钱半　桑叶钱半　粉丹皮钱半　润元参钱半　生甘草四分　地骨皮钱半

复诊：失血脉弦，肝胃两伤，本未咳呛，及早清化，不致火炽刑金为妙。

石决明五钱　炒枳壳一钱　肥知母钱半　瓜蒌皮钱半　羚羊角钱半　福花(包)钱半　粉丹皮钱半　川贝母二钱　光杏仁三钱　旱莲草钱半　桑叶钱半

三诊：失血之后，痰红未除，脉象右弦。肺胃尚有余热，宜再清理。

炙紫菀钱半　炒枳壳一钱　光杏仁三钱　福花钱半　沙参钱半　蒌皮钱半　炙桑皮钱半　川贝母二钱　瓦楞子四钱　金石斛二钱　丹皮钱半

失血频发而目光渐减，阴分内伤所致；脉左较为浮弦。治宜壮水清金。

中生地四钱　蛤粉炒阿胶二钱　知母钱半　粉丹皮钱半　瓜蒌皮钱半　甘菊花钱半　炙鳖甲四钱　干百合三钱　麦冬二钱　石决明四钱　炒枳壳一钱　冬桑叶钱半

复诊：失血后，脉来微弦不见和缓。阴虚之质，火从内生，肺金易于被烁，不早节慎，恐增咳呛，仍从清养主之。

冬桑叶钱半　中生地四钱　川贝母二钱　蛤粉炒阿胶钱半　干百合三钱　炙鳖甲四钱　粉丹皮钱半　甜杏仁三钱　炙紫菀钱半　橘白一钱

脉芤近数，阴虚生内热也，昨兼失血，血热妄行之故。及早清养，兼须静摄。

石决明四钱　地骨皮钱半　湖丹皮钱半　光杏仁三钱　蒌皮钱半　盆秋石三分　冬桑叶钱半　炙鳖甲四钱　川贝母二钱　旱莲草钱半　知母钱半

脉象数而先曾失血，内热由乎阴虚，久防金水两亏，而延虚怯。际此咳不加甚，宜清养为主。

中生地四钱　麦冬二钱　川贝母二钱　地骨皮钱半　生甘草四分　橘白一钱　鳖甲四钱　丹皮钱半　甜杏仁三钱　桑皮钱半　天花粉二钱

脉数手震，先见痰血，阴分虚而肺气不充。宜从金水滋补。

大熟地四钱　炙五味三分　炒怀膝钱半　炙桑皮钱半　天门冬二钱　橘白一钱　中生地四钱　麦冬二钱　炙紫菀钱半　湖丹皮钱半　炙鳖甲四钱

失血频发，肤燥骨蒸，脉形细数，右寸关更见浮弦。阴虚火炽烁金，际此夏令，易增难减。

中生地四钱　知母钱半　湖丹皮钱半　冬桑叶钱半　瓜蒌皮钱半　橘白一钱　炒川柏一钱　龟版钱半　川贝母二钱　光杏仁二钱　紫苏子三钱

劳力伤肝，血不藏而狂溢，喘急，脉象细数，咳呛不利。肺肾亦已受伤，难以免损。

炒熟地四钱　石决明四钱　杏仁三钱　生归身二钱　煅赭石三钱　葶苈子一钱　炒牛膝钱半　川贝母二钱　炙鳖甲四钱　福花(包)钱半　炒苏子三钱

● 【校注】

［1］喉痹：病名。指以咽喉肿痛、声音嘶哑、吞咽困难等为主症的病证。发病急骤，并发全身症状。因其发病后喉间颜色之不同，有白色喉痹、淡红喉痹等区分；因其发病之急骤，有急喉痹、走马喉痹等之称。其病因有外感病邪、内伤阴阳等。

[2]噎膈：病证名。症见吞咽时哽噎不顺，饮食不下，或食入即吐。多见于现代食管癌、贲门癌、贲门痉挛、食管神经官能症等疾病中。

　　[3]咯（kǎ）血：咯，呕；吐。此指咳血、吐血，血从气管里出来。

● 【评析】

　　咳血多由肺络受伤，肺气上逆而血随上壅所致，而肺络伤与风从热化、阳明热盛、木火刑金、阴虚内热等关系密切。因此，何端叔治咳血有三要点：一是降肺气，气降则火自归元，常用桑白皮、杏仁、枇杷叶、苏子、旋覆花等药。二是清热泄火，从和理肝、肺、胃入手，药如丹皮、石决明、连翘、知母、瓜蒌皮等。三是滋补调摄，重在滋养肺肾，药如生地黄、熟地黄、天冬、麦冬、鳖甲、旱莲草、北沙参等。总之，以和理疏降为主，辅以静养；偶用阿胶、藕节等止血药；大凡调补，需待咳减纳增再作商议，此举可避免邪恋瘀阻。

头痛

● 【原文】

　　头痛偏左，甚及眉棱，肝虚化风上扰，兼感外风所致。治宜和养肝阴，参以轻解。

　　镑羚羊钱半　青防风钱半　湖丹皮钱半　料豆衣钱半　瓜蒌皮钱半　何首乌三钱　蔓荆子钱半　冬桑叶钱半　明天麻钱半

　　伤于风者，上先受之，所由头痛而鼻衄，风从热化也；兼增咳呛，肺金亦复失利。久防风木上升，及早清疏。

　　青防风钱半　辛夷蕊一钱　嫩钩钩 (后入) 三钱　苏子三钱　生蒡子钱半　紫菀钱半　羚羊角钱半　炒枳壳一钱　丹皮钱半　杏仁三钱　桑叶钱半

偏风头痛，甚于眉目。治宜和肝熄风，参以疏化。

制首乌三钱　蔓荆子钱半　料豆衣钱半　羚羊角钱半　枳壳一钱　白蒺藜钱半　炒蒌皮钱半　青防风钱半　冬桑叶钱半　钩钩（后入）二钱

咳呛虽减，耳仍重听，头项痛而艰于转侧。肝虚夹风，再宜疏化。

炒柴胡七分　制首乌三钱　枳壳一钱　杏仁三钱　冬桑叶钱半　防风钱半钩藤二钱　蒌皮钱半　石菖蒲一钱　川贝母二钱

疏风化邪，以除头痛。

防风钱半　藁本一钱　瓜蒌皮钱半　首乌三钱　天麻钱半　羌活钱半　炒枳壳一钱　刺蒺藜钱半　白芍钱半　钩藤（后入）二钱

头为诸阳之会，头痛而兼耳聋者，风为阳邪侵上也。治宜疏化。

青防风钱半　钩钩藤（后入）二钱　枳壳一钱　柴胡六分　赤苓三钱　西羌活钱半　羚羊片钱半　蒌皮钱半　蒺藜二钱　生草四分

症近骨蒸，风甚则耳目牵痛，上及头巅，偏于左者，阳明厥阴同病也。宜养胃和肝，参以泄风。

川石斛二钱　生白芍钱半　防风钱半　炒柴胡六分　枳壳一钱　生甘草四分　首乌三钱　藁本一钱　嫩钩钩（后入）二钱　蒌皮钱半

● 【评析】

从本节案例看，头痛多由风甚侵上所致。然风有外风、内风之别。外风来之外感风寒，或风从热化而成风热为患；内风都因肝旺生风，或肝虚生风所致。何端叔对头痛的治疗重在疏化。一是疏风化邪，常用防风、桑叶、羌活、蒌皮、藁本、蔓荆子等药；二是清肝疏风，药如钩藤、羚羊角、白蒺藜、柴胡等；三是养阴息风，药如首乌、白芍、料豆衣等。临证常因证情夹杂，故数法同用，如和养肝阴，参以疏解；养胃和肝，参以泄风等。

眩晕

● 【原文】

眩晕不能仰卧，发必先以欠嗳，本属下虚，风火上旋，但脉左弦而有力，舌白口干。暂先和养肝阴，兼化风痰，以觇进退。

制首乌三钱　炒白芍一钱　防风钱半　新会钱半　天麻钱半　嫩勾勾 (后入)二钱　炒归身二钱　川桂枝四分　半夏钱半　远志一钱　羌活钱半　生姜一片　大枣二枚

复方：再将前方去钩钩，加藁本，服三剂，接服后方。

三方：头重项强，眩晕不能仰卧。风为阳邪亲上，虽由肝血不能涵木，究属内风招引外风，故脉弦而无力也。先以疏和，继以柔养。拟此方以备接服。

制首乌三钱　炒归身二钱　料豆衣钱半　炒白芍钱半　姜半夏钱半　炒生地三钱　青防风钱半　新会皮一钱　女贞子钱半　明天麻钱半　远志一钱　川羌活钱半

素患头眩，近兼肢节不利；血虚失养者，治宜和养，参以清肺，以痰中带红故也。

首乌三钱　秦艽钱半　冬桑叶钱半　白蒺藜二钱　川贝母二钱　炒归身二钱　天麻钱半　紫菀钱半　细生地四钱　丹皮钱半

肝阴不足，化风鼓动，头眩频仍，纳少而脉细涩。宜滋肝养胃。

首乌三钱　麦冬二钱　瓜蒌皮钱半　女贞子钱半　决明四钱　青荷叶一圈　生地四钱　桑叶钱半　料豆衣钱半　天麻钱半　生白芍钱半

便难带积，头眩有年，阴虚夹湿。宜和养为主，参以化滞。

生黄芪二钱　天麻钱半　炒白芍钱半　炒远志一钱　独活钱半　炒红枣二枚　制首乌三钱　川桂枝四分　炒山楂钱半　秦艽钱半　茯苓三钱

烁金夹热，风木上升，痔痛，头眩，所由并至也。治宜柔养。

首乌三钱　天麻钱半　料豆衣钱半　湖丹皮钱半　茯苓三钱　炒白芍钱半
桑叶钱半　侧柏叶一钱　当归身钱半

诸风掉眩，皆属于肝，肝虚化风上旋，致发头眩，治宜柔养肝阴；但脉反
左沉，肾气素亏，宜早参滋补为合。

制首乌三钱　炒白芍钱半　生地三钱　茯神三钱　炒枣仁三钱　料豆衣钱
半　炒归身钱半　天麻钱半　怀山药三钱　山萸肉二钱　炒远志一钱

高年气血两亏，头眩络痿；近际下痢初减，投以和理，舌苔厚腻未化，尚
难投补。

法半夏钱半　木香 (后入) 五分　炒白芍钱半　炒扁豆三钱　泽泻钱半　制
小朴八分　炒归身钱半　炒麦芽三钱　茯苓三钱　生草四分

舌光红而头眩，脉数。肾虚不能制火，肝虚易于化风。舍滋补别无良策。

大熟地四钱　天麦门冬各二钱　生枣仁三钱　女贞子钱半　明天麻钱半
大生地四钱　茯神三钱　焦山药三钱　料豆衣钱半　炒怀膝钱半

水不滋木，受风则内风上升，腹痛，心宕[1]，眩晕，头巅作痛。肝为风木
之脏，失于濡养，易从风化；脉涩微弦，时复咽干火亢。凡诸见端，皆宜柔养
肝肾为治；勿以素体夹湿，而投燥剂，以燥则生风，且易耗阴故也。

制首乌三钱　炒白芍钱半　枸杞子二钱　女贞子钱半　炙鳖甲四钱　藁本
钱半　炒归身钱半　麦冬二钱　料豆衣钱半　生枣仁三钱　橘白一钱　明天麻
一钱　茯神三钱

● 【校注】

[1] 宕（dàng）：即心宕。指心悸。

【评析】

头眩，即指眩晕。眩，指眼花，视物黑暗不明，或感觉昏乱；晕，指头晕，感觉自身与周围景物旋转。二者常同时并见，故统称为眩晕。中医辨证有虚实之分，本节案例之头眩多责之于肝，且属于虚者，或虚实夹杂者为多，如肝阴不足，风火上旋；水不滋木，肝风上升；烁金夹热，风木上升。此外亦有血虚失养、阴虚夹湿等病况。治疗以柔肝滋肾为主，兼化风痰。柔养常用首乌、白芍、料豆衣、当归、生地、女贞子等药，疏化常用天麻、远志、桑叶、半夏等药。对于气血两亏，但夹有湿浊，苔腻不化者，治当先取和理，待邪去胃和，再议滋补。并告诫大凡肝肾阴亏者，毋妄投燥剂，以燥则生风，且易耗阴故也。

类中

【原文】

肢麻而舌掉不灵，内外机关不利。属在高年，宜从补养，余从末治。

制首乌三钱　炒归身二钱　法半夏钱半　秦艽钱半　新会皮钱半　生黄芪二钱　绵独活钱半　炒远志钱半　石菖蒲钱半　茯苓三钱

【评析】

类中，指风从内生的中风病。中风是以猝然昏仆，不省人事，伴有口眼㖞斜、语言不利、半身不遂，或仅以㖞僻不遂为主症的疾病。有中经络和中脏腑之分。中经络者，一般无神志改变，仅表现为口眼㖞斜、语言不利、半身不遂；中脏腑者，有神志不清、㖞僻不遂等症。本节所述案例当属中经络者，从辨治看属本虚标实之证，即高年素体气血亏虚，夹有风痰阻络，治以益气养血、化痰通络。

少寐

● 【原文】

少寐舌光，阴虚不能潜阳，脉象所由浮芤也。宜滋养，参安神法。

大熟地五钱　山萸肉三钱　茯神三钱　炒枣仁三钱　煨木香(后入)五分　龟版三钱　怀山药三钱　炙五味三分　麦冬二钱　绵芪二钱　炙草四分　胡桃肉二枚

● 【评析】

少寐，或不寐多由心神不安所致，而不安之病因有虚实之分，大凡邪气内扰属实，正气不足属虚。本节案例属心肾阴虚，故治宜滋养为主，方以六味地黄丸加减。

心悸

● 【原文】

心跳肉瞤，夜少寐，而脉浮弦不调。心阳内亢，由乎肾水下虚。治宜滋养。但属内伤，难以速效。

制首乌三钱　茯神三钱　炒远志一钱　炒川连四分　明天麻钱半　钩钩(后入)二钱　生归身二钱　生枣仁三钱　炙鳖甲四钱　秦艽钱半　料豆衣钱半

产后营阴大亏，头鸣心跳形浮。治宜补养为先。

大熟地四钱　炒白芍钱半　炒怀膝钱半　冬瓜皮三钱　炙五味三分　茯苓三钱　炒归身二钱　焦冬术钱半　炮黑姜一钱　炒丹皮钱半　炒远志钱半　炒枣仁三钱　生黄芪二钱

心血内亏，烦宕眩晕，夜少寐，而脉芤涩。虽在肝气痛胀之后，仍宜养血安神。

首乌三钱　白芍钱半　白龙骨三钱　香附钱半　茯苓三钱　炒枣仁三钱
归身钱半　远志一钱　石菖蒲一钱　炒山栀钱半　新会一钱　党参钱半　木香
(后入)五分

始起心不藏神，寐则心神飞越，渐至纳不健运，腹微痛而便泄于下，脉来
两手均见浮弦。坎不交离为本，木来侮土为标。年未六旬，精神早已衰败，先
天不足故也。拟健中和肝，先得加餐，再商滋补。

焦冬术钱半　炒白芍钱半　焦神曲三钱　泽泻钱半　大腹皮钱半　五味子
三分　煨木香(后入)五分　煨肉果五分　茯神三钱　香附三钱　炒姜八分　砂
仁(后入)四分

复诊：前投健中和肝，虽无不合，而纳仍艰运，易于喘急。质本肝肾两
亏，照前方参顾肾阴，但脉象浮弦，恐峻补未合耳。

焦冬术钱半　炒白芍钱半　茯神三钱　枸杞子二钱　煨肉果五分　光杏仁
三钱　制香附三钱　焦神曲三钱　炙甘草四分　淮山药三钱　炒苏子三钱　砂
仁末四分

● 【评析】

心悸俗称心跳，又称惊悸，简称悸。悸，在《赤水玄珠》卷六说："悸则心
既动而又恐恐然畏惧，如人将捕之。"心跳并有恐惧感，又称怔忡，是心悸之
重症。其病在心，多责之阴阳气血的亏损，治疗以滋补宁心安神为主。但临证
亦多虚实夹杂证，如本节案例，既有肾水虚、心阳亢，又有心肾不交、木来侮
土等本虚标实之证。治疗当分主次，何端叔尤重视脾胃的健运，需胃和纳增，
才可滋补。

虚损

● 【原文】

寒热后舌光少液，眠食均少，脉弦。胃阴与胃脘气益伤，属在高年，治宜

柔养。

金石斛三钱　辰茯神三钱　炒淮药[1]三钱　麦芽三钱　扁豆三钱　奎白芍钱半　炒远志一钱　炒枣仁三钱　通草五分

呕吐伤中之后，胸膈不利，脉细气怯，虚损之机已著。姑先清利阳土，气机舒顺再商。

煨木香（后入）五分　法半夏钱半　茯苓三钱　全福花（包）钱半　香附三钱　砂仁末（后入）四分　姜枳壳钱半　炒白芍钱半　瓦楞子四钱　苏梗一钱　姜皮钱半　炙草四分

脊酸而渐有损形，肝肾先亏，兼以哮喘泛恶，上焦气亦失利，所谓下虚上盛，兹证近之，脉弦数。童年得此，尤艰充复。

大熟地三钱　炙鳖甲四钱　炒归身二钱　煅牡蛎四钱　盐菟丝二钱　炒苏子三钱　怀山药三钱　川续断二钱　炒白芍钱半　盐川柏一钱　姜半夏钱半　光杏仁三钱

寒热日发，寒则咳甚。想见形寒伤肺者多，但脉来芤细而涩，阴虚肺弱，虚损之渐也，恐难充复。

左秦艽钱半　地骨皮钱半　蜜炙紫菀钱半　荆芥穗钱半　杏仁三钱　中生地三钱　炙鳖甲四钱　生甘草四分　炙桑皮钱半　炒苏子三钱　橘红一钱　生姜二片

咳呛痰秽，脘痞[2]作胀，肺痿治节不行，虚损之重候也，药力难恃。

桔梗一钱　光杏仁三钱　姜皮钱半　生甘草四分　葶苈子一钱　中生地四钱　川贝母二钱　枳壳一钱　生米仁三钱　连翘壳钱半

肾为天一之水，水亏于下，血热妄行，鼻衄为之大发，继增潮热，痞胀，肌肉削瘦，脉芤微数。证关阴分损虚，急宜补养，得神形少充为佳。

生熟地各四钱　甲片四钱　地骨皮钱半　山萸肉二钱　生白芍钱半　砂仁末 (后入) 四分　麦冬肉二钱　丹皮钱半　怀山药三钱　秦艽肉钱半　香附二钱

复诊：鼻衄，痞胀，脉数，骨热。肝阴久损，脾气亦伤，难免虚损。

炙鳖甲四钱　炒白芍钱半　焦冬术钱半　秦艽钱半　地骨皮钱半　香附三钱　粉丹皮钱半　小青皮钱半　炒枳壳一钱　炒柴胡五分　青蒿二钱

三诊：拟保肺滋肝法，肺主气而肝藏血，气血充，自有恒力也。

麦冬肉二钱　炒归身二钱　茯神三钱　料豆衣钱半　女贞子钱半　生黄芪二钱　炒熟地四钱　炒白芍钱半　炒枣仁三钱　远志肉钱半　炒杜仲三钱

● 【校注】

[1] 炒淮药：淮药，指淮山药。

[2] 痞：病证名。一指以心下痞，即胃脘部胀满、窒塞感为主症的病证；二指腹部有癖块，属积聚一类。此指脘腹胀满，按之不痛的疾患。

● 【评析】

虚损，即虚劳。虚劳以五脏虚损，久病不复为特征。本节案例有脾胃气阴亏虚，肝肾阴亏，阴虚肺弱，肝脾肺肾俱虚等病证。证虽以虚损为要，但亦可夹有风寒、血热、痰湿、气滞等病况。治疗当权衡，或施以柔养滋补，或补泄兼顾，或先清利，待气机舒顺再作调补。总之，从中亦可见何端叔重视补肾水、培脾土这一祖传的虚劳治疗法则。

汗证

● 【原文】

脉弦数，而夜多盗汗，肝阴不足所致，近更腹痛便泄。暂宜理脾和肝。

煨木香五分　煨肉果五分　焦神曲三钱　香附三钱　炒柴胡六分　浮小麦三钱　生白芍钱半　生甘草四分　茯苓三钱　炒青皮一钱　炒米仁三钱

失血之后，脉芤数，而夜多盗汗，咽痒，舌苔腻。有木火上刑之象，防增咳呛。

石决明四钱　煅牡蛎四钱　川贝母二钱　元参钱半　炒丹皮钱半　枣仁三钱　镑羚羊钱半　冬桑叶钱半　肥知母钱半　生草四分　地骨皮钱半

咳呛减，而鼻衄盗汗，脉芤。养营为主。

制首乌三钱　秦艽钱半　冬桑叶钱半　茯神三钱　炒白芍钱半　浮小麦三钱　炙鳖甲四钱　地骨皮钱半　生枣仁三钱　炒归身钱半　香青蒿一钱

复诊：童年盗汗，本属营虚，时兼咽痛，本脉象未见弦数。再从清养，以图小效。

秦艽肉钱半　地骨皮钱半　生白芍钱半　西洋参八分　生甘草四分　香青蒿一钱　炙鳖甲四钱　生枣仁三钱　冬桑叶钱半　浮小麦三钱

三诊：童年骨热盗汗，时兼咽痛。阳盛又复阴虚，仍宜清滋，以备调理。

秦艽钱半　地骨皮钱半　生白芍钱半　西洋参一钱　天花粉三钱　冬桑叶钱半　鳖甲五钱　大麦冬二钱　生甘草四分　生枣仁三钱　制首乌三钱　浮小麦三钱

晡热盗汗，脉来芤软，气营两亏，外邪易凑，故兼发咳呛也。治宜和养，参以理肺。

制首乌三钱　生白芍钱半　荆芥钱半　生枣仁三钱　地骨皮钱半　炙桑皮钱半　炙鳖甲四钱　生绵芪钱半　炒归身钱半　秦艽钱半　紫菀（炙）钱半　浮小麦三钱

痛泄已止，脉象浮弦殊甚。想素体阴虚，故多盗汗，宜参养营。

生白芍钱半　秦艽钱半　香附三钱　茯苓三钱　小青皮一钱　炒地骨钱半　生草四分　青蒿钱半　炒麦芽三钱　砂仁末后入四分

多汗足酸，近年更耳鸣，咳呛。肺脾俱伤，肝木化火上升，起于痎疟之后，宜早参补。

生绵芪二钱　党参三钱　炒白芍钱半　川桂枝四分　炒熟地四钱　制首乌三钱　鳖甲四钱　炒归身钱半　炒远志一钱　明天麻钱半　淮山药三钱　山萸肉三钱　煨姜二片　大枣二枚

● 【评析】

汗证可分自汗、盗汗两类。自汗一指发热汗出；一指清醒时不因劳动而常汗出。自汗可因气虚，或阳虚卫表不固所致，亦可因血虚、痰湿等引起。盗汗指睡中出汗，醒来即止，以阴虚内热者多见，亦可因气虚、肝热、湿热、外感热病等所致。本节案例以盗汗为多，多因阴虚内热，肺脾损伤，肝木化火等所致。治疗以养营清热、理脾和肝为主，常用白芍、枣仁、地骨皮、当归、秦艽、黄芪、香附、青皮、生甘草等药。亦用桂枝配芍药以调和营卫，青蒿配鳖甲以滋阴透热，并常合以浮小麦、煅牡蛎以收敛止汗，增强疗效。

骨蒸

● 【原文】

疟疾之后，遇劳即发骨热[1]，兼有痞气。营卫与肝脾并伤，治宜两顾。
秦艽钱半　炒白芍钱半　鳖甲四钱　香附三钱　麦芽三钱　归身钱半　香青蒿一钱　地骨皮钱半　茯苓三钱　炒青皮一钱

脉象芤弦，阴虚骨蒸[2]，近复纳减。宜从阴分清养，难投益气也。
首乌三钱　生白芍钱半　青蒿二钱　茯苓三钱　枳壳一钱　鳖甲四钱　地骨皮钱半　炒麦芽三钱　枣仁三钱　蒌皮钱半

咳血之后，脉数骨热。真阴内亏，木火上刑，娇脏伤矣。将交夏令，恐日形消烁，不可忽也。

冬桑叶钱半　生地四钱　杏仁三钱　瓜蒌皮钱半　川贝母二钱　熟石膏五钱　知母钱半　橘白一钱　炒阿胶钱半　粉丹皮钱半

复诊：骨蒸较减，脉数带芤，阴虚火炽，肺金受刑，肌削而纳不知味，虚怯垂成。前方虽得小效，不足恃也。

中生地四钱　肥知母钱半　杏仁三钱　石决明四钱　橘白一钱　洋参一钱　上清胶二钱　冬桑叶钱半　粉丹皮钱半　瓜蒌皮钱半　川贝母二钱

● 【校注】

［1］骨热：病证名。以低热长期不退为主症，是骨蒸的前驱症状。《普济方》卷三百八十四："阳气偏盛，水不足，脏腑积热，熏灼肌体，盛则消烁骨髓，是为骨热之病，久不已，变成骨蒸。"

［2］骨蒸：病证名。形容其发热自骨髓蒸发而来。又指痨瘵。

● 【评析】

骨蒸，形容其发热自骨髓蒸发而来，总由阴虚内热所致，本节案例即是。究其病由，不离病后失养，肝脾并伤，或病损在肺，证如痨瘵等况，甚则伤及肾阴，阴虚火炽，日形消烁，需尽早治疗，养阴清热是为大法。

消渴

● 【原文】

消渴[1]，脉弦。先从上焦清表，以觇进退。

冬桑叶钱半　中生地八钱　肥知母钱半　炙五味三分　提麦冬一钱　炒怀膝钱半　熟石膏七钱　瓜蒌皮钱半　北沙参钱半　生甘草四分　怀熟地五钱　芦根一两

消渴，骨蒸脉数，阴分大伤，渐至肌削气怯。宜从清养先，得渴热少减为妥。

冬桑叶钱半　中生地六钱　地骨皮钱半　秦艽钱半　知母钱半　光杏仁三钱　熟石膏七钱　瓜蒌皮钱半　炙鳖甲四钱　青蒿二钱　川贝母二钱

● 【校注】

[1] 消渴：病名。泛指症见多饮、多食、多尿的疾病。分上消、中消、下消三种。本证可见于现代所称糖尿病、尿崩证等。又指口渴症。《伤寒论·辨太阳病脉证并治》：“太阳病，发汗后……若脉浮、小便不利、微热、消渴者，五苓散主之。”

● 【评析】

消渴，又称三消证，以口渴欲饮、易饥易嘈、溲多而浑为主症，病机以阳明胃火、阴虚内热为多，治以益气、滋阴、降火为主。本节案例用药有白虎汤、沙参麦冬汤、青蒿鳖甲汤等方法，以清养肺胃，透热止渴。

呕

● 【原文】

阳虚艰运，上则呕酸，下频便泄，脉迟而弦。肝脾失于温和，相火衰而为卑监[1]。属在高年，非扶健不为功。

制附片一钱　姜半夏钱半　炮姜炭五分　煨肉果五分　炒小茴香八分　益智钱半　焦冬术钱半　炙五味三分　煨木香 (后入) 五分　茯苓三钱　福泽泻钱半　炙草四分

复诊：诸恙愈后，惟肝气作痛。照方去肉果、小茴香，加吴茱萸。痉愈后减附子，加高丽参。

肝木犯中，腹痛呕吐频发，纳不运，两脉弦涩。治宜温健，但年逾古稀，恐难奏功。

法半夏钱半　焦冬术钱半　淡干姜四分　炒麦芽三钱　制香附三钱　姜山栀钱半　煨木香 (后入) 五分　炒白芍钱半　小青皮一钱　淡吴萸三钱　茯苓三钱　砂仁末四分

始因咳呛，渐致纳呕。上焦清气受伤，近更寒热，脉象弦数。暂从肝胃和理，以觇进止。

苏子三钱　小朴七分　瓦楞子四钱　法半夏钱半　谷芽四钱　生姜二片　光杏仁三钱　赭石三钱　茯苓三钱　全福花钱半　姜连[2]二分

复诊：纳不运而频作呕泛，兼带酸水，似有气寒互滞之机。昨又发热，脉象弦细。不作寒从热化治也。

法半夏钱半　广藿香钱半　煨肉果五分　茯苓三钱　陈皮一钱　砂仁末四分　制小朴八分　煨木香 (后入) 五分　益智仁一钱　炒谷芽三钱　生姜二片

好饮伤中，咽关不顺，时时作呕，脉象右弦。肺胃失宣利，皆由中伤湿热郁蒸所致。宜从上焦清理，毋早温补。

苏梗一钱　姜皮钱半　福花钱半　瓦楞五钱　紫菀钱半　藿梗一钱　杏仁三钱　枳壳一钱　赭石三钱　半夏钱半　茯苓三钱　竹茹一钱

疟后纳胀易呕，木郁气滞。治宜疏健。

香附三钱　细柴胡六分　法半夏钱半　麦芽三钱　木香 (后入) 五分　冬术钱半　小朴七分　炒白芍钱半　青皮八分　砂仁末 (后入) 四分

嘈胀而兼泛恶，脉弦于右。饮食伤中，肝木来侮，延久恐成反胃[3]。

法半夏钱半　炒白芍钱半　瓦楞子五钱　旋覆花钱半　冬术钱半　砂仁末 (后入) 四分　煨木香 (后入) 五分　益智仁钱半　茯苓三钱　炮姜炭一钱　枳实钱半　大枣二枚

［1］卑监：语出《素问·五常政大论》："卑监之纪，是谓减化。"卑监是低下之意，指五运主岁中，土岁不及。

［2］姜连：连，指黄连。即姜制黄连。

［3］反胃：病名。又称翻胃、胃反。指食下良久吐出，或隔宿吐出者。多因胃伤阳虚所致，亦有因瘀阻所致者。又指噎膈。《丹溪心法》卷三："翻胃即膈噎，膈噎乃翻胃之渐。"

● 【评析】

呕吐多由脾胃失运，胃气上逆所致，中伤则肝木来侮，故何端叔治疗多从和理肝胃入手，常用茯苓、白术、半夏、生姜、瓦楞子、白芍、香附、青皮、旋覆花等药。阳虚者加附子、吴茱萸；夹热者加黄连、山栀。其中用姜颇讲究，生姜配半夏，和胃降逆，是治呕要药；如阳气虚，用干姜，或炮姜；如湿热郁蒸，用姜皮，可辛凉行水。

噎

● 【原文】

腰腹痛而渐至纳噎，三焦气络失宣，脉来弦数不调。年近六旬，恐日形萎顿。暂宜温宣，以图小功。

川桂枝五分　煨木香 (后入) 五分　炒白芍钱半　姜枳实二钱　茯苓三钱　全福花钱半　上安桂八分　制香附三钱　焦冬术钱半　光杏仁三钱　小青皮一钱　煅赭石三钱　瓦楞壳六钱　砂仁末 (后入) 五分

● 【评析】

本案症见纳噎，类似噎膈一证，可见于现代食管癌、贲门癌、贲门痉挛、食管神经官能症等疾病中。从案中看证情较重，多属本虚标实之证，预后不佳，治从温宣，乃权宜之计，故云"以图小功"。

脘痛

● 【原文】

脘腹痛而甚至呕吐，中虚木侮。先宜疏健。

泡吴萸三分　姜枳实一钱　焦冬术钱半　白茯苓三钱　制香附三钱　福泽泻钱半　煨木香 (后入) 五分　益智仁一钱　炒白芍钱半　炮姜炭一钱　炒青皮一钱

脘腹痛胀久发，肌消便艰，脉弦涩而作呕泛。症本肝木犯中，渐致中阳内损，已有反胃之机，及早扶健，兼须旷怀。

熟附片八分　法半夏钱半　白茯苓三钱　瓜蒌仁钱半　炒白芍钱半　煨木香 (后入) 五分　姜枳实一钱　上安桂八分　制香附三钱　煨肉果五分　砂仁末 (后入) 四分　煨姜二片　焦冬术钱半

脘痛甚及遍身，肝气入络之机。属在高年，难以全愈。

煨木香五分　制香附三钱　炒归身钱半　炒青皮一钱　茯苓三钱　砂仁末四分　泡吴萸三分　川芎一钱　法半夏钱半　川桂枝八分　炮姜一钱

复诊：脘痛频仍，入夜目盲。中虚木郁，血不上荣，势颇淹缠。

煨木香 (后入) 五分　炙草四分　炒柴胡五分　炮姜一钱　香附三钱　砂仁末四分　焦冬术钱半　炒归身钱半　炒白芍钱半　益智钱半　茯苓三钱

脘痛嗳酸，中虚艰运，近咳呛多痰，寒邪束肺。治宜表里温宣。

川桂枝四分　法半夏钱半　益智钱半　白杏仁三钱　泡吴萸四分　赭石四钱　炒苏子钱半　广木香 (后入) 五分　淡干姜一钱　焦冬术钱半　全福花 (包) 钱半　西砂仁 (后入) 四分

复诊：脘痛嗳酸，中虚艰运，近兼咳呛多痰，寒邪束肺。前投温宣，痛势稍减，纳谷已增，乳核作胀，腰痛，脉细。血郁最难奏功。

制香附三钱　炒杜仲三钱　炒青皮一钱　炒柴胡五分　瓦楞子五钱　春砂仁三分　炒归身钱半　炒麦芽三钱　光杏仁三钱　川贝母二钱　郁金一钱

稍纳即致脘痛，兼发便泄，似有中寒气滞之机。虽先失血，难偏清化，拟调中理气，得日渐加餐为要。

煨木香五分　煨肉果五分　陈皮钱半　炒苏子三钱　光杏仁三钱　砂仁末四分　法半夏钱半　焦六曲三钱　生草四分　茯苓三钱　炙紫菀钱半

● 【评析】

脘痛即胃脘痛，是指中上腹部剑突下，近心窝处疼痛。又称胃痛、心下痛等。有外感、内伤之分，证有寒热虚实之异。脾虚肝郁是内伤胃脘痛的常见证候，何端叔常用疏肝健脾法治疗，药如白术、茯苓、益智仁、砂仁、香附、柴胡、白芍、甘草等。脾阳虚者，加附子、炮姜、吴茱萸等药；血郁络阻者，加当归、郁金、桂枝、川芎等药；夹有外感者，治取表里温宣，以和理肺胃，表解里通。

运艰

● 【原文】

脉右细，而胃纳时有增减，中虚艰运之故，动则喘急。不从肺肾治，拟补中健运法。

潞党参二钱　法半夏钱半　炮姜炭一钱　炒归身钱半　白茯苓三钱　焦冬术钱半　煨木香(后入)五分　益智仁钱半　炒牛膝钱半　炙甘草四分

中阳内亏，运艰呕泛，起已有年，脉形细涩。舍扶健别无良策。

甜安桂八分　益智仁一钱　煨木香 (后入) 五分　煨肉果五分　炒枳壳钱半　煅赭石三钱　熟附片一钱　淡干姜四分　姜半夏钱半　白茯苓三钱　焦冬术钱半　旋覆花 (包) 钱半　炒枳实钱半　大红枣三枚

● 【评析】

　　运艰一证，实指脾虚不运证，症见纳食减少，食入不化，甚则呕泛。因脾为后天之本，气血生化之源，脾虚失运，则五脏失养，诸证蜂起。然治病当治其本，故何端叔惟以补中健运为法，方以四君子汤、附子理中汤加减出入，以冀脾胃运化得复，则诸恙自平。

痞

● 【原文】

　　中虚木旺，腹痞攻胀，侮脾则泄，犯胃则呕，脉弦细。治宜理中为主，参以和健。

　　焦冬术钱半　制香附三钱　炒枳壳一钱　茯苓三钱　炒白芍钱半　青皮一钱　炮姜炭一钱　姜半夏钱半　煨肉果五分　煨木香（后入）五分　白附片八分　砂仁末（后入）四分

　　头项强痛，脘痞作胀，风乘于外，木郁于内，治宜两顾；但脉来细，中气早伤，倘得小减，宜早培中。

　　桂枝四分　生草四分　法半夏钱半　益智仁钱半　炮姜一钱　砂仁（后入）四分　生白芍钱半　木香（后入）五分　茯苓三钱　香附三钱　防风一钱

　　产后血郁气滞，外则遍身酸痛，内则脘腹痞攻，且呕痰而频，寒热，舌苔白少纳，脉来略见浮弦。暂从肝胃和理，得气机流畅，再商养血，特难速功。

　　桂枝三分　焦冬术钱半　枳实一钱　小青皮一钱　山栀钱半　煨木香（后

入）五分　法半夏钱半　焦白芍钱半　归身钱半　香附三钱　茯苓三钱　炒柴胡四分　阳春砂仁三分　生姜一片

脘次素有痞气，形如芦管，发则纳胀，脉细于右。中虚木郁，健中和肝，自不可缓。

焦冬术钱半　姜枳实一钱　官桂八分　茯苓三钱　麦芽三钱　生草四分　煨木香五分　炒白芍钱半　益智钱半　香附三钱　青皮一钱　砂仁四分

纳减而兼有痞形，时或胸中发热，肝阴与脾气并伤，起将三载，难以速效。

法半夏钱半　山栀钱半　枳实一钱　炙鳖甲四钱　防风钱半　青皮一钱　香附三钱　冬术钱半　白芍钱半　炒远志一钱　首乌三钱　砂仁四分

脘腹痞塞，由乎中阳失展，渐至纳后膨胀，脉右细涩。法宜温中健脾，参以和肝，恐肝乘虚侮土故也。

制附片一钱　焦冬术钱半　麦芽三钱　茯苓三钱　桂枝五分　砂仁末（后入）四分　法半夏钱半　煨木香（后入）五分　炮姜炭一钱　香附三钱　白芍钱半

复诊：痎疟之后，腹有痞形，干咳苔白，溲赤，便则腹攻，脉来弦涩。脾气受伤，不能化湿，肝木乘虚侮土。前投疏健，当无不合，仍守前法，须节饮食。

焦冬术钱半　炒白芍钱半　炮黑姜一钱　泽泻钱半　香附三钱　法半夏钱半　炒柴胡五分　姜枳实一钱　煨木香（后入）五分　茯苓三钱　炒麦芽三钱　炒苏子三钱

脉沉细，而脘痞作胀，形如覆杯[1]，此本痰食夹气凝结而成。温中健脾，脾得气化运行，积滞自消。

煨木香（后入）五分　淡干姜八分　焦冬术钱半　茯苓三钱　煨肉果五分

炒麦芽三钱　法半夏钱半　上安桂一钱　姜枳壳一钱　蓬莪术一钱　生草四分
砂仁（后入）四分

脘背偏右作痛，纳不运，而腰楚便难。素有痞气，病关肝木犯中，但肺本
行令于右，宜和健，参以理肺。

木香（后入）五分　半夏钱半　枳实一钱　香附三钱　炒麦芽三钱　川续
断一钱　炒苏子三钱　焦冬术钱半　吴萸三分　炒白芍钱半　炒青皮一钱　郁
金一钱

● 【校注】

[1]脘痞作胀，形如覆杯：《灵枢·邪气脏腑病形》："肝脉急甚者为恶言；
微急为肥气，在胁下若覆杯。"《难经·五十六难》："脾之积名曰痞气，在胃脘，
覆大如盘……肝病传脾……故留结为积。"此等病证虽病在脾，但与肝气有关。

● 【评析】

痞，又称腹痞，即指腹部的痞满。大凡可包括二类病证，一是以心下痞，
即胃脘部胀满、窒塞感为主症的病证；二是腹部有癖块，属积聚一类。痞气有
形可触者，可见于疟疾后，如称疟母者，或胃中有积滞如覆杯。腹痞总由气机
阻滞引起，有虚实之分，然以虚实夹杂为多。从本节案例看，本证与肝脾关系
密切，如证见中虚木旺、中虚木郁、肝阴与脾气并伤、肝木犯中等。何端叔治
以疏健为大法，常用香附、木香、枳壳（实）、半夏、青皮、砂仁、白术、茯
苓、白芍等药以和理肝脾。中阳虚者加附子、炮姜；肝阴亏者加鳖甲、首乌；
夹热者加山栀；血郁气凝者加桂枝、当归、莪术等药。

腹痛

● 【原文】

腹痛甚而呕吐大作，舌苔白垢，中阳不振，浊阴上干，三焦气化失职；虽

何端叔医案

右脉弦数，而头汗甚多，防有阳微之变。急宜和中，参以和肝胃，速减为佳。

法半夏钱半　煨木香 (后入) 五分　枳实一钱　吴茱萸三分　茯苓三钱　生草四分　淡干姜八分　炒冬术钱半　小朴八分　姜山栀一钱　六曲三钱　香附三钱

复诊：腹痛时有增减，口干引饮，即呕吐，中阳内困，分利维艰；时又寒热如疟，寒则引被，热则烦言，少阳亦有微邪。姑宜和解参疏中法，但左脉已细，中气早伤，防其虚变。

炒柴胡八分　焦冬术钱半　炒麦芽三钱　茯苓三钱　姜山栀钱半　佛手五分　法半夏钱半　制川朴八分　生香附钱半　焦枳实一钱　煨木香 (后入) 五分　生姜二片

三诊：症本阳虚艰运，投扶健而呕吐依然，反胃有根矣。

制附子一钱　高良姜八分　益智仁钱半　木香 (后入) 五分　全福花 (包) 二钱　谷芽三钱　姜半夏钱半　焦冬术钱半　茯苓三钱　瓦楞子五钱　赭石三钱　砂仁末 (后入) 四分

四诊：连投扶健降逆，呕吐依然，脉细较甚。中虚反胃，舍温养别无良策。

熟附片一钱　高良姜八分　归身二钱　桂枝六分　益智钱半　砂仁末四分　法半夏钱半　枸杞子二钱　木香 (后入) 五分　炒白芍钱半　茯苓三钱

五诊：呕吐已减，筋络酸楚殊甚。照前方参以养血。

制附片一钱　炙五味三分　益智仁钱半　归身钱半　茯苓三钱　淡干姜五分　法半夏钱半　桂枝五分　甘枸杞二钱　续断二钱　木香五分　砂仁末 (后入) 四分

六诊：呕吐而溲便均艰，下不通必反乎上。连投温养，少减即增，兼以筋络酸痛，阳损及阴，最难治理。

法半夏钱半　白归身二钱　益智仁钱半　煨木香 (后入) 五分　制附片八分　制香附三钱　桂枝五分　福泽泻钱半　淡苁蓉三钱　茯苓三钱　瓦楞子四钱

嘈胀而兼腹痛，中气失运使然。治宜温煦。

焦冬术钱半　煨木香 (后入) 五分　炮姜炭一钱　肉果五分　归身二钱　大枣二枚　川桂枝八分　炒白芍钱半　益智仁一钱　麦芽三钱　砂仁末 (后入) 四分

腹痛胀而大便不调，脾胃两伤，肝木易于来侮；虽兼寒热，宜从中治。

法半夏钱半　焦冬术钱半　炮姜炭一钱　茯苓三钱　六曲三钱　炒柴胡六分　广木香 (后入) 五分　炒白芍钱半　肉果五分　泽泻钱半　香附三钱　砂仁 (后入) 四分

少腹痞攻作痛，甚则上升及脘，起于产后，血虚木郁。治宜温理。

制香附三钱　炒茴香一钱　泡吴萸三分　茯神三钱　焦白芍钱半　川桂枝八分　炙艾绒八分　炒归身二钱　炒延胡索钱半

腹痛频发，艰于运化，上为呕吐，下为泄泻；脉细涩而纳少畏寒，中阳内损，非全属肝胃不和也。宜扶阳为主，参以和健。

制香附三钱　煨木香 (后入) 五分　上安桂七分　煨肉果五分　法半夏钱半焦冬术钱半　炒白芍钱半　茯苓三钱　炮姜炭一钱　焦六曲钱半　泡吴萸三分

复诊：脉右细，而气怯腹痛，中虚气滞居多，但左三部较为浮弦，降分早形不足，难偏温养。再从气阴平补，得精力渐旺为佳。

潞党参三钱　煨木香 (后入) 五分　炒枣仁三钱　炒丹皮钱半　制首乌三钱炒归身钱半　炙甘草四分　炒远志一钱　炒白芍钱半　陈陈皮一钱　茯苓三钱砂仁末 (后入) 四分

腹痛频，而昨兼作厥，痛则气结不通，阳微即阴盛之机，年逾古稀，扶阳自不可缓；但舌白微黄，脉象弦，痛甚上升及脘，必兼恶心，肝木犯中，中虚益复失运，酸腐之气不除，胃中宿滞随食随停。必得中土复健运之职，既不至微阳就衰，亦不畏厥阴来侮，际此痛缓之时，宜健中为主，参以和肝。拟方候高明正之。

生于术钱半　法半夏钱半　炒麦芽三钱　香附炭三钱　茯苓三钱　益智仁钱半　煨木香 (后入) 五分　泡吴萸三分　川桂木八分　砂仁末四分

● 【评析】

　　腹痛包括胃脘、脐腹、少腹等部位的疼痛。腹痛有外感、内伤之分，有虚证、实证之别，大凡久痛喜按者为虚，暴痛拒按者为实。本节案例多属内伤疾病，证如中阳不振，浊阴上干，故伴呕吐；脾虚，肝木犯中，气结不通，故伴肢厥；产后血虚木郁，故少腹瘕攻作痛等。治疗以健中温理为主，参以和肝，药如白术、茯苓、木香、吴茱萸、香附、白芍、附子、炮姜等。如久痛，血虚木郁者，则加当归、桂枝等活血通络之品。

呕血、便血

● 【原文】

　　脘背作痛之后，咯[1]血鲜紫，肝胃之络并伤；近尚痛势未止，脉象右弦。宜和肝理胃，参以宣络。

　　煨木香 (后入) 五分　新绛屑一钱　制香附二钱　法夏钱半　炒归尾钱半　砂仁末 (后入) 四分　全福花钱半　川郁金八分　老苏梗一钱　杏仁三钱　丹皮钱半　泡吴萸二分

　　咯血唇红，阳明夹热。宜清热，参养胃阴。

　　川石斛三钱　旱莲草钱半　肥知母钱半　枳壳一钱　光杏仁三钱　润元参三钱　炒丹皮钱半　剖麦冬二钱　蒌皮钱半　鳖甲四钱

　　阳明络热，逼血妄行，而呕多红紫，脉来弦数，略见喘急。气升即是火升，宜凉血化热，参以降气。

　　鲜生地六钱　川贝母二钱　桑白皮钱半　光杏仁三钱　肥知母二钱　煅赭

石三钱　粉丹皮钱半　炒枳壳一钱　瓜蒌皮钱半　瓦楞子六钱　全福花 (包) 钱半　参三七 (磨, 冲) 二分　盆秋石 (研, 冲) 二分

复诊：失血未止，脉来浮数渐和。本属阳明络热，际此肺气平顺，宜从肺胃治理。

石决明六钱　川石斛三钱　桑皮钱半　炒丹皮钱半　知母钱半　苏子三钱　鲜生地四钱　光杏仁三钱　炙紫菀钱半　蒌皮钱半　瓦楞六钱　旱莲草钱半

劳伤失血，多嗳络酸。暂从肝胃肺三经调理。

制香附三钱　炒枳壳一钱　炒归身钱半　旋覆花钱半　远志一钱　煨姜二片　炒苏子三钱　秦艽钱半　木香 (后入) 五分　赭石三钱　炒山栀钱半　大红枣 (炒) 二枚

阳虚络瘀，狂溢之后中气益伤，继以便泄，脘腹痛甚，脉细数而神形削瘦。急宜和养，冀得脾运如常方妥。

制附片一钱　木香 (后入) 五分　肉果五分　炮姜六分　法半夏钱半　炒归身钱半　焦冬术钱半　五味三分　茯苓三钱　炒白芍钱半　炙艾绒八分　砂仁末 (后入) 四分

阴阳之络并伤，失血而兼血痢。投以清化，虽已均止，而形萎脉细，真元大伤，宜参补益。

西党参二钱　粉甘草四分　白芍钱半　茯苓三钱　陈皮一钱　冬术钱半　当归身二钱　黄芩钱半　麦冬二钱　麦芽三钱

复诊：吐泻瘀血之后，渐致跗肿腹膨，脾胃阳虚，属在高年，难以充复。

川桂枝六分　焦冬术钱半　香附三钱　茯苓三钱　木香 (后入) 五分　炒白芍钱半　炮姜炭一钱　附片六分　泽泻钱半　法半夏钱半

头痛之发，由于木火内蒸，兼曾失血，阴虚络热所致；腹微膨，而大便时复不调者，气为湿滞也；脉微弦来数。宜从肝肺清润，参以渗利。

炙鳖甲四钱　冬桑叶钱半　茯苓三钱　川贝二钱　生蛤壳四钱　六一散_(包)三钱　粉丹皮钱半　淡昆布三钱　泽泻钱半　杏仁三钱　镑羚羊钱半

如腹痛去羚羊，加木香。

病后中阳内损，血瘀上逆，脘腹痛而脉弦微数。已有气伤及阴之机，久防虚逆。

法半夏钱半　冬术钱半　炮姜八分　全福花钱半　瓦楞子五钱　益智仁钱半　木香_(后入)五分　炒白芍钱半　煅赭石三钱　枳实一钱　制香附三钱　砂仁_(后入)四分　大枣二枚

嗳泛清涎，时带瘀血，上焦清气受伤，但兼遗泄者，木郁大化之见端也。宜温胃疏肝。

法半夏钱半　焦冬术钱半　姜山栀钱半　瓦楞子四钱　赭石三钱　归尾钱半　益智仁钱半　制香附三钱　生白芍钱半　全福花_(包)钱半　木香_(后入)五分　青皮一钱　砂仁_(后入)五分　生姜二片　大枣二枚

失血后兼以血痢，阴阳之络俱伤。暂从清化，以觇进退。

生白芍钱半　炒黄芩钱半　山查炭三钱　茯苓三钱　甘草四分　粉丹皮钱半　焦神曲三钱　光杏仁三钱　炒柴胡五分　秦艽钱半

便血之后，心虚时宕。心为生血之源，便血多而不能自养。宜从心脾主治。

生绵芪二钱　炒枣仁三钱　甜新会一钱　辰茯神三钱　炒远志一钱　制于术钱半　炒归身二钱　潞党参二钱　炒白芍钱半

丸方：服数剂，照方分两加十倍，再加后药作丸服。

沉香炒熟地三两　怀山药二两　煨木香一两五钱　龙眼肉三十枚　朱砂拌麦冬一两五钱　山萸肉二两　炮姜炭五钱　红皮枣二十枚

[1] 咯（kǎ）血：咯，呕；吐。此指呕血，血从食管里出来。

● 【评析】

本节呕血病证多为上消化道出血，但亦有少数虽无咳呛，因方有治肺药，可能为呼吸系统之出血。呕血多责之于阳明络伤，或肝胃之络并伤，究其病因，主要有阳明络热、阴虚络热、阳虚络瘀等。治疗以和肝理胃、宣络为主，药如香附、木香、砂仁、瓦楞子、丹皮、当归、三七等。夹热者，加知母、黄芩、山栀等药；阴虚者，加麦冬、石斛、生地、白芍等药；阳虚者，加附子、炮姜、桂枝、益智仁等药。便血亦分虚实，实者治从清化；虚者治以健脾益气为主。

二便难

● 【原文】

病后营阴内亏，溲便均艰，脉左沉弱如无，兼发盗汗。暂宜养营，兼利三焦。

秦艽钱半　炒白芍钱半　茯苓三钱　柏仁三钱　怀牛膝钱半　浮小麦三钱　白归身三钱　细桂枝四分　泽泻钱半　猪苓三钱　生枣仁三钱

复诊：溲便渐利，脉仍细弱。气阴两亏，再宜两顾。

生绵芪二钱　秦艽肉钱半　炒白芍钱半　茯苓三钱　生枣仁三钱　泽泻钱半　何首乌三钱　白归身二钱　怀山药三钱　山萸肉二钱　炒怀膝钱半

● 【评析】

大便、小便均艰涩难下，临证有虚实之分。实者治宜疏通为法；虚者治当养营增液为主，兼以通利三焦。本证属病后体亏，气化失司，先治以通利为主，以复三焦气化功能，继则益气养阴，以固效应。

腹胀

● 【原文】

症本阳虚，脾土失运，肝木不调，乘虚侮土，腹胀气攻，便泄，脉细涩。拟温补中、下二焦，作丸调理。

熟附子八钱　怀山药三两　茯苓三两　湖丹皮一两五钱　焦冬术一两五钱　大熟地四两　安桂心四钱　煨木香五钱　法半夏一两五钱　制香附三两　炙五味三钱　山萸肉二两　建泽泻一两五钱　煨肉果五钱　炒青皮一两

上为末，再以砂仁三钱煎汤泛丸。

腹胀，而近更咳痰稠粘，肺脾两伤，脉来细软，纳减肌削。属在高年，命肾自必卑损，喘满可虞矣。

熟附子八分　沉香炒熟地四钱　山萸肉钱半　福泽泻钱半　大腹绒钱半　砂仁末（后入）五分　安桂心三分　怀山药三钱　白茯苓三钱　焦冬术钱半　香附炭三钱　炒怀膝钱半

便血之后，腹膨胀而泄泻，肌瘦。脾气大伤，不能为胃行其津液，故口渴也。宜健脾调中主之。

焦冬术钱半　炙五味三分　煨肉果五分　白茯苓三钱　大腹绒二钱　煨木香（后入）五分　炮姜八分　焦神曲二钱　泽泻钱半　炒白芍钱半　炙艾绒八分　缩砂仁（后入）四分　大枣二枚

便泄而腹胀日增者，脾虚肝木来乘之候也；脉沉面浮，势将浊阴上逆，而成肿满。

制香附三钱　姜枳壳一钱　炒白芍钱半　白茯苓三钱　青皮一钱　六曲钱半　焦冬术钱半　炮姜一钱　川桂枝四分　泽泻钱半　木香（后入）五分　艾绒八分　砂仁（后入）四分

复诊：腹膨十减其七，脉不数而自觉内热，纳谷骤少。气机未利，热因虚

　　　　　　　　　　　　　　　何氏四家医案校评

作。宜清利为主。

香附炭三钱　炒白芍钱半　姜枳壳一钱　炒麦芽三钱　光杏仁三钱　桑白皮钱半　焦冬术钱半　姜山栀钱半　白茯苓三钱　炒苏子三钱　紫菀钱半　砂仁末（后入）四分

产后腹胀，时或耳听失聪，肝脾内伤所致。宜疏肝理气，参以和中。

香附炭三钱　姜枳实一钱　炒麦芽三钱　煨木香（后入）五分　大腹皮钱半　生甘草四分　焦冬术钱半　茯苓三钱　炒白芍钱半　炒山栀钱半　炒川楝子钱半　砂仁末（后入）四分

喘胀属肺脾失利，久防寒水上逆，而延肿满。

桂枝六分　焦枳壳一钱　光杏仁三钱　煅赭石三钱　茯苓三钱　煨木香（后入）五分　葶苈一钱　炒苏子三钱　旋覆花（包）钱半　大腹皮钱半　炒麦芽三钱　砂仁末（后入）四分

腹胀，经停已将匝月[1]，脉细，而素有痞气。脾虚木郁者多，治宜疏健。

制香附三钱　姜枳壳一钱　炒归身钱半　小青皮一钱　川郁金一钱　焦冬术钱半　川芎一钱　上安桂八分　炙艾绒八分　麦芽三钱　茯苓三钱　砂仁（后入）四分　泽泻钱半 复诊：木郁火化之质，腹不和而气攻作胀，时及四肢，脉细涩无力。拟健脾和肝，参以宣络。

焦冬术钱半　炒归尾钱半　制香附三钱　茯苓三钱　炒白芍钱半　煨木香（后入）五分　川芎一钱　明没药四分　炙艾绒八分　炒山栀钱半

纳胀多泄，脾气濡滞，运化维艰，不仅肝木侮中为患也。先宜健脾，理气和肝。

焦冬术钱半　制香附三钱　姜枳壳一钱　炮姜炭一钱　陈皮钱半　煨木香（后入）五分　炒麦芽三钱　炒白芍钱半　茯苓三钱　法半夏钱半　砂仁（后入）四分

腹坚胀而脉细无力，病因久痢，脾阳大困，寒热不化，喘满之机也。急宜和健。

制附子八分　炮姜一钱　木香（后入）五分　六曲三钱　艾绒八分　官桂六分　冬术钱半　法半夏钱半　白芍钱半　茯苓三钱　麦芽三钱　砂仁（后入）四分

形寒喘胀，肝脾失于温养，寒湿为之阻气；脉象右见浮弦，急宜温降，否恐延鼓[2]。

川桂枝八分　焦冬术钱半　茯苓三钱　泽泻钱半　炒麦芽三钱　炒苏子三钱　上安桂八分　炮姜炭一钱　猪苓三钱　制香附三钱　煨木香（后入）五分　甜葶苈一钱　砂仁（后入）四分

腹膨胀而舌红裂，神形俱失，肺肾并亏，虚膨根深，脉象反见浮弦大，所谓大虚有盛候也。拟塞因塞用法。

沉香炒熟地四钱　制附子一钱　姜枳实一钱　茯苓三钱　白芍钱半　香附炭三钱　焦冬术钱半　上安桂八分　炒牛膝钱半　泽泻钱半　麦芽三钱　炒车前（包）三钱

腹左坚胀，时发寒热。少阳与厥阴相为表里，治宜兼顾。

炒柴胡四分　制香附三钱　炒枳实一钱　青皮一钱　蒌皮钱半　生姜二片炒白芍钱半　焦冬术钱半　炒麦芽三钱　赤苓三钱　荆芥一钱

● 【校注】

[1] 匝（zā）月：满一个月。

[2] 鼓：指鼓胀。又称单腹胀。腹皮绷急如鼓，中满膨胀疾患的统称。《灵枢·水胀》："腹胀身皆大，大与肤胀等也。色苍黄，腹筋起，此其候也。"又指气胀，《医碥》卷三："气胀又名鼓胀，此其外虽坚满，中空无物，有似

鼓也。"

● 【评析】

本节腹胀病证，轻者仅表现为腹胀气攻，甚者腹膨、喘满，似属鼓胀，或为鼓胀前期。其伴有症主要有泄泻、便血、痞气、咳嗽、痰喘等。其证有属脾虚肝郁、肺脾两伤、肝脾内伤、肺肾并亏等，证候多为虚实夹杂。其治疗，何端叔擅用疏健法，以健脾调中为主，参以温通化饮，所用方药中可见有苓桂术甘汤、五苓散、肾气丸等意，并合以香附、木香、砂仁、白芍、麦芽等理气和肝药，以达消胀除满之功。有肺气不利者，则加杏仁、葶苈子、苏子等药。可见腹胀不仅与消化系疾病相关，与呼吸系疾病亦有关。

鼓胀

● 【原文】

肿胀腹膨，始本肺金失降，渐至肾虚寒水上逆；脉来沉弦带数，水肿已成，姑先温利。

桂枝六分　炒苏子三钱　怀膝钱半　泽泻钱半　猪苓三钱　炒枳壳一钱　葶苈一钱　光杏仁三钱　槟榔一钱　茯苓三钱　川椒目四分　冬瓜皮三钱

腹胀肌削。脾土大伤，已成膨候，药力难恃。

附片八分　炒枳壳钱半　炒白芍钱半　茯苓三钱　艾绒八分　砂仁末 (后入) 四分　冬术钱半　香附炭三钱　炮姜炭一钱　泽泻钱半　神曲三钱

复诊：便泄已减，脘胀不能多纳，中虚艰运，脉来弦细。再宜扶土培中，腹坚得减为佳。

煨木香 (后入) 五分　姜枳壳一钱　煨肉果五分　泽泻钱半　炒白芍钱半　砂仁末 (后入) 四分　焦冬术钱半　炮黑姜一钱　白茯苓三钱　香附三钱　炒麦芽三钱　大枣二枚

三诊：脉细肌削，脾气虚损之故，纳胀便泄，先曾失血。虽属气伤及阴，而急者自宜先之，从肝脾和健，冀得稍稍加餐，再商温养。

香附子三钱　冬白术钱半　白茯苓三钱　艾绒八分　炒青皮钱半　砂仁末 (后入) 四分　炒白芍钱半　炮姜炭一钱　泽泻钱半　炒麦芽三钱　煨肉果四分　红枣二枚

四诊：腹膨便泄，脾虚不能健运。不节饮食，难免反覆。

焦冬术钱半　炮姜八分　神曲二钱　泽泻钱半　炒麦芽三钱　砂仁末 (后入) 四分　煨木香 (后入) 五分　肉果四分　茯苓三钱　大腹皮钱半　炒青皮钱半　大枣二枚

寒热久发，渐至腹膨。营卫先伤，肝脾继损，势将肿满，不可忽也。

川桂枝四分　制香附三钱　焦枳实一钱　泽泻钱半　焦麦芽三钱　炒归身三钱　炒白芍钱半　焦冬术钱半　茯苓三钱　炒柴胡　独活钱半　砂仁末 (后入) 四分

腹膨而近发寒热。肝脾内损，热因虚作，非全属外感暑热也，恐日形削瘦，而延肿满。

制香附三钱　炒柴胡　炒白芍钱半　广藿梗一钱　茯苓三钱　砂仁末 (后入) 四分　炒山栀钱半　六一散 (包) 三钱　炒麦芽三钱　炒枳壳一钱　泽泻钱半

复诊：营虚木郁之质，复多潮热，近更腹胀纳减，脉来细弦。治宜疏肝为主，参以和营。

制香附三钱　法半夏钱半　炒青皮一钱　炒白芍钱半　茯苓三钱　泡吴萸二分　姜山栀钱半　煨木香 (后入) 五分　秦艽钱半　煨肉果五分　生甘草四分

三诊：胀减而纳仍未增，肝木已平，脾气尚困。再宜健脾，参以和营，以质阴虚，复多潮热故也。

焦冬术钱半　香附炭三钱　炒白芍钱半　广藿梗一钱　姜枳实一钱　姜山栀钱半　茯苓三钱　瓜蒌皮钱半　煨木香 (后入) 五分　焦谷芽三钱　生甘草四分　砂仁 (后入) 四分

症本脾伤延鼓，投扶法，减不足言。防其喘逆，不可忽也。

制香附三钱　姜枳壳一钱　麦芽三钱　炮姜炭一钱　六曲三钱　泽泻钱半　焦冬术钱半　炒白芍钱半　附子八分　炒苏子三钱　茯苓三钱　木香五分　砂仁 (后入) 四分

复诊：劳伤延鼓，肌肉去而腹胀便泄，脉弦无情。肝木乘土，药力难恃。

制香附三钱　焦冬术钱半　煨木香 (后入) 五分　炒白芍钱半　炮黑姜一钱　炙五味三分　炙艾绒八分　煨肉果五分　焦六曲三钱　茯苓三钱　泽泻钱半　砂仁 (后入) 四分

三诊：肿胀不减，虽纳谷较增，而脉来弦细。阳虚湿胜，鼓证之根难脱矣。

川桂枝七分　制附片八分　炮姜炭一钱　茯苓三钱　炒枸杞钱半　炒麦芽三钱　制香附三钱　焦冬术钱半　炒白芍钱半　泽泻钱半　大腹皮钱半

腹膨胀而便不调，肌削脉细。脾阳内困，木郁侮中，已成鼓候，先拟温健，以觇进退。

制香附三钱　焦冬术钱半　炒麦芽三钱　泽泻钱半　炒白芍钱半　茯苓三钱　泡吴萸三分　姜枳壳一钱　炮姜炭一钱　砂仁末 (后入) 四分　炒青皮一钱

腹胀而近兼气急，中阳内损，湿浊上干；脉象沉弦，左部较大。暂宜温中泄浊，但已成鼓，恐药力难恃。

焦冬术钱半　炮姜炭一钱　炒麦芽三钱　茯苓三钱　炒苏子三钱　大腹皮钱半　煨木香 (后入) 五分　法半夏钱半　炒青皮钱半　泽泻钱半　炙艾绒八分　砂仁末 (后入) 四分

时邪之后，气阴两伤，腹膨脉细，肌肤灼热。势将喘逆，药力难恃。

中生地四钱　大腹皮钱半　泽泻钱半　生白芍钱半　丹皮钱半　砂仁末 (后入) 四分　炒枳壳一钱　茯苓三钱　通草五分　怀牛膝钱半　瓜蒌仁二钱　冬瓜

皮三钱

● 【评析】

　　鼓，即鼓胀，又称单腹胀。以腹部膨胀、皮色苍黄、脉络暴露为特征，多由饮酒过多、饮食不节、情志所伤、血吸虫感染等因素所致，现今肝硬化、腹腔内肿瘤、结核性腹膜炎等形成的腹水，都属鼓胀病证。从本节案例阐述看，其病机多为脾土大伤、肝木乘土，阳虚湿胜，气阴两伤等。治疗以温利为主，用方虽有五苓散、真武汤之意，但和理肝脾之法不可或缺，此乃何端叔的诊疗特色。

水肿

● 【原文】

　　肿由足部上及于头面，风水相搏之机，胸闷纳减，肺金亦已失利。治宜降肺利水，但须慎风，否恐日后反复。

　　葶苈子一钱　青防风钱半　炒苏子三钱　炒怀膝钱半　泽泻钱半　炙艾绒八分　川桂枝七分　炒枳壳一钱　光杏仁三钱　茯苓三钱　冬瓜皮三钱

　　肿喘日增，寒水上逆。姑先温理，以觇进止。

　　川桂枝一钱　葶苈一钱　白茯苓三钱　炙艾绒一钱　杏仁三钱　川椒目四分　川朴一钱　半夏钱半　炒枳壳一钱　炒苏子三钱　大腹皮钱半　冬瓜皮三钱　老姜二片

　　复诊：形寒脉细，便艰跗肿，表里阳虚。近天寒地冻之时，非温不可，仍从前方加减。

　　附片五分　白芍钱半　炒松熟地四钱　归身钱半　茯苓三钱　怀膝钱半冬术钱半　桂枝五分　淡肉苁蓉三钱　黑姜一钱　木香五分　砂仁 (后入) 四分·大枣二枚

三诊：纳呕而兼肿喘，清阳失位，寒水上逆。治宜和中利水。

附片一钱　冬术钱半　小朴八分　六曲钱半　木香(后入)五分　冬瓜皮三钱　半夏钱半　茯苓三钱　桂枝六分　怀膝钱半　艾绒八分　川椒目四分　泽泻钱半

喘肿腹高便泄，本属脾肾肺并伤，延成肿满之候。先宜降肺利水，以觇进退。

葶苈一钱　杏仁三钱　沉香炒熟地六钱　茯苓三钱　桂枝八分　大腹皮钱半　炒苏子三钱　丹皮钱半　炒怀牛膝钱半　泽泻钱半　艾绒八分　砂仁末(后入)四分

腹胀跗肿，脉来弦细。脾虚寒湿内滞，久延喘满，不可忽也。

川桂枝二分　炒麦芽三钱　炮姜炭一钱　泽泻钱半　小青皮一钱　炒白芍钱半　制香附三钱　茯苓三钱　艾绒八分

复诊：便泄而肿胀不减，本属脾虚延鼓，连投温健，减不足言；脉反右弦，恐肝木乘土。宜照前方加峻。

制香附三钱　炒枳壳一钱　炮姜炭一钱　茯苓三钱　大腹皮钱半　冬瓜皮三钱　焦冬术钱半　木香(后入)五分　炒麦芽三钱　泽泻钱半　六曲钱半　炙艾绒八分　砂仁末(后入)四分

肿胀便泄带血，脾土大伤，防乘水位，而延腹满。

香附三钱　枳壳一钱　炒白芍钱半　六曲钱半　木香(后入)五分　砂仁末(后入)四分　冬术钱半　桂枝四分　炮姜炭一钱　山查钱半　茯苓三钱　泽泻钱半

复诊：腹胀已减，脉弦不调，脾虚木旺，腹满之机尚未脱也，勿以前方小效忽之。

制香附三钱　煨木香五分　川桂枝四分　炙五味三分　炮姜八分　泽泻钱半　焦冬术钱半　炒枳实一钱　炒白芍钱半　焦六曲钱半　茯苓三钱　肉果五分　砂仁(后入)四分　大枣二枚

三诊：肿胀便泄，已延水肿。拟温利法，得减为妥。

防风钱半　焦冬术钱半　泽泻钱半　猪苓三钱　川椒目四分　车前子（包）三钱　桂枝八分　茯苓三钱　艾绒八分　炒怀膝钱半　胡芦巴一钱　冬瓜皮三钱

痔漏久发，继以肿胀。阴伤及气，防其喘逆。

炒熟地四钱　焦冬术钱半　茯苓三钱　五味三分　神曲钱半　大腹皮钱半炒怀膝钱半　炒白芍钱半　泽泻钱半　炮姜八分　香附三钱　冬瓜皮三钱　胡桃肉一枚

素患腹痛，近更跗肿，时兼鼻衄，脾气久损，脾阴复伤；脉来两手均见弦涩，肿满之根难脱矣。

制香附三钱　炒枳实一钱　煨木香（后入）五分　炒青皮一钱　炮姜八分泽泻钱半　制冬术钱半　炒麦芽三钱　广郁金一钱　炒白芍钱半　茯苓三钱艾绒八分　冬瓜皮三钱　砂仁末（后入）四分

经停而发肿胀，血郁者多。宜从血分疏利。

川桂枝八分　川芎八分　炒怀膝钱半　焦冬术钱半　炒白芍钱半　泽泻钱半　上安桂八分　归身三钱　制香附三钱　炒熟地四钱　茯苓三钱　艾绒八分

寒热之后，腹微膨而肾囊[1]作肿，脉来细数。热邪虽化，气为湿阻，宜清理，参以渗湿主之。

炒黄芩钱半　焦冬术钱半　赤茯苓三钱　猪苓三钱　炒苡仁三钱　冬瓜皮三钱　炒枳壳一钱　大麦芽三钱　建泽泻钱半　炒怀膝二钱　胡芦巴一钱

始起便泄艰运，渐至肿胀日增，舌光而脉形细涩。脾阳先损，肾阴继亏，及早两顾。

制附片一钱　炙五味三分　焦冬术钱半　白茯苓三钱　炒白芍钱半　桂枝

七分　炒熟地四钱　炮姜炭八分　煨肉果五分　建泽泻钱半　炙艾绒八分　冬瓜皮三钱　胡芦巴一钱　复诊：腹高如釜，便泄而胀不减者，属逆。前因舌色光红，投以脾肾两顾，毫不见减，喘逆可虞矣。

沉香炒熟地四钱　桂枝八分　木香(后入)五分　茯苓三钱　艾绒八分　砂仁末(后入)四分　炒怀牛膝钱半　冬术钱半　炒麦芽三钱　泽泻钱半　大腹皮钱半　冬瓜皮三钱

咳喘甚至肿逆，肺失降令，水邪上升，脉象阳浮阴急。宜温利，否恐延成水肿。

川桂枝八分　杏仁三钱　冬术钱半　茯苓三钱　泽泻钱半　大腹绒钱半炒苏子三钱　北细辛四分　小朴八分　猪苓三钱　炮姜一钱　上安桂七分　冬瓜皮三钱　椒目四分

● 【校注】

[1]肾囊：指阴囊。

● 【评析】

肿，指水肿，或肿胀，指体内水湿停留，面目、四肢、胸腹甚至全身浮肿的疾患。其成因与肺、脾、肾三脏病变关系密切，其中脾虚失运尤为主要。从本节案例看，有水肿伴有喘，多责之于肺气失利，脾失温运，或肺、脾、肾并伤；有水肿伴有腹胀、腹满，此乃脾虚失运，湿浊内滞，或夹有肝旺、肾亏、阴伤、血郁等病况。治疗重在健脾助运，五苓散法为基本，桂枝、茯苓、泽泻为常用，或必用之药。肺金失利者，加葶苈子、杏仁、苏子、细辛等药；肝郁、肝旺者加香附、青皮、白芍等药；肾阴亏者加熟地黄、五味子；阳虚者加附子；血郁者合以四物汤同用。此外，亦常选用大腹皮、冬瓜皮、胡芦巴、川椒目、炮姜等药以温利水气。本病证可见于心源性水肿，肝病性水肿，肾病性水肿，以及营养不良性水肿等疾病。

郁

● 【原文】

症本木郁，兼感时邪，刻虽已减，而多纳仍胀，夜热未除，脉象弦细。此非外感，乃因木郁生火所致。拟逍遥散加味。

炒柴胡六分　木香(后入)五分　冬术钱半　炒白芍钱半　炒山栀钱半　炒归尾钱半　茯苓三钱　麦芽三钱　香附三钱　生草四分

● 【评析】

郁，指郁证。一般认为有六种郁证，即气郁、湿郁、痰郁、热郁、血郁、食郁。本节所说木郁，当属气郁，因肝气郁结，郁而化火所致，治取逍遥散加山栀、木香、香附等药以疏肝理气，清热泻火。

痰核

● 【原文】

肝阴血烁，郁火上升，鼻衄而颈结痰核[1]；脉虽未数，究宜清养肝阴，参化风痰法。

镑羚羊钱半　生鳖甲四钱　昆布三钱　川贝母二钱　光杏仁三钱　夏枯草冬桑叶钱半　粉丹皮钱半　生蛤壳四钱　蒌皮钱半　生甘草四分

阴虚木火蒸痰，乳有坚癖，颈有痰核。病皆内因，宜滋养，参咸以软坚法。

大生地五两　天门冬二两　麦冬二两　石决明四两　花粉一两五钱　丹皮一两五钱　制首乌三两　鳖甲四两　昆布二两　瓦楞子五两　知母一两五钱　杏仁三两

上味浓煎去渣，以上药汁再加清阿胶二两收膏。

[1]痰核：病名。即瘰疬。又指体表的局限性包块，皮内生核，推之可移，多发于颈项、下颏、四肢及背部。多为湿痰流聚而成。

● 【评析】

痰核病以颈项结疬为多，明《慎斋遗书》卷九："痰核，即瘰疬也，少阳经郁火所结。"小的为瘰，大的为疬。病由多责之于痰湿凝滞，肝郁火炎，病久则正虚脏衰。何端叔治疗以清养肝阴，软坚化痰为主，药以鳖甲、昆布、丹皮为主，阴虚甚者加生地黄、麦冬、制首乌等药；肝火旺者加羚羊角、石决明、桑叶等药。本证可见于淋巴结结核、慢性淋巴结炎等疾患。

痉厥

● 【原文】

痉厥频发，肌削喘急，脉象浮芤，肝肾两损，虚风上扰，非痰厥也；近更右臂络痿，气血不能荣养四肢。症关虚损，舍补无策。

生西芪三钱　沉香炒熟地六钱　炒白芍钱半　炒怀膝钱半　大秦艽钱半湖丹皮钱半　炒归身二钱　川桂枝四分　炒远志一钱　山萸肉二钱　怀山药三钱　胡桃肉一枚

连厥[1]二日，颇觉身痛，厥阴为风木之脏，外风引动内风；脉右浮滑而左短涩，拟和肝解肌法。

川芎钱半　炒白芍钱半　青防风一钱　西羌活钱半　生草四分　嫩钩钩三钱　桂枝五分　炒归身二钱　绵独活钱半　炒远志一钱　光杏仁三钱　生姜一片　大枣二枚

厥阴为风木之脏，魂之所依，风从内生，魂不自安，扰动心神，如有神灵依附，言无伦次，时发时醒时厥，脉象相反沉弦，兼带浮数。拟从心肝两脏振摄，参以养血泄风。

青龙齿四钱　炒白芍钱半　远志肉一钱　茯苓三钱　秦艽钱半　枣仁三钱　石菖蒲钱半　川桂枝一钱　川芎一钱　蒌皮钱半　归身二钱　降香五分

始本木郁化火，渐致阻窒肺气，清肃失司，脘胁痛厥，咳呛鼻衄，以次叠作，幸脉象弦数未甚，肾水不至大伤。宜从肝肺发泄。

生香附钱半　炒柴胡五分　炒苏子三钱　福花 (包) 钱半　郁金八分　炒山栀钱半　前胡一钱　白杏仁三钱　赭石三钱　木香 (后入) 五分　生白芍钱半　丹皮钱半　砂仁 (后入) 四分

腹痛终未能止，致痉厥，纳便均欠，肝木失于条达，侮中则痛，化火则厥；脉右弦而舌苔黄腻，中土湿热未清。宜和肝健脾，兼清湿热。

制香附三钱　炒白芍钱半　焦冬术钱半　炒蒌皮钱半　煨木香 (后入) 五分　炒归尾钱半　法半夏钱半　焦枳壳二钱　茯苓三钱　制首乌三钱　左秦艽钱半

● 【校注】

[1] 厥：又称厥证。此指突然昏倒，不省人事，但大多能逐渐苏醒的一类病证。《素问·厥论》有以六经形证立名的巨阳、阳明、少阳、太阴、少阴、厥阴之厥等。又指四肢寒冷，即厥逆。

● 【评析】

痉厥是指肢体抽搐，神志不清的表现，可见于多种疾病中。有外感、内伤之别，虚证、实证之分，临证多有夹杂。从本节案例看，有外风引动内风之内外合邪而发；有肝肾两虚，因虚风内扰而作；有肝郁化火，因实火煽动而成等多种病况。治疗亦因证而异，外风当解肌祛风，药如防风、羌活、桂枝、白芍、生姜等药；内风因虚而生者，治宜滋肝补肾，或养血泄风，可用六味地黄丸加减；内风属实者，治宜和肝发泄，药如香附、白芍、柴胡、郁金、山栀、当归、丹皮、秦艽等。

痫

● 【原文】

痫厥频发，肝虚化风所致。势最淹缠。

制首乌三钱　炒远志一钱　石菖蒲钱半　秦艽钱半　生枣仁三钱　炒柴胡五分　明天麻钱半　炒归身钱半　茯神三钱　料豆衣钱半

● 【评析】

痫证是一种发作性神志异常的病患，又称癫痫、痫厥。症见精神恍惚，甚则突然昏仆，口吐涎沫，四肢抽搐，口中如作猪羊叫声，移时苏醒。其成因有七情失调，先天所得，脏腑病变等，且多见气郁、痰火等实证。本节案例属虚实夹杂证，乃肝阴亏而化风夹痰所致，病较复杂，故云"势最淹缠"，治当养肝息风，化痰止痫。

腰酸痛

● 【原文】

心怯腰楚，脉涩。肝肾两亏，先从血分补养。

炒归身二钱　炒熟地四钱　山萸肉二钱　炒远志一钱　炒枣仁三钱　麦冬二钱　炒白芍钱半　怀山药三钱　茯苓三钱　炒杜仲二钱　桂枝四分　菟丝子三钱

脘胀胁楚，甚于腰部，木郁气滞者多；但脉象浮弦不调，兼咳呛，仍从肝肺疏利。

炒苏子三钱　煨木香五分　炒川柏一钱　香附三钱　川贝母二钱　明乳香四分　白杏仁三钱　炒归尾钱半　炒杜仲三钱　青皮一钱　川郁金一钱

腰痛脊损，督带并伤。宜峻补肝肾，以奇脉隶于肝肾故也。

大熟地四钱　炒白芍钱半　炒杜仲三钱　鹿角霜三钱　茯苓三钱　川芎一钱　炒归身钱半　桂枝五分　川续断二钱　盐水炒菟丝三钱　泽泻钱半　狗脊三钱

脉浮芤，而腰楚，月事色淡。肝脏血衰，阴既下虚，阳易上浮，先宜柔养肝阴，余从末治。

首乌三钱　炒白芍钱半　山萸肉二钱　归身二钱　炒杜仲二钱　胡桃肉一枚

● 【评析】

本节腰酸痛案例多病在肝肾，或为肝肾亏虚，或为肝郁气滞，是为虚实两端。虚者补之，药如熟地黄、白芍、山茱萸、杜仲、狗脊等以滋肾涵木；实者泻之，药如香附、黄柏、乳香、当归等以理气、活血、祛湿。

偏痿

● 【原文】

寒热之后，左偏络痿不用，血虚失养，自不待言，但溺便均带赤色，脉形浮弦，纳大减，而时形喘急，似湿热内蕴，肺胃气失下降。姑先理降，参以清渗，得气顺纳增，再商养血。

炒苏子三钱　全福花 (包) 钱半　苡仁三钱　泽泻钱半　独活钱半　黄芩钱半　白杏仁三钱　瓦楞子四钱　茯苓三钱　秦艽钱半　桑枝钱半　小朴八分

复诊：左偏络痿不用，本属血虚失养；但脉象浮弦，时或喘急，肺主一身治节，清肃之令不行，水津不能四布，前投理降清渗，虽纳谷较增，而溲赤跗肿，膀胱气化亦失常度，势当淹缠。

葶苈子八分　赭石三钱　杏仁三钱　归尾钱半　桂枝五分　泽泻钱半　全福花 (包) 钱半　炒苏子三钱　秦艽钱半　独活钱半　茯苓三钱　连翘一钱

● 【评析】

偏痿，指肢体一侧痿弱不用，是痿证的表现。痿证是指肢体萎弱，筋脉弛缓，尤以下肢痿废，甚则肌肉萎缩的一种病证。痿证的成因虽有《素问·痿论》的"肺热叶焦"，以及《素问·生气通天论》的"湿热不攘"等说，然肝、脾、肾等脏腑的虚衰，气血津液的不足，亦是形成痿证的主要因素。本证偏痿乃因气血失养所致，同时伴有肺胃气不利，湿热内蕴，治疗先取理降清渗，待邪去气顺，胃纳有增，再行益气养血以纠痿弱。

痹

● 【原文】

血虚不能荣养四肢，二节因之肿痛，甚于右臂，脉涩。近行痹之象，治宜两顾。

炒归身二钱　秦艽钱半　独活一钱　炙甲片一钱　郁金一钱　勾勾二钱炒白芍钱半　桂枝四分　何首乌三钱　刺蒺藜二钱　桑枝一两

复诊：症近行痹，但兼形寒，阳虚于外，血弱于内。宜养血为主，参以温卫，得减再商。

炒归身二钱　桂枝四分　川芎一钱　鹿角霜三钱　大秦艽钱半　川玉金钱半　生黄芪二钱　炒熟地四钱　炒牛膝钱半　绵独活一钱　炒白芍钱半　炒桑枝一两

肢麻脉细，血虚不能荣养四肢。治宜温养。

川桂枝四分　生黄芪二钱　制首乌三钱　川续断钱半　宣木瓜钱半　菟丝子三钱　炒归身钱半　秦艽钱半　刺蒺藜三钱　炒远志一钱　炒苡仁三钱

　　肢痹由足上及手臂，畏寒苔白，脉数。阴虚之质，风邪乘之，暂先泄风定络，以觇进止。

　　防风一钱　独活钱半　生归尾钱半　生苡仁三钱　生甘草四分　天麻钱半　秦艽钱半　防己二钱　杏仁三钱　五加皮钱半　首乌三钱　白芍钱半　桂枝四分

　　复诊：肢痹兼患遗泄，风火相煽，阴分益伤。宜照前方，参以养阴。

　　制首乌三钱　盐川柏一钱　炙鳖甲四钱　生归身钱半　生白芍钱半　中生地四钱　盐知母一钱　大秦艽钱半　绵独活钱半　炒怀膝钱半

　　项背酸痛，风邪伤卫所致；但兼咽喉不利，肺俞附丽于太阳。治宜解肌，参以理肺。

　　川桂枝三分　玉桔梗一钱　枳壳一钱　生草节四分　川贝母钱半　生姜一片　青防风一钱　老苏梗一钱　秦艽钱半　瓦楞子三钱　瓜蒌皮钱半

　　始因寒湿袭络，两足酸痛，近更上及头手。血虚风从内生，先以养血为主。

　　川桂枝三分　川芎一钱　绵独活钱半　防己一钱　生虎骨三钱　明乳香三分　炒归身钱半　秦艽钱半　宣木瓜钱半　怀膝钱半　海风藤三钱　青防风钱半　威灵仙一钱　川续断二钱

　　复诊：症本血虚风袭，木郁气滞，外则头项强痛，遍及体络；内则胸腹不舒，脉形细小。前投温化，未得大减，宜照前方，参以养血。

　　川桂枝三分　炒白芍钱半　独活钱半　炒枳壳一钱　瓜蒌皮三钱　炒归身钱半　秦艽钱半　枸杞子二钱　香附炭三钱　生甘草四分

　　血虚经络失养，肢节为之酸痛。治宜温养为主，兼须慎风。

生黄芪二钱　防风一钱　炒白芍钱半　绵独活钱半　金毛狗脊钱半　制香附三钱　川桂枝四分　炒归身二钱　秦艽钱半　制首乌三钱　刺蒺藜三钱

木郁气滞，血不运行，内则脘腹胀痛，外则肢节酸楚。治宜两顾。

桂枝七分　川芎一钱　制香附三钱　秦艽钱半　鹿角霜三钱　归身二钱　炒杜仲三钱　炙艾绒八分　独活钱半　焦冬术钱半　炙甲片一钱　煨木香（后入）五分　砂仁末（后入）五分

质本肝肾两亏，膝楚有年；近兼肢节肿痛，减后屈伸如常，似病本虽虚，发时尚兼风热之标；脉来略芤涩。宜补养肝肾，以顾其本。

大熟地四钱　山萸肉三钱　归身二钱　菟丝子二钱　炒怀膝钱半　独活钱半　怀山药三钱　秦艽钱半　枸杞二钱　丹皮钱半　宣木瓜钱半　桑枝一两

●【评析】

痹证是指风寒湿邪侵袭经络，痹阻气血而引起筋骨、肌肉、骨节等处的酸疼、重着、麻木、关节肿大屈伸不利等症的病证。《素问·痹论》："风寒湿三气杂至，合而为痹也。其风气胜者为行痹，寒气胜者为痛痹，湿气胜者为着痹也。"痹证的形成，感受外邪固然首要，然人体正气不足而易受外邪侵犯，亦是不可忽视的因素，因此，何端叔在治疗中常采用祛邪扶正两顾法。祛邪以疏风、散寒、祛湿为要，扶正以益气养血、补肝肾为主。同时亦辅以宣通经络，药如桂枝、桑枝、甲片、川芎、乳香等。

历节

●【原文】

始本血虚生风，久从热化，骨节为之肿痛，脉芤弦，饮食减少，气因热阻。暂先清泄，兼以养血，以血和风自灭也。

羚角片钱半　秦艽钱半　丹皮钱半　独活钱半　蒺藜二钱　枳壳一钱　防风钱半　郁金一钱　桑叶钱半　归尾钱半　中生地四钱　瓜蒌皮钱半　炙甲片一钱　酒炒桑枝一两

四肢指节浮肿无定，风为善行数变之邪，风从热化，热胜则肿；虽脉象未见浮数，究宜和营养血，兼化风热。

大秦艽钱半　炒白芍钱半　制首乌三钱　丹皮钱半　生冬术钱半　郁金一钱　炒归身二钱　独活钱半　生苡仁三钱　茯苓三钱　炒黄芩钱半　勾藤二钱　炒桑枝一两

● 【评析】

历节，又名白虎风、痛风。《金匮要略·中风历节病脉证并治》："盛人脉涩小，短气，自汗出，历节痛不可屈伸，此皆饮酒汗出当风所致。""诸肢节疼痛，身体尪羸，脚肿如脱，头眩短气，温温欲吐，桂枝芍药知母汤主之。"又说："营气不通，卫不独行，营卫俱微，三焦无所御，四属断绝，身体羸瘦，独足肿大，黄汗出，胫冷。假令发热，便为历节也。"从这些论述可知，历节以关节肿痛，活动不利，且以下肢足部为多发，其发作与饮酒，汗出受风有关，其病机主要是营卫亏虚，三焦不利。可见，历节与当今痛风病似有类同。何端叔在治疗中除祛邪外，还注意和营养血，如用独活、防风、秦艽、薏苡仁、丹皮、桑枝、钩藤、黄芩等祛风散寒、清热利湿药的同时，合以当归、白芍、生地、制首乌等补益药，以扶正祛邪。

耳鸣

● 【原文】

相火寄于肝胆，内蒸则发致热痹，上升则蒙头耳鸣；幸脉象浮数未甚。先宜清降，得木火渐平，再商滋养。

石决明四钱　湖丹皮钱半　肥知母钱半　女贞子钱半　荆芥一钱　六一散

（包）三钱　羚羊片钱半　细生地四钱　料豆衣钱半　青防风一钱　钩钩（后入）二钱

脉左细，而耳鸣肤黄。肝肾下虚，脾气素弱，治宜两顾。

焦冬术钱半　炒远志一钱　炒归身钱半　炒怀膝钱半　料豆衣钱半　香附三钱　炒熟地四钱　青防风钱半　炒白芍钱半　茯神三钱　钩钩藤（后入）二钱

● 【评析】

耳鸣有虚实之分，实证可因肝火、郁火、痰、血瘀等导致；虚证可由肾虚、气虚等所致。临证多虚实夹杂，本节案例即是，治当辨明主次，如属肝火为主，故治以清肝泄火，兼以柔养；有属肝、脾、肾亏虚为甚，治以滋补，兼顾疏泄。

鼻衄

● 【原文】

鼻衄久发，颈疬，脉数。木火上炎，不仅阳络受伤也。姑先清化，待衄止再商。

犀角尖（磨，冲）三分　炙鳖甲四钱　牡丹皮钱半　枳壳一钱　光杏仁三钱　鲜生地四钱　秦艽钱半　昆布三钱　瓜蒌皮钱半　生甘草四分

复诊：衄减，而鼻阻未已。再照前方，参以清泄。以肺气通于鼻，鼻阻则肺气不宣，恐痰火益甚耳。

薄荷（后入）八分　石决明四钱　川贝母二钱　炒枳壳一钱　光杏仁三钱　海藻三钱　辛夷一钱　甲片四钱　冬桑叶钱半　炒蒌皮钱半　湖丹皮钱半

胸脘气升痛胀，脉左弦大。诸气膹郁，皆属于肺，肺金失令，木火易于上

升，故频致鼻衄也。宜从肝肺清降。

石决明四钱　白杏仁三钱　代赭石三钱　川贝母二钱　炒山栀钱半　瓦楞子四钱　镑羚角钱半　全福花（包）钱半　丹皮钱半　桑皮钱半　紫苏梗一钱橘叶三片

● 【评析】

本节鼻衄案例之病机多为肺气不宣，肝火上炎，阳络受伤所致，故治疗多从清降肝肺入手。如用犀角地黄汤加减以清化肝火，凉血止衄；用石决明、羚羊角、丹皮、桑白皮、杏仁、贝母等药清肝火、降肺气。此外，还用辛夷花、山甲片、桑叶等药通鼻窍、开肺气，何端叔认为肺气通于鼻，鼻阻则肺气不宣，恐痰火益甚。可见开肺通鼻亦是治鼻衄的佳法。

喉痹

● 【原文】

阴虚于下，火炽于上，咳哑咽痛，经久日增，脉来沉细如无。肾本已拨，药力难恃也。

盐水炒熟地四钱　盐水炒川柏一钱　川贝母二钱　元参钱半　干百合三钱橘白一钱　盐水炒怀膝钱半　炙龟版四钱　粉丹皮钱半　生甘草四分　冬桑叶钱半

咳久而音哑咽痛，脉数潮热，阴虚已极，喉痹垂成矣。姑先清养，得小效为佳。

元参钱半　桔梗一钱　炙桑皮钱半　炙鳖甲四钱　瓜蒌皮钱半　橘白一钱生甘草四分　炙紫菀钱半　川贝母二钱　地骨皮钱半　肥知母二钱　青箬[1]一片

复诊：症本阴虚喉痹，投以清金，音哑未觉，咽痒咳频，脉苁微数。属在高年，气阴衰而难全复矣。

洋参一钱　生甘草四分　川贝母二钱　桑皮钱半　桔梗一钱　蛤壳四钱
元参钱半　款冬花钱半　瓜蒌皮钱半　橘白一钱　杏仁三钱

● 【校注】

[1]青箬（ruò）：箬竹的叶子。

● 【评析】

喉痹是指以咽喉肿痛、声音嘶哑、吞咽困难等为主症的病证。亦可表现为发病急骤，并发全身症状者。本节案例多为久病阴虚内热所致，以咳哑咽痛为主要表现，治疗从肺肾入手，以固本清养为要。方中元参、桔梗、生甘草等药养阴清热利咽，当为治咽喉症之要药。

舌症

● 【原文】

舌光口糜，心火烁阴。先宜清养。

元参钱半　中生地四钱　何首乌三钱　瓜蒌皮钱半　炒牛膝钱半　生草四分　麦冬肉二钱　生枣仁三钱　生归身钱半　橘叶二片

舌为心之苗，心不生血，失于荣养，舌麻络楚，所由日甚也。治宜养血为主。

秦艽钱半　白芍钱半　茯神三钱　远志钱半　桂枝四分　麦冬二钱　归身二钱　首乌三钱　枣仁三钱　独活钱半　生芪钱半　川贝母二钱

● 【评析】

舌为心之苗，心之阴血亏虚，则虚火上炎而口生糜烂，或脉络阻滞而舌麻不适，治从清养心阴，或养血通络，则诸症自除。

咽症

● 【原文】

少阴之脉循喉咙，故咽痛责之心火上刑；兼以脘胀，肌削自汗，肺胃早虚，脉浮微弦。治宜清养，参以和中。

桔梗一钱　元参钱半　木香（后入）五分　枳壳一钱　全福花（包）钱半　辰茯神三钱　甘草四分　党参钱半　杏仁三钱　蒌皮钱半　代赭石三钱　炒枣仁三钱　橘叶一钱　大枣二枚

咽痛而蒂丁下垂，少阴之火上迫，不仅外感风热为患也。宜清养为主。

洋参一钱　门冬二钱　桔梗八分　杏仁三钱　盐水炒橘络一钱　盐水炒川柏一钱　桑皮钱半　元参钱半　生草四分　花粉钱半　盐水炒知母钱半　竹卷心[1]二十针

诸气膹郁，皆属于肺，胸喉气窒，呼吸不利，肺气之失宣可知；大便艰结者，肺与大肠相表里，肺气壅于上，传道为之失职。治宜降肺为主，参以润肠。

炒苏子三钱　光杏仁三钱　炒枳壳一钱　福花（包）钱半　麻仁三钱　川贝母二钱　甜葶苈一钱　瓦楞子四钱　炒蒌皮钱半　赭石三钱　礞石三钱　槟榔八分

肺行令于右，气从右升[2]，肺金降令也，甚至咽关气窒。治宜降肺为主，参以舒郁。

炒苏子三钱　木香（后入）五分　蒌皮钱半　瓦楞子四钱　赭石三钱　砂仁末四分　光杏仁三钱　枳实一钱　半夏钱半　福花钱半　茯苓三钱

[1] 竹卷心：即竹叶。又名竹心、竹针，指竹之初生嫩叶卷而未放者。甘、淡，寒。具有清心除烦、消暑止渴作用。

[2] 肺行令于右，气从右升：此句意出自《内经》。《素问·刺禁论》有"肝生于左，肺藏于右"之说。《素问·五运行大论》又说："上者右行，下者左行，左右周天，余而复会也。"肺气当有宣有肃，升逆太过则病。

● 【评析】

本节案例咽喉症表现为咽痛，或咽喉气滞、呼吸不利，其证有外感、内伤以及虚、实之分。咽痛可因外感风热所致，亦可因阴虚火炎而成，治疗总以清养为主，药如玄参、桔梗、生甘草、杏仁、竹卷心等。咽关气窒与肺气不利相关，故治以降肺为主，药如苏子、杏仁、枳实（壳）、旋覆花、代赭石、瓜蒌皮等。

齿症

● 【原文】

齿痛甚，引头额，受风则甚，风火相乘者居多；脉来两手浮弦，仍宜泄风，参以化火，暂服可也。

防风钱半　香白芷一钱　生甘草四分　枳壳一钱　冬桑叶钱半　钩藤 (后入) 二钱　北细辛 (后入) 三分　中生地四钱　蒺皮钱半　肥知母二钱

齿衄头眩，肝胃阴虚；但兼腹胀足酸，脾不胜湿。难偏清养，暂先疏利清化为主。

防风钱半　秦艽钱半　独活钱半　香附二钱　青蒿钱半　桑皮钱半　枳壳一钱　天麻钱半　蒺藜钱半　远志钱半　山栀钱半　地骨皮钱半　蒺皮钱半

肝行令于左，火自左升[1]，风木化火上越也，喉齿肿痛，甚及头额。治宜柔养肝阴。

制首乌三钱　炒白芍钱半　生甘草四分　生枣仁三钱　女贞子二钱　炒山栀钱半　炙鳖甲四钱　元参钱半　盐川柏一钱　料豆衣钱半　山萸肉钱半

● 【校注】

[1] 肝行令于左，火自左升：《素问·刺禁论》有"肝生于左，肺藏于右"之说。《素问·五运行大论》又说："上者右行，下者左行，左右周天，余而复会也。"肝郁气滞不疏，则火随气逆而升。

● 【评析】

本节案例齿痛龈肿，或齿衄，多因风火相乘所致，责之于肝胃病变，实者治以泄风化火，虚者治当养阴清化。如阴虚兼有脾湿，则先取疏利清化，待湿去脾健，再议滋养。此亦是何端叔的一贯主张。

目症

● 【原文】

目赤先发，头痛继增，风从火化，屡经反复。宜从风火两顾。

青防风钱半　蔓荆子钱半　甘菊花钱半　钩钩（后入）二钱　生草四分　细生地四钱　石决明四钱　冬桑叶钱半　羚羊角钱半　荆芥钱半　丹皮钱半　炒柴胡五分　木贼草五分

稚年目光失明，不能远视，并不赤痛，其为水亏无疑；惟脉象微浮不数，拟从肝肺肾滋养，不必偏清也。

大熟地四钱　山萸肉钱半　麦冬二钱　炒白芍钱半　枸杞子二钱　淮山药三钱　天门冬二钱　炒归身二钱　茯神钱半　甘菊花钱半

● 【评析】

目赤、头痛可因外感风热，亦可因肝风化火所致，本证反复发作，可见属内伤无疑，故治从平肝息风、柔养清泄为主。目视不明，而无赤痛，当责之于肝肾亏虚，治宜滋养。

附:《何端叔医案》校读记

读《何端叔医案》，作者以简练质朴的文字，作出明确可信的诊断，尤其于表里虚实的辨证，标本先后的治则，有些案中，简直有"如观掌上螺，如索图中骥"之妙。可惜我阅读粗疏，仅能记出如下几案的认识。

（一）"产后血郁气滞，外则遍身酸痛，内则脘腹瘕攻。暂从肝胃和理，得气机流畅，再商养血。"产后血不养筋，而致酸痛，是血虚为本。脘腹瘕攻，则是气滞为标，气滞则胃纳减少，故处方先标后本。

（二）"项背酸痛，风邪伤卫所致；但兼咽喉不利，肺俞附丽于太阳。"意谓治太阳卫分之药，亦可兼顾咽喉。方用桂枝、苏梗、秦艽以温通太阳，佐以甘（草）、桔（梗）、蒌（皮）、贝（母）以清利咽喉，方法井然可观。

（三）"膝楚有年，近兼肢节酸痛，减后屈伸如常。质本肝肾两虚，发时尚兼风热之标，宜补养肝肾，以顾其本。"久痛属虚，是一般的规律，但剧作时必兼新邪，待新邪去，必须速顾其本，既以修复其剧发之损伤，又以助其抵抗之能力。冬令治哮喘病，每一季节，辄发一次，安抚未定，季节又临，如此拉锯作战，似乎反复无常，然得加顾本药之补充，终究体力得以维持，而愈发愈轻。治慢性病，医者病者必须有此耐性。此方于补肝肾药外，又有秦艽、独活、木瓜、丹皮等以兼顾风热。亦犹治哮喘初平，咳嗽仍存，痰涎尚多，亦当于玉屏风散、麦门冬汤之外，兼用华盖散、苏杏二陈之类，其意实同，既顾其本，又靖余邪。

（四）"腹痛作厥，阳微即阴盛之机，年逾古稀，扶阳自不可缓。但舌苔白微黄，脉象弦，痛甚则气结不通，上升及脘，必兼恶心。肝木犯中，中虚益复失运，必得中土复健运之职，既不致微阳就衰，亦不畏厥阴来侮。"按语理路清明，乃信扶中土，复健运，可以御木邪之侮，甘温亦可以缓痛。迨运纳既增，重补未晚。且方中有吴萸、桂木，也为祛寒止恶之佐。其脉弦主寒痛，舌上微黄，乃胃中宿滞不化之征，不必疑为热也。

（五）"腹左坚胀，时发寒热，少阳与厥阴相为表里。"以寒热属少阳经证，以腹左坚胀属厥阴肝气横阻，辨证何等简明。方用四逆散为主，确能兼顾。

（六）哮喘频发两证，一则"舌光如镜，肺气与肾阴并伤，但在肺为实，在肾为虚。际此痰气未利，宜降纳兼施。"一则"肺虚易感，急则宜治其标，降肺为主；缓则宜治其本，保肺为主。"前例比较复杂，肺肾上下俱虚，但肺经虚中有实，先治其实。后例仅属肺虚，虚中亦夹实邪，亦当先治其实。凡久虚夹实，实邪为标，发作时必先治标。以此二例并观，标本先后，虚实缓急之辨甚明。

（七）咳血二例，一则"咳呛未除，先曾失血大发，脉仍弦数，水不制火，肺金被烁，故时觉咽痛也。"一则"咳久见血，虽属肺络受伤，而脉象未见芤数，不作内伤治也。"前例本属虚近损，故失血、咽痛、脉弦数，均作虚火治。后例病起由于肺邪，咳震而致络损，与阴虚有火之由于内伤者不同，故仍用苏（子）、杏（仁）、枳（壳）、桔（梗）、蒌（皮）、贝（母）、桑皮、白前等，不作内伤治。内外虚实之间，读者易明。

（八）"寒热咳血均减，脉左略见芤数，风热化而阴分受伤，参以清养。"虽用玄参、百合、鳖甲、生地，而蒌、贝、枳、桔、桑、丹仍佐合同用。善后之法与治病之药，当逐步转换，方能安全，因脉象芤中带数，须防重复见血。

（九）"咳痰带血，脉右尺旺于寸，已有火盛刑金之象。"咳血属肺者当右寸旺，属胃者当右关旺，今旺在右尺，是属肾经虚火上潜。此火不可用苦寒直折，故药用蒌、贝、桑、丹、苏、杏以清肺，先治其上；却用苏子、旋复、海浮石、枇杷叶以降气。不清火而降气，思路何等轻灵，其主要意义在于"气降则火自归原"一句。

（十）"咯血频发，时兼咳呛，表虚血热。年逾五旬，而脉不见芤软，质本气血两充，补剂可缓。"辨证不当仅看表现之咯血，主要须察色脉：有气血两充之形质，无芤软气血交虚之脉象，故勿斤斤于"血后宜补"之成见。此案既有辨证价值，又有医嘱意义，因病者见咯血多，常易心惊胆怯，而补药杂投也。

（十一）"病后营阴内亏，溲便均艰，兼发盗汗，脉左沉弱如无。"夺汗者溲便不利，此其常也。治有二法，一止盗汗，汗止则液自内营，二便自利。二养阴液，助液以润二便，亦须兼敛盗汗，以遏其漏卮。但此例用方却非尽善，虽有归、芍、枣仁、柏仁、浮麦之养营敛液（汗为心液，故多用养心）；但参合苓、桂、泽泻之五苓法，是无异反以小便不利为实证矣。即用五苓法亦宜用猪苓汤，方不背阴亏液少之义。

（十二）"喘咳音闪（音嘶，接近喉痹，金破不鸣，及少阴之精不至，为阴虚劳瘵之重候），失血多汗，脉数不调。肾失降纳之权（失降属肺，失纳属肾），气不下化，津液外竭。"这是上损及下的虚损重症，方用熟地、怀膝、海浮石、胡桃肉以纳肾；葶苈、赭石、杏仁、桑、丹以清上降肺。复诊即见"咳减、喘平、音亮，肺金渐复清肃之权"的佳象，清上实下，降肺纳肾，效果显然。

（十三）"心宕眩晕，头颠作痛，肝为风木之脏，失于濡养，易从风化。宜柔养肝肾为治。勿以素体夹湿而投燥剂，以燥则生风，且易耗阴故也。"治病须顾素体，若见病而不见人，每易生变，此非节外生枝，实系诊断粗疏，见近而遗远，治标而忘本。如此案末后数语，则又进一层，素体有气血阴阳之虚，亦有气火郁痰湿热之实，又当知其同气相从，相变转化之理，如燥则生风耗阴，气能化火，郁则生热，火则生风，痰湿则化热等是也。知其一又当知其二，方不犯虚虚实实之戒。

（十四）"始起心不藏神，寐则心神飞越；渐至纳不健运，腹微痛而便泄于下，脉来两手均见浮弦。坎不交离为本，木来侮土为标。"末二句诊断，妙极矣，如此简明中肯，细思之，竟无他词可以代替。治用"健中和肝，先得加餐，再商滋补。"亦系上下夹杂，标本参互之际，独取其中之治。一则补土可以御木；二则为补水济火创造条件，待中健而肝和，可进一步滋补矣。仲景《金匮·虚劳篇》五脏俱虚之证，出一建中汤，为此类证开一法门，暂置主要矛盾，旁敲侧击，以待其转化，法外有法，实为可取。

（十五）"齿衄头眩，肝胃阴虚，但兼腹胀足酸，脾不胜湿，难胜清养。"处方治湿不用平胃、二陈，而用防风、独活、秦艽等风以胜湿法（法出东垣）；以天麻、蒺藜、山栀、萎皮、桑皮、地骨之类，清化疏利，使风药无拨火之嫌，二者有拮抗之义。

——何时希

1984 年 1 月读于东吴客次

何承志 著

何承志医案

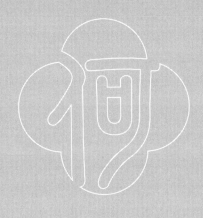

本书提要

　　何承志（1919—2006）是何氏自南宋以来的第二十七世名医，医识渊博，治验丰富，在学术思想上颇有建树，尤以治疗杂病、疑难病证有独到之处，在中医界有较高的声望。他从医60余年，诊治病人无数，然留存医案不多，本书收录其41则案例，多为验案，涉及病证20余种，如外感、眩晕、胁痛、鼓胀、胃脘痛、水肿、淋证、血证、虚劳等，尤其在诊治肝胆病、血液病方面颇有特色，创制验方，收效显著。对案例的诊治既有中医辨证分析，又有西医诊断依据，许多病例均是经治但疗效不佳而前来求诊，最终病瘥而归，其辨治思路和方法值得学习和研究。

🫘 校评说明

　　本书所收录的何承志医案来源有二，一是上海市青浦县中医医院顾祖敏、王扣珍等编写的《何承志杂病医案集》（青浦中医医论医案选之一），上海科学技术出版社服务部 1988 年 3 月印刷，书中载医案 21 则。二是徐福洲（编著）、王扣珍、许庸勋（编著助理）等编写的《何氏世医八百年——何承志和他的祖先》，今日出版社有限公司 2003 年 4 月出版，选录书中医案 20 则。本次编撰作了如下修改。

　　1. 将医案按病证归类。原书医案均单列，且次序凌乱，或分散在学生文章中。

　　2. 病证名以中医病名为准。原书病证名后括弧中的西医病名略去，因案中已有说明，如支气管扩张、传染性肝炎等。有些西医病名据案中病况改为中医病证名，如肠炎改为"吐泻"，肠梗阻归入"腹痛"，再生障碍性贫血列为"虚劳"，胆结石、胆囊炎列为"胁痛"，肝硬化腹水列为"鼓胀"。有些病证作归类合并，如感冒归入"外感"；咯血、紫癜、齿衄、血尿归入"血证"；风水、肾炎浮肿归入"水肿"。

　　3. 对医案叙述作适当梳理规范，西医检查、诊断与中医案语分列，有文意出入之处则出校注说明。

　　4. 原书医案中患者名隐去，以姓某表示。患者工作单位、住址、门诊号均去之。

　　5. 原书医案后的按语均去之，重新加以校注、评析。

　　6. 原书中不规范写法或错误之处均改正不出校注。如白术芍各 10 克→白术 10 克、白芍 10 克，楂曲各 10 克→山楂 10 克、六曲 10 克，症属→证属等。

　　　　　　　　　　　　　　　　　　　何氏四家医案校评

目录

何承志生平简介

何承志（1919—2006），字锦文，上海青浦人，是何氏自南宋以来的第二十七世名医。他毕生从事于中医工作，学识丰富，医术高超，先后被评为全国卫生系统模范工作者、上海市劳动模范。1995 年 11 月，上海市卫生局授予他"上海市名中医"称号。历任县政协常委、县人大常委会副主任、县卫生局副局长，青浦县人民医院副院长，青浦县中医医院院长、名誉院长等职。

何承志师承家学，其父何锡勋亦为医，《青浦谱》载：何锡勋"诚履长子。字钟奇，号子祥。精医。光绪十三年丁亥生，民国十五年丙寅卒（1887—1926）"。他 5 岁读古文，自幼勤奋好学，1939 年毕业于上海中医学院。何氏二十世医何王模是青浦北竿山一支的始祖，何承志即属北竿山支的传人，后因竿山旧居战时遭毁，而移居朱家角镇，于 1940 年悬壶继承祖业，1953 年 10 月被选进青浦县人民医院中医科工作。在长期的医疗实践中，他总结治疗外感病、肝胆病、血液病等疑难杂症的学术思想和经验，创制"金胆排石汤"（金胆片）和"三奇汤"，为中医诊治急重症提供新的思路和治疗方法，并取得良好疗效，其中金胆片深受病人欢迎，获得了市科技成果三等奖。

从医 60 余年，他始终把诊治病人作为自己的天职，无论是身在逆境，还是身患重病，总是急病人所急，想病人所想，其奉献精神深切感动了广大民众。他还十分重视中医人才培养，亲自教授的两名学生已成为中医骨干。他早年曾应聘到上海第一医学院中医教研组担任教学工作，晚年被指定为全国名老中医药学术经验继承人导师，他均尽力而为，带教传艺。他编著颇多，主要有《三方汇编》《青浦县中医药治疗血吸虫病论文集》《何承志杂病医案集》《青浦历代名医》《青浦县防治血吸虫病三十五年》等。

何新慧编写

何承志医案

外感

● 【原文】

王某，女，24岁。

初诊：1983年3月18日

病已二月，鼻塞流涕，反复不已，曾用中西药治疗，迭治未效。证见鼻塞，背脊畏寒，口渴欲饮，腰酸肢软，纳可便调，舌略红，苔薄，脉浮缓。素体亏损，气阴两虚，复客寒邪，营卫不和。治拟调和营卫，益气养阴。方取桂枝汤之意。

川桂枝10克，杭白芍10克，生甘草6克，生黄芪15克，炒防风10克，太子参15克，北沙参15克，北细辛3克，紫苏叶10克，苍耳子10克，茅根15克，芦根15克，金银花10克，肥玉竹10克，4剂。

二诊：3月22日

药后鼻塞好转，畏寒已瘥，口渴改善，腰酸亦轻，纳谷进步，舌略红，苔薄前剥，脉细。营卫已和，气阴未复。当予益气养阴，以善其后。

生黄芪15克，太子参15克，杭白芍12克，北沙参15克，香白芷10克，生地黄15克，肥玉竹10克，黑玄参10克，炒防风6克，生甘草6克，茅根15克，芦根15克，怀山药15克，5剂。

倪某，女，73岁。

初诊：1991年11月28日

发热50余天，体温持续在38～38.8℃。干咳不扬，自汗盗汗，动辄郁冒，苔薄腻根厚，脉弦滑。

诊查：11月21日金山中心医院胸片提示：右肺门处团块阴影，右下肺阻塞性肺炎。血检：血沉104mm/小时。

患者素体阴亏，风温犯肺，留连日久，耗伤津液，注意随访，以防恶变。治拟清热透营，滋阴清热。

炙鳖甲10克，银柴胡10克，白薇10克，地骨皮10克，炒黄芩10克，天麦冬各15克，化橘红10克，鱼腥草20克，川象贝10克，黄芪15克，生地20克，炙甘草5克，4剂。

二诊：1991年12月2日

药后身热即退，咳嗽亦减，胸闷不舒，纳谷欠香，苔薄根腻，脉弦细。前法已效，再予上法进之。

银柴胡5克，白薇10克，天花粉20克，南北沙参各15克，白术10克，白芍10克，地骨皮10克，化橘红10克，半夏10克，炒枳壳10克，小朴5克，黄芪20克，茯苓15克，五味子5克，4剂。

三诊：1991年12月5日

诸恙好转，自汗未净，苔已转薄，脉细。前法出入。

黄芪20克，白术10克，白芍10克，防风10克，茯苓15克，半夏10克，丹参10克，南沙参15克，北沙参各15克，枳壳10克，五味子5克，炙甘草5克，桂枝5克，制南星5克，7剂。

随访：1992年1月20日胸片随访，排除恶性病变可能，小片状阴影消失。血沉24mm/小时。

● 【评析】

第一个案例感冒反复发作已两月，说明患者抗邪乏力，易感外邪，此证虽见恶寒、鼻塞、脉浮缓，但未见汗出，似非属太阳中风证，然何承志仍取桂枝汤之法，正是基于"素体亏损，气阴两虚，复客寒邪，营卫不和"的病机。《伤寒论》中亦用桂枝汤治疗正气不足的外感表证，如42条："太阳病，外证未解，脉浮弱者，当以汗解，宜桂枝汤。"桂枝汤调和营卫，立足于扶助正气而祛邪达表，不同于麻黄汤立足于祛邪而使营卫和调。方中加入黄芪、太子参等以增益气除邪之功，又因患者口渴欲饮、舌略红，而加入金银花、芦根等药以清养而防病邪化热入里。可见何承志辨治仔细周到，防患于未然。

第二例属风温犯肺，因温邪留连日久，营阴受伤，何承志以清骨散加减治疗，一方面清热养阴，同时合以黄芩、鱼腥草、象贝母、化橘红清肺化痰，以冀邪去而阴津得存。二诊即热退，痰热得减，故减轻清肺药，而增健脾化湿之剂，既有调理善后之举，又有培土生金之意，可谓一举两得。

心悸

● 【原文】

古某，女，69岁。

初诊：10月21日

有肺结核病史，经常心悸胸闷，苔薄舌光，脉细数。心肺同病，痰热内蕴，先予益气和营、祛瘀宁心为法。

桂枝5克，白术10克，白芍10克，生地15克，辰麦冬10克，远志5克，首乌10克，白蒺藜15克，全瓜蒌(切)20克，炙草5克，大枣7个，浮小麦30克，5剂。

复方丹参片1瓶。

二诊：10月28日

症见好转，苔薄，舌润，脉弦。再拟心脾同治。

生地15克，辰麦冬10克，陈皮10克，蒺藜15克，首乌15克，桂枝5克，白术10克，白芍10克，炙草5克，浮小麦30克，大枣7个，远志5克，5剂。

复方丹参片1瓶。

● 【评析】

心悸，又称惊悸，其形成常与心血不足、心阳衰弱、水饮内停、瘀血阻络等有关，虽以虚证为多，亦常虚实夹杂。本例因心气虚、心阴不足兼有痰热等所致。何承志用炙甘草汤合甘麦大枣汤加减治疗，方中生地、麦冬、芍药等养阴和营；丹参养血祛瘀；桂枝温通心阳，配瓜蒌以宣痹开胸；炙甘草益气；淮小麦、大枣养血润燥，合远志而安神。二诊更以心脾同治，使心阴充、心阳通，气血调和则心悸得止。

眩晕

● 【原文】

沈某，女，35岁。

初诊：1982年10月27日

月经24日来潮，经行量多，超前十天，面浮肢肿，腰背酸楚，疲惫乏力，苔薄，脉细数。当予调气和营。

当归10克，丹皮10克，黄芪10克，生地15克，熟地15克，川断10克，蒺藜15克，墨旱莲15克，仙鹤草15克，贯众炭10克，首乌15克，炙草5克，狗脊10克，合欢皮10克，5剂。

归脾丸2瓶。

二诊：1982年11月5日

眩晕[1]，怔忡，苔薄，舌光，脉细数。再予调气和营为法。

蒺藜15克，当归10克，生地15克，丹皮10克，首乌15克，冬青子[2]15克，合欢皮10克，党参15克，黄芪10克，炙草5克，陈皮10克，桂枝5克，7剂。

三诊：1982年11月10日

症见轻减，动辄烦躁，脉细数，苔薄。当与调气和营为法。

生地15克，当归10克，蒺藜15克，钩藤15克，远志5克，菖蒲5克，党参10克，首乌15克，辰麦冬10克，炙草5克，黄芪10克，白芍10克，7剂。

归脾丸2瓶。

何氏四家医案校评

袁某，女，44 岁

初诊：1983 年 2 月 21 日

素有眩晕病史，上月晕仆二次，近来眩晕不已，泛泛欲呕，神疲乏力，头痛纳少，便可，舌淡红，苔腻，脉细滑。脾胃素亏，浊痰内停，清阳不升，浊阴不降。治拟健运化痰、升清降浊，方取半夏白术天麻汤。

制半夏 10 克，广陈皮 10 克，云茯苓 15 克，白术 10 克，白芍 10 克，福泽泻 10 克，明天麻 6 克，炒枳实 10 克，白蒺藜 15 克，淡竹茹 6 克，粉葛根 10 克，香白芷 10 克，生地黄 15 克，5 剂。

二诊：1983 年 2 月 28 日

药后眩晕已减，恶心已平，纳谷进步，头痛减轻，尚觉疲惫腰酸，口渴欲饮，舌略红，苔薄，脉细数。痰浊渐清，阴津已亏，转拟健脾益肾，潜阳息风。

大麦冬 10 克，制半夏 10 克，太子参 15 克，炙甘草 6 克，生地黄 15 克，怀山药 15 克，女贞子 15 克，白蒺藜 15 克，白术 10 克，白芍 10 克，野百合 10 克，广陈皮 6 克，淮牛膝 10 克，5 剂。

嗣后，又以上方稍事增损，调理巩固，诸症渐平。

● 【校注】

［1］眩晕：眩，视物黑暗不明，或感觉昏乱；晕，感觉自身与周围景物旋转。根据病因、症状不同，可分为风晕、痰晕、燥火眩晕、气郁眩晕、肝火眩晕、虚晕等。可见于周围性及中枢性、耳源性、药物中毒、晕动等疾病中。

［2］冬青子：又名冬青实、冻青树子、树顶子。甘、苦，凉。有祛风补虚、强健筋骨、止血的功效。一说为女贞子之别名。

● 【评析】

眩晕多因外感六淫、内伤虚损所致。历代医家有不同看法，如刘河间主风火，朱丹溪主痰，张景岳主虚。本节第一个案例，证属营血亏虚，清窍失养，其由月经量大，血去过多引起。何承志治以调气和营，因气能生血、行血、摄血，故方中用黄芪、党参配当归、地黄益气养血；仙鹤草、贯众炭、旱莲草、冬青子、川断等药有补肝肾、止血功效，有治本之意。又脾为气血生化之源，故合以归脾丸以增疗效。第二个案例证属脾虚痰停，致清阳不升，浊阴蒙蔽，眩晕由成，治拟健运化痰、升清降浊，方取半夏白术天麻汤加减。待痰浊去，则转拟健脾益肾、扶正固本。然眩晕一证总不离肝风作祟，即如《素问·至真要大论》所说："诸风掉眩，皆属于肝。"肝失养而风动，因此何承志每在方中参以白蒺藜、钩藤、白芍等药以柔肝平肝、息风止眩。

胁痛

● 【原文】

某女，66 岁。

初诊：1991 年 11 月 29 日

中上腹疼痛反复发作已有三四年，时轻时重，胀满不舒，每进食多脂肪及奶制品后疼痛加剧，并向右肩放射。最近饮食过量，疼痛加剧，苔薄略腻，脉来以弦。

诊查：腹部触诊，胆囊区压痛明显。血检：白细胞 12800/mm³，中性 88%，淋巴 12%。B 超：胆囊内见 5mm×7mm 强光点。

此为湿热互蕴，肝胆疏泄失常，亟当清热化湿、舒肝利胆为治，拟金胆排石汤加减。

金胆排石汤：虎杖 20 克，金钱草 30 克，猪胆汁 5 克，龙胆草 5 克，穿山甲 10 克

5 剂后腹痛轻减，血白细胞复查正常。此后随证加减，连续服用 2 个月。3 月 20 日 B 超随访，"肝胆未见异常"。嘱服金胆片以善其后。

陈某，女，51 岁。

初诊：1988 年 12 月 5 日

经常中脘疼痛，偏右彻背，嘈杂。苔薄腻，脉弦。

诊查：1988年9月18日在市立第四人民医院胃镜检查发现胃窦黏膜慢性中度浅表性炎，伴轻度肠化和萎缩。1988年12月5日青浦中医院B超提示：胆囊炎、胆石症、血吸虫肝病、脾肿大。血检肝功能、甲胎蛋白均正常。

证属胃乏降和，湿热交阻，肝胆同病。即予疏和法治之。

柴胡5克，木香10克，海螵蛸15克，郁金5克，延胡10克，枳壳10克，青皮10克，蒲公英20克，金钱草20克，龙胆草3克，板蓝根20克，平地木20克，山楂10克，六曲10克，炙草5克，7剂。

金胆片2瓶，一日3次，每次5片，吞服。

二诊：1988年12月11日

药后诸恙均减，苔薄腻，脉弦。再予上法出入。

柴胡5克，白术10克，白芍10克，木香10克，郁金5克，云苓15克，枳壳10克，怀山药20克，青皮10克，蒲公英20克，金钱草20克，山楂10克，六曲10克，炙草5克，板蓝根20克，丹参15克，7剂。

金胆片2瓶，一日3次，每次5片，吞服。

三诊：1988年12月18日

药后症尚稳定，苔薄，脉弦。当与疏肝利胆和胃治之。

柴胡5克，木香10克，白术芍各10克，云苓15克，怀山药20克，枳壳10克，郁金5克，板蓝根20克，鸭跖草20克，山楂10克，六曲10克，延胡10克，胆星5克，山栀10克，炙草5克，7剂。

金胆片2瓶，一日3次，每次5片，吞服。

四诊：1988年12月25日

脘痛不已，苔薄，脉弦。再予疏肝利胆和胃治之。

龙胆草5克，郁金5克，柴胡5克，木香10克，延胡10克，白术10克，白芍10克，半夏10克，海螵蛸15克，青皮10克，陈皮10克，香附10克，川楝子10克，诃子10克，平地木20克，炙草5克，7剂。

五诊：1988年12月31日

药后尚可，舌光苔薄，脉弦。再拟安胃益气，利胆化湿。

青木香10克，丹参15克，郁金5克，延胡10克，海螵蛸20克，黄芪

20 克，女贞子 20 克，云苓 15 克，香附 10 克，枳壳 10 克，青皮 10 克，金钱草 20 克，海金沙 (包) 15 克，炙草 5 克，7 剂。

金胆片 2 瓶，一日 3 次，每次 5 片，吞服。

六诊：1989 年 1 月 8 日

诸恙尚可，苔薄舌光，脉弦。再予上法出入。

黄芪 20 克，女贞子 20 克，青皮 10 克，海金沙 (包) 15 克，蒲公英 20 克，金钱草 20 克，香附 10 克，丹参 15 克，青木香 10 克，平地木 20 克，虎杖 15 克，山楂 10 克，六曲 10 克，炙草 5 克，7 剂。

七诊：1989 年 1 月 15 日

胸膺隐痛，脘痛劳则又作，苔薄舌光，脉弦。再予肝胆胃同治。

旋覆梗 10 克，代赭石 15 克，木香 10 克，延胡 10 克，沉香曲 (包) 10 克，川楝子 10 克，吴萸 5 克，白芍 10 克，丹参 15 克，乌药 10 克，鸡金 10 克，柴胡 5 克，炙草 5 克，7 剂。

八诊：1989 年 1 月 22 日

脘痛不已，泛吐酸涎，苔薄舌光，脉弦。肝胃不和，胆失疏泄，再予疏和。

高良姜 5 克，白术 10 克，白芍 10 克，青木香 10 克，延胡 10 克，云苓 15 克，海金沙 (包) 15 克，板蓝根 20 克，姜半夏 10 克，当归 10 克，怀山药 15 克，山楂 10 克，六曲 10 克，砂仁 (后下) 3 克，桂枝 5 克，7 剂。

九诊：1989 年 1 月 30 日

诸恙均减，苔薄，脉弦。再予上法出入。

上方去怀山药、桂枝，加川楝子 10 克，柴胡 5 克，7 剂。

十诊：1989 年 2 月 4 日

脘痛减而未愈，苔薄，脉弦。再予疏和。

金铃子 10 克，延胡 10 克，白术芍各 10 克，虎杖 20 克，木香 10 克，半夏 10 克，蔻仁 (后下) 3 克，枳壳 10 克，云苓 15 克，海金沙 (包) 15 克，胆星 5 克，柴胡 5 克，蒲公英 20 克，炙草 5 克，7 剂。

十一诊：1989 年 2 月 15 日

脘痛入夜而甚，苔薄腻，脉弦。再予和胃泻肝利胆治之。

延胡10克，乌药5克，青皮10克，青木香10克，白术10克，白芍10克，柴胡5克，虎杖20克，平地木20克，炙草5克，板蓝根20克，金钱草20克，郁金5克，云苓15克，7剂。

十二诊：1989年2月22日

脘痛渐减，胁肋隐痛，苔薄腻，脉弦。再予上法出入。

柴胡5克，木香10克，旋覆梗10克，郁金5克，云苓15克，虎杖20克，板蓝根20克，金钱草20克，蒲公英20克，山楂10克，六曲10克，香附10克，炙草5克，黄芪20克，乌梅10克，7剂。

十三诊：1989年3月1日

胸脘隐痛，苔薄，脉弦。前法出入。

柴胡5克，郁金5克，广木香10克，金钱草20克，云苓15克，丹参15克，当归10克，板蓝根20克，橘红10克，蒲公英20克，黄芪20克，薤白头10克，乌药5克，炙草5克，7剂。

十四诊：1989年3月8日

诸恙均减，苔薄舌光，脉弦。再予疏和。

丹参15克，云苓15克，木香10克，龙胆草3克，柴胡5克，白芍10克，黄芪15克，炒麦皮10克，薤白头10克，板蓝根20克，金钱草20克，平地木20克，代赭石15克，炙草5克，7剂。

十五诊：1989年3月15日

苔薄，脉弦。肝胆不和，胃气未复，再予上法出入。

丹参15克，黄芪15克，白术10克，白芍10克，平地木20克，柴胡5克，龙胆草3克，代赭石15克，木香10克，板蓝根20克，胆星5克，炙草5克，金钱草20克，香附10克，郁金5克，7剂。

十六诊：1989年3月22日

1989年3月15日B超印象：慢性胆囊炎，肝脾肿大，胆石已消失。苔薄，脉弦。再予上法出入。

平地木20克，丹参15克，板蓝根20克，龙胆草3克，金钱草20克，代赭石 15 克，云苓 15 克，柴胡 5 克，蒲公英 20 克，黄芩 10 克，香附 10 克，白术 10 克，白芍 10 克，黄芪 15 克，7 剂。

金胆片 2 瓶，一日 3 次，每次 5 片，吞服。建议服完 7 剂停汤剂，继续服金胆片一个时期。

周某，男，38 岁。

初诊：1991 年 6 月 22 日

右胁胀痛年余，随情绪波动或劳累而改变。舌质红，苔薄，脉弦。

诊查：腹平软，轻度压痛，肝剑突下 2 指，肋下及。B 超示：肝右前叶上缘 4.2cm×4.1cm 血管瘤。一年前 B 超、CT 示：肝右前叶上缘血管瘤。

证属肝郁气滞，血瘀肝脉。治拟疏肝理气、化瘀通络，参以柔养。

当归 15 克，丹参 15 克，红花 10 克，黄芩 10 克，茯苓 15 克，柴胡 10 克，元胡 10 克，赤芍 10 克，白芍 10 克，生地 30 克，木香 10 克，炙鳖甲 10 克，青皮 10 克，黄芪 20 克，马鞭草 15 克，炙草 5 克，7 剂。

二诊：1991 年 6 月 29 日

药后腹胀好转，劳累之后即感脘痞胀痛，苔薄腻，脉弦。再予疏利化瘀通络为治。

白术 10 克，白芍 10 克，柴胡 10 克，元胡 10 克，木香 10 克，五灵脂 10 克，云苓 10 克，胆星 5 克，丹参 15 克，炙黄芪 30 克，莪术 10 克，青皮 10 克，当归 20 克，炙鳖甲 10 克，黑蒲黄 10 克，炙草 5 克，15 剂。

三诊：1991 年 7 月 25 日

书述 7 月 16 日在兴化人民医院 B 超随访"肝右前叶上缘 3.1cm×3.6cm 血管瘤。肝区仍疼痛。回信处理。

丹参 15 克，炙黄芪 30 克，白术 10 克，白芍 10 克，柴胡 10 克，元胡 10 克，云苓 15 克，郁金 10 克，三棱 10 克，五灵脂 10 克，当归 15 克，红花 10 克，鹿角片 10 克，石见穿 20 克，炙甲片 10 克，生地 20 克，15 剂。

另：逍遥丸 3 瓶，3 克/次，日 3 次，吞服。

四诊：1991 年 8 月 20 日

书述肝区隐痛彻背，中脘胀气作响，晨起口干、眼干，纳尚可。

肉豆蔻 10 克，当归 15 克，柴胡 10 克，元胡 10 克，白术 10 克，白芍 10 克，桃仁 10 克，红花 10 克，炙甲片 10 克，木香 10 克，片姜黄 10 克，丹参 15 克，川芎 5 克，炙草 5 克，黄芪 20 克，15 剂。

五诊：1991 年 9 月 23 日

书述 9 月 14 日，B 超随访血管瘤为 3.2cm×3.0cm。中脘胀气消失，肝区时有隐痛，余尚可。

当归 15 克，柴胡 10 克，元胡 10 克，三棱 10 克，莪术 10 克，丹参 15 克，红花 10 克，天冬 15 克，麦冬 15 克，炙鳖甲 10 克，云苓 15 克，炙黄芪 20 克，生地 30 克，花粉 20 克，乳香 10 克，没药 10 克，赤芍 10 克，白芍 10 克，15 剂。

六诊：1991 年 10 月 27 日

书述自觉症状尚可，右侧乳房胀痛，早轻午后重，纳可。

片姜黄 10 克，柴胡 10 克，元胡 10 克，红花 10 克，桃仁 10 克，川芎 5 克，当归 15 克，木香 10 克，茯苓 15 克，白术 10 克，白芍 10 克，青皮 10 克，香附 15 克，丹参 15 克，苏木 10 克，枳壳 10 克，15 剂。

另：人参鳖甲煎丸，3 瓶，3 克 / 次，日 3 次[1]，吞服。

七诊：1991 年 11 月 28 日

11 月 18 日 B 超复查，肝血管瘤 3.0cm×2.8cm。乳房胀痛较前好转，纳可，自觉全身症状好转。前法既效，进步治之。

当归 15 克，三棱 10 克，刘寄奴 10 克，炙甲片 10 克，川楝子 10 克，白术 10 克，白芍 10 克，牡蛎 50 克，丹参 15 克，柴胡 10 克，元胡 10 克，木香 10 克，八月札 10 克，红花 10 克，瓦楞子 30 克，龟版胶 10 克，15 剂。

八诊：1992 年 1 月 3 日

书述 12 月 19 日 B 超复查，血管瘤 2.6cm×2.5cm。自觉症状好转，略有腹胀。再予益气和营、活血化瘀立治。

炙鳖甲 15 克，当归 15 克，柴胡 10 克，元胡 10 克，五灵脂 15 克，莪术 10 克，三棱 10 克，丹皮 10 克，丹参 10 克，生黄芪 30 克，白术 10 克，白芍 10 克，制香附 10 克，枳壳 10 克，乳香 10 克，没药 10 克，阿胶 10 克，炙龟版 10 克，15 剂。

● 【评析】

何承志根据数十年的临床经验，创制成消炎利胆排石中成药金胆片，方以龙胆草泻火除湿为主药，辅以金钱草、虎杖利胆排石，猪胆汁可促使胆汁呈溶液状态，以增强清利排石作用。金胆排石汤有金胆片组成，再加入穿山甲，更有活血通络之功。对治疗胆结石、胆囊炎等疾病疗效甚佳。对于胆胃同病者，则用疏肝利胆和胃法治之，且擅于守法恒治，终获佳效。

肝内血管瘤，总由肝脾受损，气机阻滞，瘀血内停，日久不除，渐积而成，经用疏肝理气、化瘀通络、益脾柔养等法治疗，使其络脉疏通，胁痛渐愈，瘀积渐消，而肝内血管瘤缩小。

黄疸

● 【原文】

杨某，男，9 岁。

初诊：1983 年 1 月 12 日

肝炎病史已逾二月，曾住人民医院传肝科，经用西药治疗一月余，GPT反复不降，因而来院求治中医，证见巩膜黄染，纳谷尚可，小便色黄，腑气日行，舌淡胖，苔薄腻，脉细弦。

诊查：肝剑下 4cm，肋下 2cm，质软，压痛轻。血检：GPT（谷丙转氨酶）＞ 400U，ZnTT（硫酸锌浊度试验）14U。

证属肝胆湿热留恋，疏泄失于条达，当予清利湿热，调畅气机。

绵茵陈 15 克，大蓟 10 克，小蓟 10 克，平地木 20 克，板蓝根 15 克，紫丹参 10 克，蒲公英 15 克，鸭跖草 15 克，田基黄 15 克，软柴胡 5 克，白术

10 克，白芍 10 克，云茯苓 15 克，金钱草 15 克，广陈皮 10 克，炙甘草 5 克，5 剂。

抗炎灵 2 瓶。

二诊：1 月 17 日

目黄未退，小溲淡黄，自汗盗汗，舌脉同前。守法再进。

上方去金钱草、广陈皮、鸭跖草，加黄精 10 克，5 剂。

抗炎灵 2 瓶，肝炎清肝冲剂 1 盒。

三诊：1 月 24 日

湿热渐清未除，汗出已瘥，舌淡红，苔薄，脉弦数。SGPT 170U/L，ZnTT 13U。仿茵陈四苓法。

绵茵陈 15 克，平地木 20 克，大青叶 15 克，云茯苓 5 克，白术 10 克，白芍 10 克，广陈皮 10 克，软柴胡 5 克，田基黄 15 克，金钱草 15 克，蒲公英 15 克，炙甘草 5 克，7 剂。

垂盆草糖浆 2 瓶，肝炎清肝冲剂 1 盒。

四诊：1 月 31 日

湿热未除，肝失疏泄，舌淡红，苔薄，脉细弦。再予疏利。

绵茵陈 15 克，云茯苓 15 克，大蓟 10 克，小蓟 10 克，白术 10 克，白芍 10 克，软柴胡 5 克，制黄精 15 克，炙黄芪 15 克，炙甘草 5 克，平地木 20 克，蒲公英 15 克，生地黄 15 克，广陈皮 10 克，7 剂。

肝炎清肝冲剂 2 盒。

五诊：2 月 7 日

药后较舒，纳可便调，目黄渐退，小溲淡黄，余无特殊，舌脉如前。前方尚属合度，守前法稍事增损。SGPT 100U/L，ZnTT 12U。

上方去黄精、黄芪、蒲公英、生地黄，加粉丹皮 10 克，生米仁 15 克，金钱草 15 克，败酱草 15 克，7 剂。

垂盆草糖浆 500 毫升，2 瓶。

六诊：2 月 14 日

诸证如上，湿热渐清未净，守法冀收全功，方取茵陈四苓散加减。

绵茵陈 10 克，猪苓 15 克，茯苓 15 克，福泽泻 10 克，白术 10 克，白芍 10 克，软柴胡 6 克，生米仁 15 克，平地木 20 克，败酱草 15 克，大蓟 10 克，小蓟 10 克，制大黄 6 克，生甘草 6 克，广陈皮 10 克，7 剂。

七诊：2 月 22 日

一般尚可，纳好便调，小溲淡黄，舌略红，苔薄，脉细弦。湿热未除，肝阴已有亏损之机，再守前法，佐以柔肝。

上方去大小蓟、生甘草，加女贞子 15 克，虎杖根 25 克，7 剂。

八诊：3 月 2 日

精神较好，纳谷进步，腑气日行，小溲转清，舌略红，苔薄，脉细弦。肝功能正常，肝检不大。前方已奏效机，守前法再接再厉，祛邪务净之意。

上方去米仁、大黄，加板蓝根 15 克，粉丹皮 10 克，7 剂。

● 【评析】

黄疸是以目黄、身黄、小便黄为主症的病证，一般分为阳黄和阴黄。阳黄者色黄如橘子色，多属湿热胃实；阴黄者色黄晦暗，多属寒湿脾虚。黄疸可见于肝细胞损伤甚至坏死，各种原因引起的胆道阻塞、胆汁郁滞及溶血等疾病中。本案为湿热发黄证，属阳黄，乃因肝炎病毒引起的急性肝细胞损伤所致，谷丙转氨酶升高达 400U/L，经用疏肝清热利湿法，取茵陈蒿汤、四苓散等方加减治疗，10 剂后谷丙转氨酶即下降到 170U/L，再服 35 剂，谷丙转氨酶正常。

从所用方药看，何承志以疏肝利胆退黄为主要原则，仿茵陈蒿汤法，药如茵陈蒿、大黄、柴胡等，并合以清热解毒、利湿退黄之品，如田基黄、平地木、金钱草、垂盆草等；其次乃宗《金匮要略·黄疸病脉证并治》"诸病黄家，但利其小便"之意，以四苓散加减，药如白术、茯苓、泽泻、猪苓、生米仁、大蓟、小蓟等。此外，亦注意柔肝、通络，常加入白芍、丹皮、丹参、女贞子、生地黄等药，以利保肝祛邪，促进疾病痊愈。此诸法相合，治愈急性黄疸型传染性肝炎，经验独到可佳。

鼓胀

● 【原文】

张某，男，86 岁。

初诊：1991 年 9 月 5 日

患者 1 个月来，腹胀，小便减少，胃纳减退。近 10 天，腹胀明显，伴畏寒发热，全身浮肿，皮肤瘙痒，小便量少色深黄，便溏次多，面色灰暗，巩膜、皮肤黄染。舌尖红而暗，苔薄黄，脉沉数。

诊查：T37.2℃，P92 次 / 分，BP17/12kPa。两肺呼吸音清，心尖区可闻及 SM Ⅱ级。肝剑突下三指，质硬；脾大一指。腹围 94cm，下肢凹陷性浮肿。血检：总胆红素 57.1μmol/L，SGPT90U，白 / 球倒置，两对半阴性。B 超提示：肝硬化腹水。

证属气阴两虚，水湿内盛，瘀热发黄，为阴虚湿热之"鼓胀""阴黄"。治当遵"急则治其标"，先予淡渗利水、退黄之法，仿茵陈五苓散加减。

桂枝 5 克，茵陈 30 克，赤苓 15 克，猪苓 15 克，鸡金 10 克，金钱草 30 克，蟾皮 10 克，焦车前 30 克，白术 10 克，白芍 10 克，大腹皮 10 克，生苡仁 30 克，蒲公英 20 克，4 剂。

二诊：1991 年 9 月 9 日

药后小便较多，浮肿稍[1]退，面目一身尽黄，纳差便行不畅，口干引饮，苔薄，舌略色暗，脉沉数。湿热未退，阴分已损，运化无权，因年事已高，证颇棘手，注意变化。

茵陈 30 克，制军 10 克，桑皮 10 克，山栀 10 克，赤苓 15 克，猪苓 15 克，黄芩 10 克，马鞭草 15 克，白术 10 克，白芍 10 克，淮牛膝 10 克，丹皮 10 克，鸭跖草 20 克，车前子 15 克，7 剂。

三诊：1991 年 9 月 16 日

服药十余帖浮肿不退，下肢尤甚，一身尽黄，脘腹鼓胀，舌稍红，苔薄，脉沉数。肝脾肾俱病，因年事已高，图治不易，再拟疏肝清化、泻肺利水，今内外同治。

制大黄 10 克，生白术 10 克，茵陈 15 克，片姜黄 10 克，赤猪苓各 15 克，鸡内金 10 克，焦车前子 (包) 20 克，甜葶苈子 10 克，桑白皮 10 克，川椒目 6 克，炒川柏 10 克，生熟米仁各 20 克，大腹皮 10 克，3 剂。

外治：千金子[2] 10 克，煨甘遂 10 克，白胡椒 10 克，共研末，分 2 次，面粉调和，敷脐部 6～8 小时观察 1 次，注意有无皮肤过敏。

四诊：1991 年 9 月 19[3] 日

服上药兼用外敷，小便增多，浮肿好转，大便不多，苔薄，脉沉。再予上法进行。

生白术 10 克，川桂枝 5 克，赤芍 10 克，白芍 10 克，连皮苓 15 克，鸡金 10 克，胡芦巴壳 20 克，焦车前 30 克，泽泻 10 克，制川军 10 克，鸭跖草 30 克，大腹皮 10 克，木通 6 克，甜葶苈子 10 克，炙草 5 克，4 剂。

外治：千金子 20 克，肉桂 20 克，甘遂 20 克，黑丑 20 克，共研粉，分 6 次和面粉调和敷于脐部，每日 1 次。

五诊：1991 年 9 月 23 日

药后诸恙均减，浮肿显著消退，圊便尚可，肝脾肾同病。B 超复查：肝硬化腹水基本消失。肝功能检查复查：总胆红素 12.6μmol/L，SGPT 正常。证已见效，再予健脾护肝、活血软坚之剂以善其后。

白术 10 克，白芍 10 克，茯苓 15 克，黄芪 20 克，丹参 15 克，鳖甲 10 克，牡蛎 20 克，鸡金 10 克，青皮 10 克，制军 10 克，半夏 10 克，炙草 5 克，大腹皮 10 克，7 剂。

陈某，男，60 岁。

初诊：1991 年 4 月 15 日

患者有血吸虫肝病，肝硬化病史已 10 余年，4 个月前因巨脾进行切除术，术后一般尚可。近月来，因外感而诱发腹胀，小便量减少，下肢浮肿，精神萎软，形体消瘦，面色暗滞，气稍促。苔薄质暗，脉细不应指。

诊查：腹部膨隆，肝剑下 4～5cm，质硬有压痛，肝上浊音界在第五肋间。叩诊有移动性浊音，腹围 87cm。两下肢呈重度凹陷性水肿。血检肝功能：锌浊度 26U，碱性磷酸酶 40U，白、球蛋白比例严重倒置。B 超：血吸虫肝病，肝硬化腹水。

证属肝病传脾，脾失健运，水湿内聚，鼓疾之重候。治拟健脾利水，五苓散加减。嘱忌生冷，少盐为要，非易治。

焦白术 10 克，赤苓 15 克，猪苓 15 克，泽泻 10 克，黄芪 20 克，生地 20 克，车前子 15 克，大腹皮 10 克，砂仁 5 克，苡仁 20 克，淮牛膝 10 克，蟾皮 10 克，党参 15 克，7 剂。

二诊：1991 年 4 月 22 日

药后小便较多，腹胀足肿稍减，纳不多，脉弦细无神。然易反复，尚非安境也，仍宗前法。

党参 15 克，白术 10 克，赤苓 15 克，猪苓 15 克，大腹皮 10 克，泽泻 10 克，当归 15 克，胡芦巴 10[4] 克，青皮 10 克，鳖甲 10 克，鸡内金 10 克，7 剂。

三诊：1991 年 4 月 30 日

小便增多，腹部已较柔软，胃纳不多，气促少力，苔薄，脉弦细。仍宗原意进之。

党参 15 克，白术 10 克，赤苓 15 克，猪苓 15 克，青皮 10 克，陈皮 10 克，丹参 15 克，大腹皮 10 克，鳖甲 10 克，车前子 15 克，泽泻 10 克，马鞭草 15 克，甘草 5 克，当归 15 克。

服药近 3 个月，精神好转，腹胀消失。腹围 75cm，腹部叩诊移动性浊音消失。B 超复查：肝腹水基本消失。

● 【校注】

［1］稍：原为"消"。疑误。

［2］千金子：又名打鼓子、小巴豆。为大戟科植物续随子的种子。辛，温，有毒。有逐水消肿、破血散结的功效。

［3］19：原为"16"。疑误。

［4］10：原为"1"。疑误。

● 【评析】

鼓胀以腹部膨胀、皮色苍黄、脉络暴露为特征，多见于肝硬化、腹腔内肿瘤、结核性腹膜炎等形成的腹水病证中。本节案例有因血吸虫感染，或其他肝病导致肝硬化而成。鼓胀以肝脾肾三脏受病，气、血、水瘀结于腹内为病变关键，属本虚标实之证。案例 1 因水湿内盛，腹胀明显，且伴黄疸，小便减少，起病较急，故宜先治其标，以利水退黄为要，仿茵陈五苓散加减。案例 2 病程较长，正虚明显，治宜标本兼顾，以健脾利水为法，用四君子汤合五苓散治之。此法与 24 世何平子所创鼓胀方，以上补宗气，下通六腑为旨，方中亦有五苓散、四君子汤合方，加枳壳、大腹皮、厚朴、木香等药以增分理之效的思路颇有相合。

何承志还善于使用外治法，以外敷药物治疗腹水，提高疗效。药物组成及用法：千金子 20 克、肉桂 20 克、甘遂 20 克、黑丑 30 克、川椒 10 克，共研细末，分六次和面粉、水调成糊状，敷于脐部，每日 1 次。使用第一天，每隔 6～8 小时观察局部皮肤有无反应，若发现局部皮肤发红，起泡即停用。使用前测病人腹围，使用中测腹围与尿量，并随访 B 超检查腹水情况，观察治疗效果。此法可用于肝硬化腹水，晚期肝癌腹水，尿潴留，肾功能衰竭等疾病中。

胃脘痛

● 【原文】

吴某，女，46 岁。

初诊：1983 年 2 月 12 日

素有胃痛，近二旬来中脘胀痛，食后尤甚，嘈杂泛酸，嗳气则舒，心烦善怒，纳少便调，舌淡红，苔薄，脉弦。肝胃不和，气失调畅，治拟疏肝和胃，调畅气机，方取左金丸合金铃子散加味。

淡吴萸 3 克，小黄连 3 克，延胡索 10 克，川楝子 10 克，佛手片 6 克，苏噜子 10 克，海螵蛸 15 克，白术 10 克，白芍 10 克，生甘草 6 克，八月札

10 克，江枳实 10 克，青皮 10 克，陈皮 10 克，5 剂。

二诊：2 月 17 日

药后胃痛已平，嗳气泛酸亦瘥，纳谷进步，惟稍觉腹胀，口微感渴，舌略红，苔薄，脉细弦。肝胃渐和，阴津已有亏损之势，再步前法稍事增损，逍遥散出入。

软柴胡 6 克，白术 10 克，白芍 10 克，云茯苓 15 克，炙草 6 克，太子参 15 克，肥玉竹 10 克，延胡索 10 克，川楝子 10 克，佛手片 6 克，苏噜子 10 克，枸杞子 10 克，青皮 10 克，陈皮 10 克，5 剂。

莫某，女，35 岁。

初诊：7 月 9 日

疲惫，脘痛腹胀，纳差，脉数，苔薄，舌光。当予畅中宣化。

川楝子 10 克，青皮 10 克，陈皮 10 克，云苓 15 克，大蓟 10 克，小蓟 10 克，仙鹤草 15 克，乌药 5 克，枳实 10 克，苏噜子 10 克，八月札 10 克，柴胡 5 克，半夏 10 克，炙甘草 5 克，山楂 10 克，六曲 10 克，7 剂。

胃痛片 1 瓶。

二诊：7 月 16 日

症见轻减，脉细数，苔薄，舌光，再予和胃整肠为法。

当归 10 克，黄芩 10 克，青皮 10 克，陈皮 10 克，川楝子 10 克，枳实 10 克，半夏 10 克，云苓 15 克，仙鹤草 15 克，延胡 10 克，孩儿参 20 克，木香 10 克，白术 10 克，白芍 10 克，花粉 30 克，苏梗 10 克，7 剂。

胃痛片 1 瓶。

刘某，女，28 岁。

初诊：1983 年 1 月 7 日

素有胃痛病史，刻下脘痛作胀，嘈杂泛酸，纳少，肢软乏力，动辄心悸，苔薄腻，脉弦数。

诊查：去年人民医院摄片示"胃窦炎"。

证属肝失疏泄，横逆犯胃，气失宣畅，中焦不运。治当疏肝和胃，调气化湿。

软柴胡5克，杭白芍10克，江枳实10克，制半夏10克，广陈皮10克，云茯苓15克，炙甘草5克，天花粉30克，海螵蛸15克，板蓝根20克，平地木20克，焦山楂10克，焦六曲10克，川断肉10克，5剂。

胃痛片1瓶。

二诊：1983年1月12日

药后诸恙均减，苔薄，脉弦数。再守前法，参入益气扶正。

白术10克，白芍10克，炙黄芪10克，江枳实10克，怀山药15克，广木香10克，云茯苓15克，苏噜子15克，焦山楂10克，焦六曲10克，海螵蛸15克，煅瓦楞15克，广陈皮10克，炙甘草5克，川断肉10克，5剂。

三诊：1983年1月19日

药停两天，胃痛又作，便溏纳差，苔薄，脉细数。再拟益气和胃，调气止痛。

上方去枳实、川断、云苓、瓦楞，加诃子肉10克，延胡索10克。5剂。

四诊：1983年1月25日

胃痛又减，偶有嘈杂泛酸，便溏好转，苔薄，脉弦。前方已奏药效，守法稍事增损。前方去延胡，加川厚朴5克，制半夏10克，江枳实10克，白扁豆20克，5剂。

保和片1瓶。

五诊：1983年1月31日

胃痛已平，未见嘈杂泛酸，食后稍胀，二便自调，舌脉如常。肝胃转和，气机得调，当予和胃消食丸药图治，以善其后。

保和片2瓶。

● 【评析】

胃脘痛是指中上腹部剑突下，近心窝处疼痛。又称胃痛、心下痛等。有外感、内伤之分，证有寒热虚实之异。脾虚肝郁是内伤胃脘痛的常见证候，二十二世何元长即擅用党参、干姜、茯苓、炙草健脾温中，黄连、吴茱萸、白芍疏肝和胃止痛。何承志亦认为肝胃不和，气失调畅是本病的主要病机，因此治疗重在和理肝脾。疏肝和胃是常用治法，方以四逆散加减，药如柴胡、白芍、枳实、甘草、青皮、陈皮、白术、茯苓等。胃嘈泛酸者，合左金丸加海螵蛸、瓦楞子等药；胃痛者，合金铃子散；纳呆者加山楂、六曲等药；便溏者加山药、诃子、白扁豆等药；脾虚甚者，加太子参、黄芪等药；胃阴不足者，加玉竹、枸杞、花粉等药；肝郁甚挟热者，加苏噜子、八月札、黄芩、平地木等药。当肝胃转和，气机得调，诸恙均减时，则予和胃消食丸药图治，或益气扶正为主治，以善其后。可见何承志既有继承祖辈的学术思想和经验，又结合自己的临证体会，形成独到的治疗思路和选方用药，可资参考。

吐泻

● 【原文】

蒋某，女，40 岁。

初诊：7 月 26 日

感邪食滞中阻，上吐下泄，纳差，苔腻，脉濡数。肠胃不和，当予畅中宣化，藿香正气法出入。

藿梗 10 克，苏梗 10 克，陈皮 10 克，半夏 10 克，大腹皮 10 克，山药 10 克，云苓 15 克，川朴 6 克，焦山楂 10 克，焦六曲 10 克，焦谷芽 15 克，苡仁 15 克，炙甘草 5 克，4 剂。

二诊：7 月 29 日

胃肠未和，湿滞中阻，纳差，脘痞，苔薄腻，脉濡数。再予畅中宣化。

白术 10 克，白芍 10 克，陈皮 10 克，半夏 10 克，川朴 6 克，云苓 5 克，神曲 10 克，木香 10 克，炙草 5 克，佛手柑 10 克，枳实 10 克，茵陈 15 克，山栀 10 克，花粉 30 克，4 剂。

藿香正气片 1 瓶，玉枢丹 1 瓶。

时值夏令，患者因感受暑湿引起上吐下泻，何承志辨为肠胃不和，治以畅中宣化，用藿香正气散加减。初诊偏于化湿、和中，二诊则加入茵陈、山栀、枳实等药，因邪未速去，则易化热郁结，当予以清利泻下；玉枢丹能辟秽化浊，增强止呕作用。同时吐泻易伤阴液，故加入白芍、花粉以养阴增液，以冀早日康复。

痢疾

●【原文】

王某，男，40岁。

初诊：1982年10月27日

四五年来便泄不已。近患菌痢，便时腹痛，里急后重，多处求治少效。苔薄腻，脉弦。当予和胃整肠，泄肝扶土，苦寒渗湿、疏泄为法，香连丸合白头翁汤出入。

白术10克，白芍10克，木香10克，白头翁10克，焦山楂10克，焦六曲10克，云苓15克，山药15克，地锦草15克，黄芩10克，煨益智10克，紫草5克，刘寄奴10克，炙草5克，7剂。

香连丸2瓶。

二诊：1982年11月3日

药后便泄渐戢[1]，肠鸣辘辘，稍稍思纳，苔薄腻，脉细数。再予前法进步治之。

炒山药15克，败酱草15克，地锦草15克，白头翁10克，焦山楂10克，焦六曲10克，刘寄奴10克，炙草5克，炒黄芩10克，白术10克，白芍10克，煨益智10克，秦皮15克，诃子10克，7剂。

三诊：1982年11月10日

湿热滞交蕴，胃肠未和，晨起大便一次，溏薄，腹鸣辘辘，苔薄腻，脉濡数。再予扶土抑木。

山药 15 克，诃子 10 克，赤石脂 (包) 30 克，紫草 5 克，刘寄奴 10 克，焦山楂 10 克，焦六曲 10 克，禹余粮 (包) 30 克，焦麦芽 15 克，焦苡仁 15 克，黄芩 10 克，白术 10 克，白芍 10 克，木香 10 克，煨益智 10 克，云苓 10 克，炙草 5 克，7 剂。

香连丸 2 瓶。

四诊：1982 年 11 月 7 日

腹鸣未愈，便行次数已减，胃肠未和，脾湿中阻，苔薄，脉濡。再予和胃清肠。

白术 10 克，白芍 10 克，大腹皮 10 克，木香 10 克，焦山楂 10 克，焦六曲 10 克，山药 15 克，诃子 10 克，山栀 10 克，青皮 10 克，陈皮 10 克，郁金 5 克，延胡 10 克，焦麦芽 15 克，焦苡仁 15 克，石榴皮 10 克，7 剂。

香连丸 2 瓶。

钱某，女，31 岁。

初诊：1982 年 11 月 9 日

育二胎，已绝育。腹痛痢下不畅，里急后重，苔薄腻，脉细数。湿热交滞故也，先予渗湿清热为法，汤丸并进。

白头翁 10 克，秦皮 10 克，木香 10 克，地锦草 15 克，败酱草 15 克，炒黄芩 10 克，白术 10 克，白芍 10 克，葛根 10 克，陈皮 10 克，焦山楂 10 克，焦六曲 10 克，炙草 5 克，5 剂。

抗炎灵 2 瓶，香连丸 2 瓶。

二诊：1982 年 11 月 16 日

药后痢下已戢，骶部不舒，小腹下坠感，分泌带下，湿热交阻故耳，苔薄而黄，脉濡数。再予和营束带，清理肠道。

椿白皮 15 克，当归 10 克，败酱草 15 克，莲须 15 克，地锦草 15 克，白术 10 克，白芍 10 克，补骨脂 10 克，鸡内金 15 克，焦山楂 10 克，焦六曲 10 克，木香 10 克，川断 10 克，西芪 10 克，炙草 5 克，5 剂。

三诊：1982 年 11 月 22 日

痢下已愈，腰背酸楚，带下绵绵，苔薄腻，脉濡数。再予调气和营束带治之，以善其后。

炒山药 15 克，当归 10 克，椿白皮 20 克，丹皮 10 克，川断 10 克，白术 10 克，白芍 10 克，黄芪 10 克，败酱草 15 克，补骨脂 10 克，萆薢 5 克，海螵蛸 15 克，5 剂。

● 【校注】

[1] 戢（jí）：收敛、止息。

● 【评析】

杂食不洁，感受外邪是痢疾发生的主因，然与内因亦有关，如素有劳伤正虚，脾胃宿疾等。痢疾症见下利便脓血，里急后重，初起以湿热交蕴，气滞血瘀为主，久则导致脾虚下陷，阴液内亏。何承志主张治以和胃清肠为大法，喜用汤、丸并进治疗，即香连丸合白头翁汤法，热毒甚者，可加地锦草、败酱草、紫草等药，以增凉血解毒之功；并辅以山楂、六曲、鸡内金等药以和胃消积。方中还常用白芍、黄芩、甘草等药，此即是《伤寒论》治下利之黄芩汤法，有活血祛瘀治痢疾之意，后世在此基础上创芍药汤，加入当归、肉桂、木香、槟榔等药，更增调气和血之功，何承志则合以刘寄奴、木香、郁金、当归、丹皮等药以理气活血祛瘀。如素有脾虚泄泻，痢后便溏不禁，可酌加诃子、赤石脂、禹余粮、石榴皮等药以固涩止泻。如痢后气血有亏，脾肾不足，则可取补益调养，兼清湿热之法，以善其后。

腹痛

● 【原文】

赵某，男，27 岁。

初诊：1982 年 12 月 22 日

平素嗜纳牛羊肉，经常便秘，腹痛，苔薄，脉弦。此属手足阳明腑实也，治与承气汤。

生军 (后下) 10克，元明粉 (冲) 10克，枳实 10克，川朴 10克，木香 10克，败酱草 15克，红藤 15克，皂角刺 10克，青皮 10克，陈皮 10克，2剂。

二诊：1982年12月24日

药后便下黏腻，燥矢甚多，腹痛已瘥，苔薄腻，脉弦。再予击鼓前进。

当归10克，川朴10克，皂角针10克，败酱草15克，青皮10克，陈皮10克，制半夏10克，生苡仁30克，木香10克，制川军10克，枳实10克，5剂。

汪某，女，6岁。

绕脐腹胀3天，脘胀痛不忍，按之腹块移动，二便通畅。

诊查：B超提示：腹腔内肠腔气体反射，未见明显占位。

用外治法治疗，以消肠胀气。

小茴香5～10克，川椒子5～10克，研细末（此为一次量）炒热纱布包，敷于脐部（神厥穴）。每日1次，每次敷6～8小时。每一疗程约1周，连用1～2周，效佳。

1小时后患儿腹胀渐松，按之腹块消失。

又法：香附50克（研末）、食盐50克，同炒热，纱布包，敷于脐部神厥穴。可治脐腹诸痛症，如胃脘痛，泄泻时腹痛，痛经及疝气疼痛，均有显著效果。

● 【评析】

第一案例系粘连性肠梗阻所致的腹痛、便秘，因热结于内，气血瘀滞，腑气不通所致，证属阳明腑实，治宜清热攻下，大承气汤是为主方。方中大黄苦寒攻下，元明粉软坚破结，两药相配清热泻下；川朴、枳实利气而攻积导滞，四药合用则通腑驱阻之效甚佳。加青陈皮、木香以增行气止痛功效；败酱草、红藤清肠解毒；皂角刺辛散温通，能消肿托毒行瘀。药后泻下多量黏腻燥屎，肠热得清，气行瘀散，故腹痛即止。二诊因腑气已通，故改用小承气汤，取轻下通腑，并用当归活血，半夏和胃，苡仁利湿，以清泄余邪，调胃和肠，巩固疗效，冀病痊愈。

第二例为肠胀气所致的腹胀痛，何承志采用药物敷脐部的外治法，以温通理气，消胀止痛。方药或以小茴香配川椒子，或以香附合食盐，简便易得，行之有效，对于胃肠功能失司，小儿消化不良，以及腹部手术后，肠功能未恢复的患者均可应用。

水肿

● 【原文】

徐某，男，16岁。

初诊：5月31日

寒邪外客，色㿠，烘热无汗，面浮肢肿，苔薄腻，脉数。风邪上受首先犯肺，腠理开阖不利，当予调和营卫。

桂枝5克，白术10克，白芍10克，防风10克，黄芪15克，炙草5克，羌活6克，独活6克，川牛膝10克，茯苓15克，车前子 (包) 15克，炙麻黄5克，杏仁10克，4剂。

二诊：6月7日

自觉发热，二便不畅，面浮肢肿，苔薄腻，脉细数。风水为患，建议进一步检查。

白术10克，防风10克，黄芪10克，车前子 (包) 15克，泽泻10克，豆豉15克，桑叶5克，桑白皮5克，茯苓15克，川牛膝10克，胡芦壳20克，炙草5克，陈皮10克，浮萍10克，4剂。

三诊：6月11日

药后身热较退，微微出汗，苔薄，脉数。再予调和营卫主之。

清水豆卷15克，柴胡5克，防风10克，黄芪10克，云苓15克，炙草5克，白术10克，白芍10克，羌活6克，独活6克，陈皮10克，板蓝根15

克，炒黄芩 10 克，半夏 10 克，孩儿参 20 克，5 剂。

四诊：6 月 28 日

身热已退，汗出溱溱[1]，苔薄，脉数。当于调和营卫。

防风 10 克，桂枝 5 克，白术 10 克，白芍 10 克，茯苓 15 克，生豆卷 15 克，西芪 10 克，焦山楂 10 克，焦六曲 10 克，前胡 5 克，池菊 10 克，桑叶 5 克，炙草 5 克，陈皮 10 克，胆星 5 克，7 剂。

许某，男，5 岁。

初诊：1991 年 8 月 26 日

面部、下肢浮肿四月，溲赤而少，咽红，舌稍红，苔薄，脉细数。

患儿曾因两下肢出血点，伴有关节红肿，蛋白尿等症，于今年 5 月 12 日至 8 月 14 日住上海儿科医院诊治，诊为"过敏性紫癜""紫癜性肾炎"，5 月 16 日起给予泼尼松（强的松）每日 30 毫克治疗，关节肿痛消失，尿蛋白好转，到 7 月 2 日强的松减量后，尿蛋白增多，逐加大强的松量。刻下尿检：蛋白（++），红细胞 10～15/HP。

证属风水夹热，三焦气道闭塞，决渎无权，湿热蕴于膀胱。治拟通调水道，清宣肺气，化湿清热。

生地 15 克，茯苓 10 克，鸭跖草 15 克，丹皮 5 克，杏仁 10 克，泽泻 10 克，大青叶 15 克，黑车前 (包) 10 克，板蓝根 20 克，蒲公英 10 克，仙鹤草 15 克，焦米仁 15 克，炙甘草 5 克，7 剂。

二诊：1991 年 9 月 2 日

药后咽痛好转，小便量可。浮肿稍退，纳不多，苔薄，脉细数。再予宣化。

今日尿检：蛋白（+），红细胞 1～2/HP。

金钱草 10 克，蒲公英 10 克，丹皮 5 克，陈皮 5 克，薏仁 20 克，赤小豆 20 克，白术 10 克，白芍 10 克，大、小蓟各 10 克，茅、芦根各 10 克，生地 15 克，炙甘草 5 克，茯苓 15 克，黄芪 15 克，7 剂。

三诊：1991 年 9 月 9 日

浮肿渐退，精神尚可，胃纳不多，苔、脉同上。再拟上法。

前方加仙鹤草 15 克，7 剂。

四诊：1991 年 9 月 16 日

证状稳定，易于感冒，咳嗽咽痛，苔薄，脉滑数。正气不足，新邪易容，当予扶正祛邪，标本同治。

党参 10 克，白术 10 克，白芍 10 克，怀山药 15 克，茯苓 15 克，芡实 10 克，车前子 (包) 15 克，泽泻 10 克，蒲公英 10 克，薏仁 10 克，炙甘草 5 克，仙鹤草 10 克，金钱草 10 克，7 剂。

五诊：1991 年 9 月 23 日

诸恙好转，小便清长，浮肿消退。尿检：蛋白微，白细胞 (-)，红细胞 0～1/HP。再予上法调理。

上方加山萸肉 6 克、杜仲 10 克。

1992 年 2 月 13 日随访，尿检 (-)，诸恙消失。停服中药，给六味地黄丸口服，巩固治疗。

王某，男，6 岁。

初诊：1991 年 1 月 18 日

面浮肢肿，乳蛾双肿，小便赤涩，苔薄，脉细数，伴蛋白尿、血尿，症已一个半月。

1990 年 12 月 4 日，因浮肿 4 天，尿少尿红，到上医大儿科医院门诊，体检 BP：18.5/10.5KPa（140/80mmHg），尿检：尿蛋白（++++），白细胞 20～30/HP，红细胞 20～25/HP，细胞管型 2～4/HP。诊为急性肾炎。近二天尿量为 700 毫升 /24h，尿色鲜红，似肉眼血尿。尿检：红细胞 500/HP，尿蛋白（++++）。BP：14/7.5KPa。

证属肺心肾同病，当予清肺、益肾、宣化治之。

小生地 30 克，皮苓 15 克，蒲公英 15 克，板蓝根 20 克，丹皮 10 克，大、小蓟各 10 克，知母 10 克，黄柏 10 克，杜小豆 30 克，炙草 5 克，防风 6 克，金钱草 15 克，侧柏叶 10 克，藕节 5 枚，7 剂。

上方连服 35 剂。

二诊：1991 年 3 月 7 日

尿检显著好转。

上方去防风、侧柏叶、藕节，加炙黄芪、桑白皮，茜草根、茅根。

上方服至 3 月 28 日，浮肿退净。尿检：蛋白微量，红细胞＞100/HP，颗粒管型 0 ～ 1/HP。以上方为基础随证加减续服。4 月 25 日来门诊时尿检：蛋白微量，红细胞 1 ～ 2/HP。5 月 6 日、5 月 20 日门诊随访尿检完全正常，迄今未发。

张某，女，29 岁。

初诊：1992 年 7 月 6 日

下肢浮肿三年，午后为甚，小便浑浊不畅，胃纳一般，舌质偏淡，苔薄，脉弦细。

患者三年前产前检查发现蛋白尿，分娩后蛋白尿仍不消失，持续在（++）至（+++）间，血压，血脂均升高，外院诊为慢性肾炎。刻下尿检：尿蛋白（++），白细胞 5 ～ 6/HP，红细胞 1 ～ 2/HP。24 小时尿蛋白定量 250 毫克[2]。血检：胆固醇 2.70 mmol/L，甘油三酯 1.68 mmol/L。血压 142/98mmHg。

证属脾虚失运，生化乏源，湿从内生，当予健脾益肾，清化湿热。

生白术 10 克，怀山药 15 克，黄芪 20 克，蒲公英 20 克，淮牛膝 10 克，赤、猪苓各 15 克，泽泻 10 克，当归 20 克，丹皮、参各 10 克。

经上方加减治疗 1 个月，小便色清，量可，下肢浮肿好转，尿蛋白（+）。后因患者病久正气不足，卫外不固，风邪入侵，感冒反复，蛋白尿时有反跳，用药在原有基础上加减，表症明显加桑叶，杏仁，菊花之类；小便黄赤加车前草，金钱草，知母，黄芩，鸭跖草，山萸肉等药。连续治疗 10 个月，蛋白尿消失，血脂正常，诸恙悉退，遂告痊愈。

● 【校注】

[1] 溱溱（qín）：汗出貌。

［2］250毫克：原为"250克"。疑误。

● 【评析】

第一案为风水，《医宗金鉴·肿胀总括》注："上肿曰风，下肿曰水。故风水之证，面与胫足同肿也。"又："从上肿者，多外感风邪，故宜乎汗；从下肿者，多内生湿邪，故宜乎利水。"本案患者发热无汗，面浮肢肿，是为外感风寒，内有水湿。本证可见于急性肾小球肾炎等疾病，故何承志一方面建议进一步检查，一方面给予中医药治疗。《金匮要略·水气病脉证并治》："风水，脉浮身重，汗出恶风者，防己黄芪汤主之。"然此患者发热无汗，故何承志认为乃属风寒犯肺，腠理开阖不利，当予调和营卫，采用麻黄汤合防己黄芪汤加减治疗，发汗为主，兼以利水。二诊时仍宗前法，但不用麻黄汤，而用豆豉、桑叶、浮萍等辛凉解表药，乃因症见二便不畅，有病邪化热入里之势。三诊发热较退，且有微汗出，故发汗解表药轻减，改用清水豆卷、柴胡，并加入黄芩、板蓝根以清热解毒。四诊热退，汗出，则以玉屏风散益气固表，桂枝、芍药调和营卫。本案治疗始终以调和营卫为主法，乃因病邪流连肌表营卫，治以祛邪外出为首要，以免内陷损伤脏腑。并合以益气固表的玉屏风散，乃散中有固，以防正气受损而使邪气肆逆。发汗、利水、清热解毒等法不可或缺，然发汗力逐诊减小，清热解毒药渐加，利水药力三诊后渐减，体现了祛邪药当中病即止，以免伤正。最后以健脾、调和气血收官。

第二、第三例亦属风水，但病程较长，邪入血分，故不仅面浮肢肿，并见血尿，甚则紫癜，治疗重在清热利湿，凉血益阴，药如茯苓、泽泻、车前子、蒲公英、金钱草、生地黄、丹皮等，同时亦常用杏仁、桑皮以开肺通调水道，并加入大蓟、小蓟、侧柏叶、仙鹤草等药，以凉血止血。待邪去肿退，则治以补肾善后。

第四例病程日久，以下肢浮肿为主，脾肾同病，本虚标实，故治宜健脾益肾，清化湿热，标本兼顾。守法恒治，终获佳效。

淋证

● 【原文】

周某，男，38 岁。

初诊：11 月 16 日

初起突感尿频、尿急、尿痛，腰背酸楚，无既往史可循。苔薄腻，脉弦。

尿检：白细胞 10～15/HP。

证属湿热下注，膀胱气化不宣，先予清化。

生地 20 克，丹皮 10 克，知母 10 克，海金沙 (包) 15 克，云苓 15 克，瞿麦 20 克，萹蓄草 20 克，川断 10 克，石韦 10 克，黄芪 10 克，白术 10 克，白芍 10 克，炙草 5 克，5 剂。

抗炎灵 2 瓶。

二诊：11 月 23 日

尿痛、急频均减，腰背酸痛亦较瘥。湿热互蕴，膀胱气化失宣，再以益肾宣化为法。

川断 15 克，海金沙 (包) 15 克，猪苓 15 克，萹蓄草 15 克，生地 15 克，黄芪 10 克，石韦 10 克，瞿麦 15 克，白术 10 克，白芍 10 克，炙草 5 克，焦车前 (包)15 克，狗脊 15 克，5 剂。

11 月 23 日尿检：白细胞 1～3/HP

袁某，女，31 岁。

初诊：1982 年 11 月 11 日

尿频、尿痛，腰背酸楚，纳差，苔薄，脉细数。湿热互阻，膀胱气化不宣，当予清化。

蒲公英 15 克，金钱草 15 克，生地 15 克，川断 10 克，海金沙 (包) 15 克，狗脊 10 克，瞿麦 15 克，陈皮 10 克，炙草 5 克，板蓝根 20 克，防风 10 克，桂枝 5 克，5 剂。

抗炎灵 2 瓶。

二诊：11 月 16 日

诸恙均减，尿频、尿痛、尿急已愈，渐思纳谷，苔薄舌光，脉濡数。再予调气和营。

生地 15 克，党参 10 克，川断 10 克，云苓 15 克，海金沙 (包) 10 克，板蓝根 20 克，白芍 10 克，桂枝 5 克，陈皮 10 克，石韦 10 克，狗脊 10 克，仙鹤草 15 克，玉屏风散 (包) 30 克，5 剂。

谢某，男，57 岁。

初诊：1982 年 10 月 26 日

偏左腰痛，尿意不畅，尿血淋痛不已，苔薄，脉弦。先予益肾宣化，排解结石。

10 月 26 日尿检：黄色、微浑，白细胞 2～3/HP，红细胞满视野。

海金沙 (包) 15 克，萆薢 15 克，云苓 15 克，蒲公英 15 克，大蓟 10 克，小蓟 10 克，炒黄芩 10 克，丹皮 10 克，仙鹤草 15 克，焦车前 (包) 15 克，萹蓄草 15 克，石韦 5 克，瞿麦 15 克，5 剂。

琥珀末、西黄[1] 末各 5 克，每日 2 次，每次各 1 克调服。

壮腰健肾丸 1 瓶。

二诊：10 月 28 日

症如上述，再与原意出入。

瞿麦穗 10 克，海金沙 (包) 15 克，川萆薢 12 克，萹蓄草 12 克，粉丹皮 10 克，大蓟炭 12 克，小蓟炭 12 克，金钱草 30 克，蒲公英 30 克，仙鹤草 15 克，焦谷芽 20 克，焦麦芽 20 克，车前子 (包) 12 克，甘草 5 克，侧柏炭 10 克，炒川断 12 克，4 剂。

琥珀末、西黄末各 5 克，每日 2 次，每次各 1 克调服。

10 月 28 日尿检：深黄色、清，蛋白：微量，红细胞 20～30/HP，白细胞 3～5/HP，上皮细胞少。

10 月 29 日尿检：黄色、清，白细胞 3～5/HP，红细胞 15～20/HP。

11 月 2 日尿检：红细胞 2～4/HP。

11月3日尿路平片：盆腔内左侧输尿管下端、膀胱部见颗粒状结石影。

三诊：11月5日

膀胱结石，小便解则腹痛、腰痛，苔白，脉数。湿热内阻，气化失司，治以渗利排石。

炙鸡金10克，金钱草20克，海金沙（包）10克，牛膝梢10克，瞿麦穗10克，萹蓄草10克，净石韦6克，生甘草5克，焦车前10克，桑寄生15克，炒泽泻10克，7剂。

四诊：11月10日

服排石汤后已解下米样结石，小便已正常，腰酸好转，舌黄腻，脉细数。湿热未楚，治再原方加减。

炙鸡金12克，瞿麦穗10克，萹蓄草10克，净石韦6克，生甘草5克，金钱草20克，海金沙（包）10克，焦车前10克，大腹皮12克，茯苓10克，桑寄生15克，5剂。

11月10日尿路平片与11月3日平片作比较，左侧输尿管下段结石已排出不见。

潘某，女，54岁。

初诊：1983年3月1日

素有腰痛，近日加剧，甚则绞痛难忍，引及少腹，排尿涩痛，尿次不频，自觉畏寒发热，咳嗽痰少，纳少口渴，舌红，苔薄腻，脉细弦。腰部无外伤史。

诊查：两肾区叩痛（+）。尿检：白细胞1～2/HP，红细胞1～2/HP。血检：白细胞$5.2 \times 10^9/mm^3$，中性62%，淋巴34%，嗜酸性4%。

证属肾气不宣，湿热下注，熬尿成石，气化不利。治拟清热利湿，通淋排石，方取三金汤加减。

金钱草30克，海金沙（包）15克，鸡内金10克，车前子15克，车前草15克，瞿麦穗10克，净石韦20克，杭白芍12克，生甘草6克，蒲公英20克，生地黄15克，肥玉竹10克，谷芽15克，麦芽15克，4剂。

二诊: 1983 年 4 月 4 日

前投清热利湿, 通淋排石之剂, 药后腰痛好转, 绞痛未作, 畏寒发热、尿痛均瘥, 咳减口渴, 纳谷未振, 舌略红, 苔薄, 脉细数。前方已奏药效, 守前法略加增删。

上方去蒲公英、生地、石韦, 加南沙参 15 克, 北沙参 15 克, 淮牛膝 10 克, 软柴胡 6 克, 4 剂。

1983 年 5 月 24 日, 其夫就诊时代妻致谢, 服药后诸证悉平, 至今未曾复发。

陈某, 女, 30 岁。

初诊: 1983 年 3 月 2 日

素有肾盂肾炎病史。前天开始淋证又作, 尿意频数, 滴沥涩痛, 口苦觉渴, 腰酸肢软, 纳可便调, 舌红, 苔薄腻, 脉细数。

尿检: 白细胞 5 ～ 8/HP, 红细胞 1 ～ 2/HP。

证属肾水素亏, 湿热内蕴, 下注膀胱, 气化不利。"急则治其标", 先拟清利湿热, 通淋利尿, 方取八正散意。

车前子 15 克, 车前草 15 克, 瞿麦穗 10 克, 萹蓄草 10 克, 黑山栀 10 克, 块滑石 10 克, 甘草梢 6 克, 鸭跖草 15 克, 蒲公英 15 克, 福泽泻 10 克, 生地黄 15 克, 金钱草 30 克, 炙鸡金 10 克, 4 剂。

二诊: 3 月 5 日

前投清利湿热之剂, 尿意频数、滴沥刺痛减而未平, 余证依然。再守前法, 击鼓再进。

车前子 (包) 10 克, 萹蓄草 10 克, 瞿麦穗 10 克, 六一散 (包) 30 克, 炒知母 10 克, 黄柏 10 克, 生黄芪 10 克, 生地 10 克, 熟地 10 克, 全当归 10 克, 淮牛膝 10 克, 炒黄芩 10 克, 天花粉 30 克, 5 剂。

三诊: 3 月 12 日

尿痛已平, 尿次不频, 然腰酸肢软, 疲乏少力, 两耳蝉鸣, 纳可便调, 舌略红, 苔薄腻, 脉细数。

尿检：白细胞 1～3/HP，红细胞（-）。

湿热渐清未净，肾阴已见亏损，当予邪正兼顾，清利湿热，养阴益肾。

金钱草 30 克，蒲公英 30 克，鸭跖草 20 克，六一散（包）15 克，生地黄 15 克，怀山药 15 克，云茯苓 15 克，福泽泻 10 克，粉丹皮 10 克，白术 10 克，白芍 10 克，桑寄生 10 克，炙鸡金 10 克，白蒺藜 15 克，青皮 10 克，陈皮 10 克，5 剂。

四诊：3 月 19 日

药后诸证悉平，然劳后腰酸，口渴欲饮，纳可便调，舌略红，苔薄，脉细数。尿检（-）。湿热已清，肾亏未复，治拟滋肾调益，以善其后。

生地 15 克，熟地 15 克，怀山药 15 克，福泽泻 15 克，粉丹皮 6 克，太子参 15 克，杭白芍 12 克，生甘草 6 克，云茯苓 15 克，青皮 6 克，陈皮 6 克，7 剂。

● 【校注】

［1］西黄：牛黄的处方名。为牛科动物黄牛胆囊中的结石。苦、甘，凉。有清心开窍，豁痰定惊，清热解毒功效。

● 【评析】

淋证是以小便涩痛，滴沥不尽，常伴有小便急迫短数为主症的病证，多因湿热下注膀胱，或中气下陷，或肾虚气化无力所致。根据病因或表现将淋证分为石淋、气淋、血淋、膏淋、劳淋等五种。本病可见于泌尿系感染、结石、肿瘤，以及前列腺炎或肥大，乳糜尿等疾病中。本节淋证案例多因湿热下注膀胱所致，或肾气不宣，湿热内蕴，熬尿成石，日久则由实转虚，或虚实夹杂。对于淋证急性发作，症见尿痛、尿急、尿频等，何承志认为当急则治其标，清热利湿为法，方以八正散加减，如有结石，合以三金汤通淋排石。并常辅以生地黄、丹皮、蒲公英、鸭跖草等药，或琥珀、西黄末以凉血化瘀，清热解毒。当邪气衰减，则治以益肾宣化，虚实兼顾。如邪去，诸证悉平，治宜滋肾调益，方以六味地黄丸加减，以善其后。

血证

● 【原文】

张某，男，18岁。

初诊：1983年1月25日

今年元旦开始咯血[1]，嗣后屡屡发作，曾用中西药治疗，未见明显好转。顷诊：咯血伴咳，痰中常带血或纯血鲜红，口渴欲饮，纳可，便调，舌红，苔薄有裂纹，脉滑而数。

诊查：胸透：两肺纹理呈卷状，两侧胸廓正常对称，心形正常。西医诊为支气管扩张。

证属肺失肃降，痰热内蕴，阴耗火动，灼伤肺络。治拟清肺化痰，滋阴生津，凉血止血。

南沙参15克，北沙参15克，鱼腥草15克，光杏仁10克，炙兜铃10克，大力子10克，生地黄15克，粉丹皮15克，辰麦冬10克，天花粉30克，黑玄参15克，野百合15克，川贝粉（冲）3克，黛蛤散（包）15克，大蓟10克，小蓟10克，7剂。

二诊：2月1日

服药5剂，咯血即止，然咳嗽未已，咯痰不畅．咽喉欠利，口渴依然，舌略红，苔薄微黄，脉数。前方已奏效机，守前法击鼓再进，百合固金汤出入。

野百合15克，杭白芍10克，辰麦冬10克，生地15克，熟地15克，黑玄参10克，川贝粉（冲）3克，全当归10克，炙甘草5克，南沙参15克，北沙参15克，光杏仁10克，鱼腥草20克，大青叶15克，仙鹤草15克，大蓟10克，小蓟10克，7剂。

三诊：2月10日

咯血未作，咳嗽渐减，咯痰见畅，咽喉宜利，口渴改善，纳可便调，舌略红，苔薄，脉细数。痰热渐清，气阴未复，当予益气养阴，佐化痰热，祛邪务净，冀收全功。

上方去鱼腥草、大小蓟、仙鹤草、全当归，加太子参20克、粉丹皮10

克、熟大力 10 克，7 剂。

费某，女，6 岁。

初诊：1993 年 1 月 18 日

手、足皮肤出血点二旬，伴鼻衄。刻下全身无新鲜出血点，下肢、面部瘀斑瘀点，无自觉不舒。舌质淡，苔薄腻，脉细数。

患儿从 1992 年 12 月 26 日起，足部出现细小针尖样出血点，渐发展至手背、足部及面部，呈紫红色，伴有鼻衄，外院诊断为"血小板减少性紫癜"，经氢化可的松、洁霉素、强的松、输血等治疗，血小板仍在 2 万左右。4 岁时曾有类似发作，上医大儿科医院住院治疗。目前用强的松 7.5 毫克／日。今血检：血小板 30×10^9/L。

证属先天禀赋不足，气阴二虚，兼之肌衄反复发作，营血亏虚，脾肾两虚。治拟益气养阴，宁络止血，标本同治。

生地 15 克，熟地 15 克，丹皮 10 克，仙鹤草 20 克，大蓟 10 克，小蓟 10 克，党参 15 克，黄芪 30 克，羊蹄根 10 克，女贞子 15 克，当归 10 克，旱莲草 15 克，蒺藜 15 克，炙草 5 克，阿胶 10 克，7 剂。

二诊：1993 年 2 月 1 日

服上药后自觉症状尚可，胃纳如常。今日复查血小板为 31×10^9/L。气阴不复，效不更方，再予益气养血，佐以凉血止血。

黄芪 30 克，党参 15 克，白术 10 克，白芍 10 克，生地 20 克，怀山药 15 克，茯苓 15 克，丹皮 10 克，仙鹤草 15 克，大蓟 10 克，小蓟 10 克，女贞子 15 克，墨旱莲 15 克，当归 15 克，炙草 5 克，阿胶珠 10 克，10 剂。

三诊：1993 年 2 月 10 日

患儿无不舒，精神尚可，苔薄，脉细数。再予上法进之，当健脾益肾，养血生血。

当归 15 克，生、熟地各 20 克，党参 15 克，炙黄芪 20 克，大、小蓟各 10 克，仙鹤草 15 克，丹皮 10 克，旱莲草 15 克，阿胶珠 10 克，女贞子 15 克，茯苓 15 克，炙草 5 克，陈皮 10 克，7 剂。

四诊：1993 年 2 月 17 日

今日复查血小板 59×10^9/L。患儿近日在家长的指导下每日服鲜生猪血 10～20 毫升。苔薄，脉细数。再予益肾健脾，养阴止血，参以有情之品。

生地 20 克，熟地 20 克，怀山药 15 克，炙黄芪 10 克，当归 15 克，仙鹤草 20 克，女贞子 15 克，阿胶 10 克，炙龟版 10 克，党参 15 克，元参 10 克，麦冬 15 克，陈皮 10 克，制半夏 10 克，甘草 5 克，7 剂。

五诊：1993 年 3 月 8 日

新邪外客，咽红，略有咳嗽，纳谷欠香，苔薄，脉细数。再予益气和营，清肺化痰，扶正祛邪并进。已停服强的松，今日复查血小板 84×10^9/L。

姜半夏 10 克，杏仁 10 克，橘红 10 克，桑叶 10 克，桑白皮 10 克，当归 15 克，生地 20 克，女贞子 15 克，墨旱莲 15 克，阿胶 10 克，党参 15 克，炙黄芪 20 克，炙甘草 5 克，黄精 15 克，陈皮 10 克，7 剂。

六诊：1993 年 3 月 18 日

近因饮食不慎，致以便溏腹痛纳差，苔薄腻，脉细数。再予益气健脾，佐以消导。

今日复查血小板 101×10^9/L。继续服用鲜生猪血。

怀山药 15 克，白术 10 克，白芍 10 克，木香 10 克，当归 10 克，山楂 10 克，六曲 10 克，防风 6 克，黄芪 20 克，陈皮 10 克，甘草 5 克，党参 15 克，五味子 5 克，仙鹤草 15 克，姜半夏 10 克，7 剂。

七诊：1993 年 4 月 19 日

诸恙均可，自服药以来未见新出血点，停服生猪血。血小板复查为 90×10^9/L。继续巩固治疗。

生地 30 克，党参 15 克，炙黄芪 20 克，杞子 20 克，麦冬 15 克，陈皮 10 克，仙鹤草 30 克，茯苓 15 克，羊蹄根 10 克，丹皮 10 克，炙草 5 克，旱莲草 15 克，7 剂。

以后改用归脾丸及三奇糖浆[2]治疗。随访血小板（90～110）$\times 10^9$/L，无出血。

王某，女，11岁。

初诊：1990年2月2日

反复牙龈出血2～3个月，加剧三天。面色㿠白，持续发热，鼻衄，口唇破碎，舌质偏光，苔薄，脉细数。

曾急诊住入新华医院，体检：体温38.2℃。脾肿大，下缘脐下2厘米，右缘过中线1.5厘米，质硬。两腋下各有2～3个黄豆大小淋巴结。实验室检查：白细胞$15×10^9/\mu L$，分类中性55%，中幼粒15%，脱粒4%，淋巴26%。骨髓象报告，为急性粒细胞性白血病。即用大剂量化疗，因不能耐受而化疗未能完成全程。

证属邪毒入髓伤血，气阴亏虚。急拟益气养阴，清热凉血，防热盛动血。

水牛角20克，生地20克，炙龟版10克，黄精15克，牡蛎20克，明党参20克，丹参10克，白英15克，羊蹄根10克，元参15克，南沙参15克，北沙参15克，生甘草5克，青蒿10克。

二诊：身热渐退，鼻衄好转，姑予上方增损，去明党参，加孩儿参20克。上药连续服用2个月，一般情况好转，再配合西医化疗与中药扶正祛邪，症状稳定，1990年8月2日，骨髓穿刺复查，报告提示："急粒基本缓解"。此后2～3周来门诊转方一次，间或到新华医院进行化疗，随访近四年，病情得到较好控制，已正常上学与生活。

杨某，男，13岁。

初诊：1992年8月22日

血尿反复发作一年余，外院诊断为慢性肾炎。近周来血尿又作，以肉眼血尿为主，并经常"尿床"。舌偏红，苔薄，脉细数。

尿常规：蛋白（+），红细胞满视野。

证属阴虚热盛，灼伤血络，迫血妄行。治当"急则治其标"，先拟清热利湿，凉血止血。

银花15克，连翘15克，丹皮10克，丹参10克，茜草10克，茅根15克，生地20克，山栀10克，车前草15克，琥珀末2克（装入胶囊送服）。

上方连续治疗 5 周，血尿不已，尿常规：蛋白（+），红细胞＞100/HP，或满视野。分析病情，为血尿日久，耗伤肾阴，虚实夹杂，治以补气滋阴益肾，佐以清热化瘀、调摄之品，药物选用党参、生地、黄芪、当归、丹皮、丹参、知母、黄柏、女贞子、山药、旱莲草、茯苓、牡蛎、杞子、仙鹤草、菟丝子、复盆子、缩泉丸等。服药 1 个月后，血尿逐渐消失，尿蛋白控制，全身症状好转，最后与滋阴益肾、健脾养血善其后，而后痊愈，遗尿症随之而愈。随诊一年末见反复，发育良好。

● 【校注】

[1] 咯（kǎ）血：咯，呕；吐。指呼吸道咯出鲜血、血块或痰中夹血的一种症状。《赤水玄珠》卷九："咯血者，喉中常有血腥，一咯血即出，或鲜或紫者是也，又如细屑者亦是也。"

[2] 三奇糖浆：据三奇汤所制。三奇汤为何承志所创，方由人参 3 克、天冬 5 克、熟地 20 克、女贞子 15 克、丹参 5 克、仙灵脾 15 克、阿胶 10 克、鹿角霜 10 克、黄精 20 克、羊蹄根 10 克、黄芪 20 克组成。有益气养血、补肾填精作用。

● 【评析】

凡血液不循常道，上溢于口鼻诸窍，下出于二阴，或渗于肌肤的疾病，均属血证范畴。第一个案例为咯血，此可见于多种疾病中，而支气管扩张尤为多见，常因燥热袭肺，血热妄行，肺阴亏虚，气血瘀阻等所致。本案咯血近月，口渴欲饮，舌红苔薄有裂纹，系肺阴亏损之象，咳嗽咯痰，血咯鲜红，脉象滑数，又为痰热络伤之证。何承志取化痰止血以治标，滋阴生津以治本，方中鱼腥草、兜铃、牛蒡清热化痰；杏仁、花粉、川贝润肺化痰；黛蛤散清金制木，抑肝之旺，使肺金无刑灼之害；生地、丹皮、大小蓟凉血止血，均系治标之计。沙参、麦冬、玄参、百合养阴生津，为治本之图，所谓"壮水之主，以制阳光"。全方标本兼顾，相辅相成，药证吻合，故取效甚捷。待血止咳减之后，即予沙参麦冬汤、百合固金汤及生脉散之类扶正固本，同时亦用牛蒡子、贝母、杏仁等药清利化痰，即"祛邪务净"之意，以防复发。

第二、第三例为肌衄、鼻衄、齿衄，乃因血液病所致，证候特点是气阴亏，脾肾虚，同时血热内炽而妄行。治疗当虚实兼顾，健脾益气、补肾滋阴以扶正，药如党参、黄芪、怀山药、黄精、熟地黄、旱莲草、女贞子、元参、龟板等；凉血解毒以祛邪，药如生地黄、丹皮、羊蹄根等。扶正与祛邪两方面，临床还当据证有所偏重，如肌衄紫癜者偏于扶正气，故常加入仙鹤草、白术、茯苓、阿胶等药；而齿衄白血病者，侧重于祛邪，则加入水牛角、白英、青蒿等药。

第四例为血尿，病机亦属虚实夹杂，初起以祛邪为主，清热利湿，凉血止血，然效不甚佳，后加入健脾益气，补肾养阴之品，并合以活血通利药，如丹参、当归、茜草、琥珀等，使肾气得固，水道得畅，分清泌浊得当而血尿自止。

虚劳

● 【原文】

曹某，女，23岁。

初诊：1976年11月28日

面色苍白无华，头昏耳鸣，心慌心悸，神萎乏力，口干便坚，舌淡，苔薄，脉沉细而数。症已半年余，伴有进行性贫血。

诊查：1976年11月22日住青浦县人民医院，血检：血红蛋白5克/dL，白细胞$2×10^9$/mm^3，血小板$31×10^9$/mm^3。经骨髓象检查，诊为"再障"。

证属脾肾两虚，气血亏损。治以三奇汤为基本方，益气健脾，补肾养血，随证加减，连续治疗。另口服牛骨髓，以髓治髓。于1977年2月19日出院，出院时血检：血红蛋白10.5克/dL，血小板$60×10^9$/mm^3，白细胞$5×10^9$/mm^3。以后门诊随访至1977年10月，血检：血红蛋白11克/dL，血小板$98×10^9$/mm^3，白细胞$6×10^9$/mm^3。停止治疗。不久即怀孕，于1978年10

月平安分娩。

王某，男，50岁。

初诊：1978年7月

头昏心悸，面色晦暗，耳鸣腰酸，畏寒怕冷，舌淡而胖，脉细无力。伴有贫血，症已年余。患者有中上腹部疼痛30余年，1977年4月12日，呕血一次量多，之后出现贫血，逐渐加重，经多次输血，贫血未见好转。

诊查：1977年8月5日住中山医院血检：血红蛋白4.1g/dL，红细胞$1.19×10^{12}/mm^3$，白细胞$2.7×10^9/mm^3$，血小板$58×10^9/mm^3$，网织细胞0.8%。经骨髓穿刺确诊为"再障"。给予康力龙丙睾，强的松，输血等治疗11个月。出院时血检：血红蛋白4.5克/dL，红细胞$1.3×10^{12}/mm^3$，白细胞$3.2×10^9/mm^3$，血小板$41×10^9/mm^3$，网织细胞1.0%。

证属精血不足，脾肾阳虚。治拟益气补肾，温阳填精。

熟地、黄芪、制首乌、炒党参、黄精、阿胶、仙灵脾、鹿角霜、羊蹄根、当归

嗣后每周复诊一次，在治疗过程中，按照病情变化，随症加减。连续治疗半年，全血逐渐恢复，全身状况均见好转，以后改用丸剂巩固治疗。查血象：血红蛋白10.8克/dL，白细胞$5.6×10^9/mm^3$，血小板$98×10^9/mm^3$。于1981年初恢复正常工作。

● 【评析】

本节案例均为再生障碍性贫血，属中医虚劳病证，从辨证看，此属脾肾虚损，气血亏乏，阴阳两虚。何承志根据阴阳互根、阴生阳长的理论，创立三奇汤，立意通过调补脾肾之阴阳来纠正脏腑气血虚损。三奇是指人体精、气、神而言，此三者是人体维持生命的根本，虚劳证此三者皆匮乏，故用天冬、熟地、人参三药，寓意"天、地、人"三才而补之，方中并用黄芪、黄精以助人参健脾益气；用仙灵脾、鹿角霜、阿胶、女贞子与天冬、熟地相合，调补肾阴、肾阳；辅以丹参、羊蹄根，以凉血化瘀止血，全方以扶正固本为主，兼以

祛邪治标。三奇汤是治疗脏腑虚损，血不归经的有效方剂，常用于再生障碍性贫血，血小板减少性紫癜，各种原因引起的白细胞减少等疾病中。

胸痹

● 【原文】

黄某，男，36岁。

初诊：1991年2月28日

胸闷半年余，近半月来症情加剧，且伴有隐痛，形体丰盛，苔薄腻，脉弦细。

诊查：市胸科医院作心动超声示：主动脉内径增宽。血检：总胆固醇8.8mmol/L。BP：19/11kPa。临床诊断为大血管硬化。

证属痰浊中阻，阴乘阳位，胸阳不展，心络瘀滞。治拟祛痰理气，宣痹行瘀。

瓜蒌皮10克，瓜蒌仁10克，薤白头10克，半夏10克，枳壳10克，丹参15克，桂枝5克，郁金5克，当归15克，远志5克，陈皮10克，桃仁10克，香附10克，川芎5克，14剂。

二诊：1991年3月15日

胸闷、胸痛大减，劳后仍有。嘱切忌过劳，再宗前法。

麦冬20克，丹参15克，当归15克，山楂20克，薤白头10克，全瓜蒌20克，半夏10克，菖蒲10克，白术10克，白芍10克，五味子5克，炙草5克，辰茯苓15克，14剂。

三诊：1991年4月10日

诸恙好转，胸闷、胸痛消失，他如感冒、颈椎病等亦多时不发。过劳或气候变化则略感胸膺不畅，苔薄，脉迟。再予畅中通痹，调益心脾。

当归15克，麦冬30克，生地30克，党参20克，丹参15克，桃仁10克，白术10克，白芍10克，瓜蒌皮15克，瓜蒌仁15克，半夏10克，陈皮

10 克，枣仁 15 克，薤白头 10 克，荜茇 10 克，炙草 5 克，14 剂。

随访：1991 年 10 月 7 日，胸科医院复查心动图：心脏各腔室均在正常值内，主动脉搏动佳，主动脉瓣启闭正常。体重由原来 84 公斤降到 68 公斤，血脂正常。

● 【评析】

患者形体丰盛，痰湿内阻，胸阳不展，心络瘀滞，故胸闷胸痛不已，治仿《金匮要略》瓜蒌薤白半夏汤、枳实薤白桂枝汤之意，随证加入陈皮、远志、香附、郁金等药，以增化痰理气之力；加入丹参、桃仁、川芎、当归等药，以强活血化瘀通络之功，方证相合，故效如桴鼓。

郁证

● 【原文】

孙某，女，42 岁。

初诊：1991 年 3 月 16 日

精神抑郁，多思多疑，惊怵恐惧，沉默少言，双目呆滞，纳差消瘦，夜寐不安，甚则通宵达旦不能入睡，症已半年余。舌稍光，苔薄，脉细数。中西药并用已三四个月，效果不显。

证属气阴不足，心脾两虚。治以调养心脾，宁志安神，拟归脾法出入。

炙黄芪 20 克，当归 15 克，炙远志 5 克，白术 10 克，白芍 10 克，枣仁 15 克，辰茯苓 15 克，木香 5 克，胆星 5 克，怀山药 15 克，炙甘草 5 克，制首乌 20 克，生地 30 克，丹参 15 克，党参 15 克，大枣 7 枚，14 剂。

二诊：1991 年 3 月 31 日

药后症见缓和，渐能安睡，多梦纷纭，大便时或一日 2 次，舌稍红，苔薄，脉细数。再拟调益心脾，上法增减。

生地 30 克，熟地 30 克，制首乌 20 克，桂枝 5 克，淮小麦 30 克，麦冬 15 克，辰茯苓 15 克，当归 15 克，五味子 5 克，炙远志 5 克，党参 20 克，杞子 15 克，白芍 10 克，菖蒲 10 克，炙草 5 克，14 剂。

三诊：1991 年 4 月 21 日

睡眠渐安，惊怵减少，纳谷欠香，大便日行 2 次，舌稍光，苔薄，脉细数。乃心脾不足，上法出入。

生地 30 克，熟地 30 克，炙甘草 10 克，枣仁 15 克，麦冬 20 克，辰茯苓 15 克，淮小麦 30 克，当归 15 克，合欢皮 15 克，党参 15 克，白术 10 克，白芍 10 克，怀山药 15 克，胆星 5 克，炙僵蚕 10 克，14 剂。

四诊：1991 年 5 月 12 日

入夜寐安，略有梦呓，纳食渐增，舌略光，苔薄，脉细数。再予调益心脾。

怀山药 15 克，辰茯苓 15 克，白术 10 克，白芍 10 克，五味子 5 克，当归 15 克，制首乌 20 克，党参 15 克，枣仁 20 克，炙甘草 5 克，黄芪 30 克，炙远志 5 克，辰麦冬 15 克，生地 30 克，14 剂。

五诊：1991 年 5 月 30 日

诸恙均减，自觉心情舒畅，善言多语，苔薄，脉细数。再予上法出入，以善其后。

炙黄芪 30 克，五味子 5 克，枣仁 20 克，怀山药 20 克，辰茯苓 15 克，菖蒲 10 克，首乌 15 克，辰麦冬 10 克，当归 15 克，陈皮 10 克，生地 30 克，熟地 20 克，白术 10 克，白芍 10 克，14 剂。

● 【评析】

本例郁证患者思虑过度，耗伤正气，心失所养，神失所藏，治从调养心脾入手。脾为气血生化之源，脾司健运，则气血充盈，心得所养，故以归脾丸为主方，加入生地、熟地、五味子、麦冬、菖蒲等养心宁神之品，并辅以丹参、桂枝、胆星、僵蚕等药以活血祛痰，心脉畅通，气血调和，心神自安。

痫证

● 【原文】

邱某，男，3 岁。

初诊：1991 年 4 月 26 日

痫证屡发二月，时时抽掣，步履蹒跚，自盗汗出，舌红，苔薄，脉弦。患儿 2 个月前有不规则高热（38 ～ 40℃），之后出现抽筋四五次。

诊查：3 月 26 日儿科医院住院，脑电图示：异常脑电波。给予抗感染及安定、卡马西平等药物，体温控制，然间歇性抽搐仍作。

证属肾阴亏损，肝阳上亢，痰热交阻，上扰清空。治拟平肝息风，清心化痰。

菖蒲 6 克，僵蚕 6 克，礞石 10 克，生地 10 克，胆星 5 克，炙甘草 5 克，半夏 6 克，钩藤 10 克，地龙 10 克，炙远志 6 克，全蝎 6 克，辰麦冬 10 克，7 剂。

二诊：1991 年 5 月 4 日

抽搐不已，动辄跌仆，舌稍红，苔薄，脉弦细而数。再以上法出入。

龙骨 15 克，牡蛎 15 克，礞石 10 克，生地 15 克，半夏 6 克，僵蚕 6 克，天竺黄 6 克，菖蒲 6 克，炙地龙 10 克，胆星 5 克，全蝎 5 克，辰麦冬 10 克，炙草 3 克，7 剂。

三诊：1991 年 5 月 14 日

药后抽搐次数减少，小便频数，步履蹒跚，苔薄舌光，脉数。正气受损，肾气亏虚，当予益气补肾，化痰镇痫。

怀山药 10 克，龙骨 15 克，牡蛎 15 克，僵蚕 10 克，全蝎末 6 克，辰麦冬 15 克，菖蒲 10 克，礞石 10 克，党参 10 克，炙甘草 5 克，覆盆子 10 克，蒺藜 10 克，7 剂。

四诊：1991 年 5 月 18 日

本周抽搐未作，手足不自主地活动，尿频好转，自汗盗汗，疲惫乏力，苔薄，脉细。再予益气养阴，清心化痰。

党参 10 克，白术 10 克，白芍 10 克，僵蚕 10 克，辰麦冬 10 克，全蝎末

6 克，礞石 10 克，菟丝子 10 克，杞子 10 克，牡蛎 15 克，生地 20 克，菖蒲 10 克，炙甘草 5 克，蒺藜 20 克，淮小麦 20 克，7 剂。

五诊：1991 年 5 月 24 日

抽搐未作，睡眠后稍有不自主作动，苔脉尚可。风渐止，痰渐消，病情渐趋稳定，继续服用上药。

原方 7 剂。

六诊：1991 年 6 月 14 日

抽搐未发，诸恙好转，苔薄，脉细数。上法再进。

黄芪 15 克，党参 10 克，天竺黄 6 克，菖蒲 10 克，茯苓 10 克，僵蚕 10 克，全蝎 6 克，胆星 5 克，礞石 10 克，生地 20 克，麦冬 10 克，炙甘草 5 克，龙齿 20 克，7 剂。

1992 年 12 月 5 日随访，自停药之后，痫证未作，睛珠活动自如，聪明灵活，食欲正常，行走稳妥。脑电图复查为正常波形。

● 【评析】

本例痫证病机责之于肾阴亏损，肝阳上亢，痰热交阻，当属虚实夹杂，从治疗用药看，平肝息风，清心化痰贯穿始终，药如僵蚕、全蝎、菖蒲、礞石、生地、麦冬等，初起还加入钩藤、地龙、胆星、天竺黄等药以增强药力。待证情轻减，则减弱息风化痰之力，而加入益气补肾药物，如党参、黄芪、白术、怀山药、覆盆子、枸杞子、菟丝子等，此乃治本之举，脾气健运，湿痰无从由生，肾水得补，则肝有所涵，风阳自灭。风止痰消，病自渐入佳境而平息。

痿证

● 【原文】

陈某，女，36 岁。

初诊：1991 年 3 月 21 日

两下肢痿软、乏力，步履艰难 2 年余。苔薄，脉沉细。仁济医院诊断为

"肌营养不良症"。

诊查：右上睑稍下垂，口角轻度歪向左侧，双下肢小腿右较左细 0.2 厘米，双腿肌张力对称，无浮肿，肌力 IV 级，双上肢无特殊。

证属精血亏耗，筋脉失养，病在肝脾肾。疗程颇长，治拟补肝肾、益精髓，壮筋骨、养肌肉。

黄芪 30 克，当归 15 克，苁蓉 10 克，鹿角片 10 克，川断 15 克，大熟地 20 克，杜仲 15 克，仙灵脾 10 克，白术 10 克，白芍 10 克，桂枝 5 克，炙草 5 克，7 剂。

二诊：1991 年 4 月 4 日

下肢不温，肢软无力，苔脉同上。再予上法进之。

熟附片 10 克，当归 15 克，生黄芪 30 克，白术 10 克，白芍 10 克，茯苓 15 克，胡芦巴 10 克，桂枝 5 克，杜仲 15 克，炙草 5 克，淮牛膝 10 克，7 剂。

三诊：1991 年 5 月 16 日

下肢无力，肢冷好转，自觉有温热感，苔薄，脉弦细。肝脾肾同病，上法进之。

党参 20 克，炙黄芪 30 克，熟地 30 克，当归 15 克，桂枝 5 克，白术 10 克，白芍 10 克，巴戟肉 10 克，淮牛膝 10 克，附片 10 克，茯苓 15 克，炙草 5 克，7 剂。

四诊：1991 年 5 月 23 日

下肢有明显温热感，活动尚可，再予效法进步。

党参 20 克，炙黄芪 30 克，熟附片 10 克，生地 20 克，熟地 20 克，当归 20 克，山药 15 克，千年健 10 克，鹿角片 10 克，杜仲 15 克，炙草 5 克，5 剂。

五诊：1991 年 6 月 27 日

上方连服 1 个月，症见好转，步履渐正常，下肢渐感有力，大便时塘，苔薄，脉细软。再予上法进之。

白术 10 克，白芍 10 克，怀山药 15 克，党参 15 克，生黄芪 20 克，熟附片10克，当归15克，茯苓15克，川断肉10克，千年健15克，川芎5克，炙甘草5克，鸡血藤15克，7剂。

六诊：1991年7月4日

症状减轻，步履正常。再予益气温阳，通脉养筋，巩固疗效。

黄芪30克，当归15克，党参15克，上瑶桂5克，茯苓15克，白术10克，白芍10克，熟附片10克，杜仲15克，炙草5克，熟地20克，鸡血藤15克，五加皮10克，寄生15克，7剂。

患者药既对症，效不更方，嘱其续服，至冬季服膏方一料，以使肾坚骨强，肝健筋舒。

膏方：熟地200克，杜仲150克，黄芪200克，当归150克，白术100克，白芍100克，川断150克，茯苓150克，姜黄100克，淮牛膝100克，菟丝子150克，秦艽100克，鹿角霜100克，桂枝50克，麦冬150克，党参200克，黄柏100克，锁阳150克，羌、独活各100克，防风、己各100克，泽泻100克，补骨脂150克，骨碎补100克，陈皮100克，甘草50克，阿胶250克，龟版胶150克，鹿角胶150克，冰糖1500克。

上药浸一宿，浓煎3次，取浓汁加阿胶、龟版胶、鹿角胶、冰糖溶化，搅拌收膏。每日2次，早夜各一匙，开水送下。伤风、停食者暂缓。

● 【评析】

本病例下肢痿软，步履艰难，病在筋、骨、肉，《素问·痿论》谓因五脏之热，以皮、肉、脉、筋、骨分属五脏，而有肺热叶焦，则皮毛虚弱急薄，着则痿躄；心气热脉虚，则生脉痿；肝气热筋急而挛，发为筋痿；脾气热肌肉不仁，发为肉痿；肾气热骨枯而髓减，发为骨痿等说。故筋痿、骨痿治从肝肾，然《素问·痿论》又有"治痿独取阳明"说，故调补脾胃亦是重要之法。何承志取肝脾肾同治为法，即健脾益气，补肾滋肝，并合以桂枝、附子、鸡血藤等药温通经脉，增强疗效，最后以膏方调治，以取长效久安。

口疳

● 【原文】

李某，女，44岁。

初诊：1991年8月26日

罹患复发性口腔溃疡数年，每于劳累后即作，发则口舌内四五处，大如黄豆样，溃烂疼痛。近五六日感受寒邪，又兼劳累过度，以致发热咳嗽，诱发口腔溃疡，疼痛不能进食，口水时流，说话咀嚼受碍。苔薄黄，脉浮数。

诊查：舌面及舌两侧溃疡三个，下唇内侧溃疡有绿豆大数处，左下牙槽及右咽峡部有黄豆大溃疡。

证属风邪外袭，寒热互蕴，肺胃受病。治拟内服宣肺祛邪，以和肺胃；外用敷贴疗溃疡。

杏仁10克，半夏10克，广霍香10克，花粉20克，苏子、梗各10克，橘红10克，熟大力子10克，益元散20克，连翘15克，蒲公英20克，银花15克，枇杷叶 (去毛，包) 10克，7剂。

外用：细辛30克，细末用麻油调和，分7次，每次1包敷贴脐部。

二诊：1991年9月2日

用药外敷三天后，溃疡面缩小，疼痛明显好转，已能进食，内服药完后咳嗽已除，精神亦佳。再予上进之。

杏仁10克，桑叶、皮各10克，姜半夏10克，紫菀10克，茯苓15克，花粉20克，枳实10克，当归15克，黄芩10克，炙甘草5克，象贝10克，7剂。

以后门诊随访，未见口腔溃疡复发。

● 【评析】

口腔溃疡即口中生疮，指口腔内黏膜破损，出现糜烂、溃疡的一类症状。又称口疳、糜疳，多由阳明湿火熏蒸而发。何承志采用内、外合治，内服清热解毒，祛湿之品，如银花、连翘、蒲公英、益元散等；外用细辛末调敷脐部，有良好的止痛、促进溃疡面愈合的效果。

疣

● 【原文】

侯某，女，36 岁。

初诊：1982 年 5 月 12 日

湿热交阻，面部疣[1]疣为时年余，苔薄舌光，脉数。当于清化。

小生地 15 克，丹皮 10 克，白芍 10 克，元参 10 克，麦冬 10 克，云苓 15 克，山栀 10 克，紫草 10 克，蒲公英 15 克，当归 10 克，地肤子 15 克，白鲜皮 10 克，7 剂。

鸦胆子 100 克（外用药）

二诊：1982 年 5 月 19 日

症如上述，前法去鸦胆子（外用药）、紫草，加忍冬藤 15 克。7 剂。

三诊：1982 年 5 月 26 日

症状好转，以前方配药。7 剂。

四诊：1982 年 6 月 4 日

面部疣疣基本消失，前法出入。

小生地 15 克，丹皮 10 克，山栀 10 克，地肤子 15 克，白鲜皮 15 克，当归 10 克，苍术 10 克，苦参片 10 克，豨莶草 15 克，元参 10 克，板蓝根 20 克，蒲公英 15 克，炙草 5 克，十大功劳叶 20 克，7 剂。

● 【校注】

［1］疣：病名。出自《灵枢·经脉》。指生于体表的一种赘生物，即疣疮。又名千日疮。

疣多由风邪搏于肌肤，湿热内蕴，或肝虚血燥，经气不荣所致。临床所见往往病程较长，顽固不消，此案例即是。何承志治取清化为大法，方中生地、元参、丹皮、麦冬凉血化燥；当归、白芍、功劳叶养血和营；苦参、白鲜皮、地肤子、山栀、豨莶草、苍术、茯苓祛风清化湿热；板蓝根、蒲公英、紫草清热解毒。可见清化一法，包括凉血养营，祛风化湿，清热解毒等，使郁于肌肤之邪得除，营血得于清养，经气畅荣而疣疵自消。

带下

● 【原文】

崔某，女，42岁。

初诊：1982年7月5日

既往无其他病史可循，育二胎已绝育，月经尚可，平时眩晕不已，少腹胀满，分泌带下。曾搞卫生跌仆，骶骨骨折，纳差，呃逆，苔薄舌光，脉细数。肝肾同病，带脉不固，脾胃不和，运化无权，先予调和营气主治。

山药15克，蒺藜15克，白术10克，白芍10克，莲须15克，川断10克，海螵蛸15克，焦山楂10克，焦六曲10克，云苓15克，孩儿参20克，黄芪10克，炙草5克，青皮10克，陈皮10克，当归10克，5剂。

二诊：1982年7月11日

髀[1]痛不已，头痛晕眩，脘腹胀满，分泌带下，苔薄，脉细数。再予调气和营通络为法。

川断10克，狗脊10克，蒺藜15克，鸡头子[2]15克，龙骨15克，牡蛎15克，骨碎补10克，西芪10克，当归10克，石决明15克，半夏10克，桂枝5克，白术10克，白芍10克，炙草5克，明党参10克，5剂。

金鸡虎丸1瓶。

三诊：1982年7月29日

药后诸恙均减，苔薄，脉细数。再予调气和营通络治之。

蒺藜 15 克，当归 10 克，生地 15 克，熟地 15 克，云苓 15 克，党参 10 克，川断 10 克，黄芪 10 克，骨碎补 10 克，老鹳草 20 克，辰麦冬 10 克，威灵仙 10 克，黄精 30 克，桂枝 5 克，炙草 5 克，7 剂。

归脾丸 2 瓶。

● 【校注】

[1] 髀（bì）：股部，大腿。

[2] 鸡头子：即芡实。甘、涩，平。有益肾固精，健脾止泻，祛湿止带功效。

● 【评析】

带下一证有虚实之分，实者多为湿热下注，或热伤血络，而见带下腥臭色黄，或赤白带下；虚证多为脾虚肾亏，带脉失约，任脉不固所致，症见白带量多，兼见神疲，面黄，腰痛等。本案例属肝郁、脾肾虚、带脉不固，治疗先从调肝脾、和营气入手，药如黄芪、白术、白芍、白蒺藜、青皮、当归、桂枝等，继而再伍入益肾之品，如地黄、骨碎补、狗脊、川断等，并加调补丸药同服。此外，亦辅以海螵蛸、莲须、芡实、龙骨、牡蛎等收涩止带药物，以增疗效。

附1：金胆片治疗胆道疾病的疗效观察

—76例临床分析—

金胆片（原名复方胆盐片）是著名老中医、上海市青浦县中医医院何承志名誉院长，根据几十年来的临床经验，反复筛选处方，所制成的新型消炎利胆排石中成药。方中以精选龙胆草为主药，具有泻火、除湿之功；辅以金钱草，能促进胆道括约肌松弛，增加胆汁分泌，提高胆汁酸度，有利胆作用；虎杖能抑制肠道逆行性细菌感染；猪胆膏可以促使胆汁呈溶液状态，以纠正胆汁的病理变化。

自1983年10月至1984年7月，在临床上治疗了不同类型的胆道疾病共76例（其中青浦县中医医院53例，朱家角人民医院16例，青浦县人民医院7例）疗效良好。现予分析如下。

临床资料

一、一般资料

本组76例中，男性20例，女性56例，最大年龄72岁，最小年龄22岁。

二、诊断依据

除病史、症状、体征外，均有口服胆囊造影、B型超声波检查证实，并有实验室白血球计数及分类、GPT、AKP、胆固醇等数据。个别病例经静脉胆道造影证实。本组病例中，胆道术后综合征只具有病史、症状、体征资料。

三、治疗方法

口服金胆片，每次五片，每日2~3次（急性发作者为3次／日），以3个月为一疗程。服本药过程中，不用抗生素、解痉药物。

四、疗效标准

显效：症状、体征缓解，客观检查改善（包括淘洗大便有结石排出）。

有效：症状、体征缓解，客观检查无改善。

无效：症状、体征无缓解，客观检查无改善。

疗效分析

一、经金胆片治疗 76 例不同类型的胆道疾病，其中显效 11 例，有效 55 例，无效 10 例，总有效率为 86.8%，详见表 1 所示。

表 1

	总例数	显效	有效	无效	
急性胆囊炎胆石症	17	1	12	4	
慢性胆囊炎胆石症	44	3	38	3	
胆道术后残余结石（包括泥沙样结石）	9	3	4	2	
胆道术后综合症	5	4	1		
肝内胆汁郁积性黄疸	1			1	
共计	76	11	55	10	
百分比	100%	14.5%	72.3%	13.2%	总有效率为 86.8%

因为祖国医学对胆道疾病的发生，认为是肝胆气滞、热湿壅阻所致，所以上表中所列各种类型胆道疾病，根据其体征及症状，分别可归纳为气滞型、湿热型及火毒型。其中的急性胆囊炎胆石症的体征症状，根据辨证类似于湿热型或火毒型；慢性胆囊炎胆石症，胆道术后综合症等可归纳于气滞型。

二、金胆片能促进胆汁的分泌量增加。

在本组病例中偶尔发现一胆道残余结石，"T" 管引流患者，在口服金胆片后第二天引流瓶内胆汁明显增多，胆汁由浊转清。为此对另九例胆道术后 "T" 管引流患者手术后第四天起服金胆片（5 片 / 次、2 次 / 日）并设对照组（不服金胆片）作胆汁分泌量的比较，发现服药组的胆汁分泌量明显增多，具体详见曲线所示及表 2。

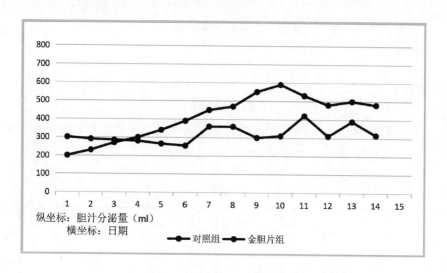

纵坐标：胆汁分泌量（ml）
横坐标：日期

━●━ 对照组　　━●━ 金胆片组

表2　服用金胆片后24小时胆汁排泌量

住院号	性别	年龄	手术日	金胆片组（胆汁量／毫升）													
				1	2	3	4	5	6	7	8	9	10	11	12	13	14
2441	男	73	84.5.5	100	200	100	200	300	200	200	200	200	200	250	300	200	250
2888	男	54	84.5.13	100	400	500	500	500	600	600	500	600	800	600	750	450	400
2262	女	43	84.5.5.	500	500	550	520	550	550	600	600	600	700	700	550	500	650
2904	女	64	84.5.31	30	550	150	450	400	550	550	950	800	950	850	500	750	650
2930	女	54	84.6.1	50	150	300	300	280	250	250	250	450	300	300	300	350	300
2677	女	28	84.6.7	200	200	250	400	300	450	450	350	350	250	220	300	400	380
3263	男	36	84.6.20	180	750	350	270	400	400	400	450	470	500	450	500	500	500
2798	女	72	84.7.2	250	300	300	150	150	250	250	300	300	380	300	350	420	400
3421	女	55	84.6.29	120	100	100	250	300	350	500	500	520	500	480	350	380	350
平均				170	350	280	340	350	400	420	456	477	509	461	433	439	431

住院号	性别	年龄	手术日	对照组（胆汁量/毫升）													
				1	2	3	4	5	6	7	8	9	10	11	12	13	14
3018	女	37	84.6.6	450	250	250	300	300	250	250	200	100	300	300	50	250	200
2564	女	35	84.6.8	400	450	150	150	150	220	500	450	500	500	500	390	300	350
3448	女	48	84.6.30	40	100	400	350	100	100	100	200	200	200	250	200	200	250
0813	女	52	84.2.17	200	250	300	200	350	250	300	220	300	400	300	300	250	250
0323	女	60	84.1.16	500	500	100	100	100	20	500	500	300	520	350	200	600	600
6126	女	22	84.2.5	150	200	300	300	300	300	300	400	400	450	500	500	350	400
1620	女	68	84.1.20	80	200	400	100	400	100	350	300	100	100	500	500	450	300
1895	女	60	84.4.23	300	600	400	500	200	300	300	400	350	400	400	350	300	300
0976	女	53	84.7.5	450	400	400	250	250	500	400	430	430	550	450	500	500	500
平均				286	330	300	250	240	230	340	340	300	380	390	250	360	350

附2：原序

上海市青浦县是我的故乡，早在五六千年前，我们的祖先就在现县治东的崧泽村，福泉山等地劳动、生息、繁衍，创造了灿烂的古代文化。

青浦中医药学事业历史悠久，名医辈出，据不完全搜集整理，自唐至今，名闻一地名噪一时的医生有二百八十多位。不论内、外、妇、儿、伤、眼、咽喉、针灸、推拿等各科都有很深造诣和成就卓著的名医。其中以嫡传二十九代何氏世医、二十二代陈氏世医为最。他们高尚的医德、高超的医术、高深的医教，为后代留下了珍贵的传统医学。唐代陆贽著成的《古今集验方》十五卷、何氏医家的《何氏药性赋》《竿山草堂医案》《三何医案》《救迷良方》和陈氏医家的《陈学山医案》《陈莲舫医案秘抄》，以及名医赖嵩兰的《碧云精舍医案》等，均深受中医界的高度赞崇，有的成了中医必读的基础教材。

新中国成立后，青浦县的中医事业在党的中医政策指引下，得到了飞速发展，不仅建立了县中医医院，县、乡两级医疗单位都开设了中医有关科室，培养了大批中医和中西医结合的医务人员，中医药更加受到广大人民的热爱和欢迎。令人高兴的是青浦的老、中、青年中医，在党和政府的关怀下，学识水平不断提高，临床经验日益丰富，特别是党的十一届三中全会以后，生气盎然，一些名中医的学术思想和治验药方在上海市甚至在全国都颇有影响。还值得高兴的是出身青浦的一些中医已成为全国第一流中医医院和有关省、市中医医院的主任医师，成为全国重点中医大学和有关省、市中医学院的教授。有的还经常出国讲学，把祖国医学传布于世界各地。这充分说明，青浦的中医对全国、全世界有其积极的贡献。

为了推动中医界互相交流、学习和提高，青浦县卫生志编纂委员会编辑《青浦中医医论医案选》，有计划地选录各个时期的中医的学术理论和临床经验，既把已故历代名医的一些医案汇总起来，供后人研究借鉴，还把当今在职和离退休的老、中、青年中医的临床治疗经验整理出来，相互启迪。我十分赞成和支持这件富有深远意义的好事，热烈地祝贺《青浦中医医论医案选》之一的《何承志杂病医案集》首先问世，并期望《青浦中医医论医案选》之二、之三陆续编辑印制，为中医事业振兴繁荣发展，做出更大的贡献。

董建华

参考文献

［1］春熙室医案.上海：学林出版社，1989

［2］壶春丹房医案.上海：学林出版社，1987

［3］何端叔医案.上海：学林出版社，1985

［4］何承志杂病医案集.上海：上海科学技术出版社，1988

［5］何氏世医八百年——何承志和他的祖先.香港：今日出版社有限公司，2003

［6］何氏八百年医学.上海：学林出版社，1987

［7］黄帝内经素问.北京：人民卫生出版社，1978

［8］灵枢经.北京：人民卫生出版社，1979

［9］难经校释.北京：人民卫生出版社，1979

［10］伤寒论.北京：人民卫生出版社，1991

［11］金匮要略释义.上海：上海科学技术出版社，1978

［12］中医大辞典.北京：人民卫生出版社，2009

［13］辞海.上海：上海辞书出版社，1983

［14］丹溪心法.北京：人民卫生出版社，2005

［15］儒门事亲.北京：人民卫生出版社，2005

［16］太平惠民和剂局方.北京：人民卫生出版社，2013

［17］医方集解.上海：上海科学技术出版社，1979

何氏四家医案校评